Gesund mit der

AYURWEDA HEILKÜCHE

Amadea Mornigstar

Gesund mit der AYURWEDA HEILKÜCHE

Ernährung mit der Drei-Typen-Lehre des Ayurweda
Ein Gesundheitsbuch für Körper, Seele und Geist
Unsere Lieblingsgerichte
nachayurwedischen Prinzipien zubereitet

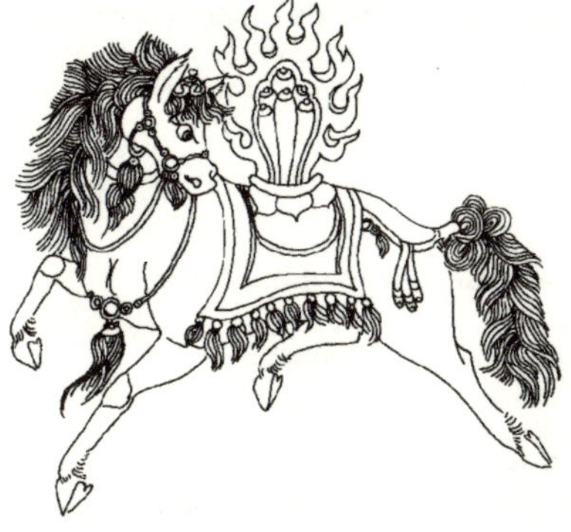

WINDPFERD

Titel der Originalausgabe *Ayurvedic Cooking for Westerners*

Published in 1995 by Lotus Press, P.O. Box 325, Twin Lakes, WI 53181
Übertragen aus dem Amerikanischen von Bettina Borst

Dieses Buch will keine Behandlung vornehmen, keine Diagnose stellen und keine Medizin verschreiben. Die Informationen, die hier vermittelt werden, sind in keiner Weise als Ersatz für Deine eigene innere Führung gedacht und ersetzen nicht das Aufsuchen eines anerkannten Heilmediziners.

Wir danken dem Verlag Rodale Press Inc., Emmaus, PA 18098, USA für die freundliche Erlaubnis zum Abdruck von „Traumplätzchen" - „Dream Cookies" aus *The Allergy Self-Help Cookbook*, © 1984, von Marjorie Hurt Jones.

Wir danken den Co-Autoren und Lotus Press, Silver Lake, WI 53170 für die freundliche Erlaubnis zum Abdruck von „Ama verringerndes Dal", „Santa-Fe-Pintobohnen", der Tabelle über die Geschmacksrichtungen und der überarbeiteten Versionen von „Entdecken Sie Ihre Veranlagung" sowie der „Tabelle für geeignete und ungeeignete Nahrungsmittel je nach Veranlagung" aus dem Titel „The Ayurvedic Cookbook", © 1990, von Amadea Morningstar und Urmila Desai. In Deutsch erschienen beim Heyne-Verlag, unter dem Titel „Die Ayurweda-Küche".

Wir danken Seeds of Change, Santa Fe, New Mexico 87506-5700, USA, für die freundliche Erlaubnis, Zitate von Verna Williamson und Florencio Siquiera de Cravalho anläßlich der 1993 Bioneers of Seeds of Change Conference in San Franzisko abzudrucken.

Ein Teil der Einführung wurde erstmals in einem Artikel über ayurwedisches Kochen in *Yoga International*, Juli/August 1994 abgedruckt.

Ein Teil des Erlöses aus diesem Buch kommt Projekten für Hungerhilfe, für Wiederaufforstung und für örtliche und globale Regeneration zugute.

Über die Autorin: Amadea Morningstar schreibt derzeit über ayurwedische Medizin und Erdheilung. Sie ist bis jetzt Autorin oder Co-Autorin von drei Büchern. Sie hat zwanzig Jahre lang als Ernährungsspezialistin und Beraterin in der Heilkunde praktiziert. Sie lebt und lehrt mit ihrer Familie in Neumexiko, USA. Sie illustriert auch, und zwar unter dem Namen Robin Noren.

1. Auflage 1996

Umschlaggestaltung: Wolfgang Jünemann
Lektorat: Karin Brunke
Illustrationen: Robin Noren
Gesamtherstellung: Schneelöwe, 87648 Aitrang
Gedruckt auf ENVIRO-Naturpapier: chlorfrei, säurefrei, aufhellerfrei
ISBN 3-89385-150-X

Printed in Germany

Widmung

Für meine Mutter und meinen Stiefvater,
Margie S. Noren und Ward Shepard
in Zuneigung und Dankbarkeit

In liebevoller Erinnerung an meinen Vater
Robert B. Noren

und
für Ayurweda
mit meinem Dank

Danksagung

Ich danke gern allen folgenden:
All den Freunden, die gegessen haben.
All den Kunden und Schülern, die gefragt haben.
Nirankar Agarwal
LaVon Alt
Neem Karoli Baba
Den Ältesten Thomas und Fermina Banyacya Senior und David Monongye
Ivy und Lenny Blank
Paul Bond
Gordon Bruen, dem Weisen und Wundervollen
Iza Bruen-Morningstar der Großen
Dolores Chiappone
Jim, Dahlia, Anasha und Rosalinda Cummings
Yogi Amrit und Urmila Desai
Den Devas und Naturgeistern
Allen bei Desert Montessori
Evie
David Frawley ❄ Margo Gal
Roberto Gallegos und Lucy Moore
Concha Garcia
Liz Halford und Paul Botell
Michele der Gesegneten, und dem Herling-Clan
Margie, Stephen und Ian Hughes
Sunil und Shamali Joshi (und Siddha)
S. K. Kamlesh
Matthew Kelly
Santosh und Doris Krinsky
Vasant und Usha Lad
Greg Lonewolf
Deborah Madison
Missy, Laura, Pat, Rosie und der Bande
Den McBrides
All den Norens und Schmidts
Shamaan Ochaum
Joanne Rijmes der Wunderbaren
Melanie Sachs
Jan Salerno
Allen in der öffentlichen Bibliothek von Santa Fe
Bob Schrei und Donna Thomson
Morrnah Simeona und Stanley Hew Len
Dem Spiderwoman-Theater
David Stark
Robert Svoboda
Mary Ann Szydlowski
Rebekah, Ignacio und Selina Trujillo
Zenia Victor und Gaylon Duke
Angela Werneke
Kin Tree Whitecloud
Den Wilkes, den Hankletanks, den LaVails, Bill und Julia und anderen
Rebecca Wood

Inhaltsverzeichnis

Tabellen

Vorwort

Ich rezensiere Kochbücher für verschiedene Zeitschriften, und so gehen ständig neue Kochbücher über meinen Schreibtisch. Viele der Bücher werden schnell anderen Zwecken zugeführt. Die besten werden gelesen und erobern sich einen Platz in meiner Büro-Bibliothek, wo sie als Referenzbücher oder dann und wann für ein Rezept genutzt werden. *Ein* Kochbuch steht allerdings auf meinem Küchenregal auf der rechten Seite, wo es leicht zu erreichen ist. *Die Ayurveda-Küche* von Amadea Morningstar und Urmila Desai steht in Griffweite. Die Flecken und Eselsohren darauf legen Zeugnis von der ständigen Benutzung während der letzten Jahre ab. Und jetzt, da ich Amadeas *Gesund mit der Ayurweda-Heilküche* gelesen habe, mache ich in der Küche Platz für ein weiteres Buch.

Ich interessiere mich für Bücher, die die Gesundheit des einzelnen und der Erde fördern. Ich fühle mich abgestoßen von der Nouvelle Cuisine, die mit dem Neuen protzt um des Neuen willen – oder mit dem Bizarren um des Bizarren willen. Trotz aller Blitzkrieg-Aktionen in den Medien habe ich keine Zeit für mindere Qualität oder für synthetische Lebensmittel beim Essen. Zum Wohle meiner Verdauung lasse ich synthetische Fette, gentechnisch veränderte Tomaten und/oder alle anderen stark verarbeiteten, manipulierten, geschändeten Pseudonahrungsmittel links liegen. Statt dessen, vielen Dank, halte ich mich an die charakteristische Basis zahlloser Kochbücher für natürliche Ernährung: einfache, unverfälschte Nahrungsmittel haben den größeren Nährwert.

Ayurweda geht bei dieser so offensichtlichen, felsenfest gegründeten Wahrheit noch einen Schritt weiter. Er wertet das Spiel um eine ganze Dimension auf. Wenn man ayurwedische Prinzipien auf die Auswahl und die Zubereitung von Grundnahrungsmitteln anwendet, werden sie für unser ganzes Wesen zur Gesundheitsnahrung. Die Wahrheit dampft. Pharmafirmen aufgepaßt! In Form dieses bescheidenen Buches ist ein ebenbürtiger Gegner in den Ring gestiegen.

Diese ostindische ganzheitliche Betrachtungsweise bietet eine völlig andere Geisteshaltung als unsere westliche Art, Dinge mit der „magischen Kugel" anzugehen. Sicher, der Gedanke, daß es magische Lösungen für unsere Probleme geben könnte, ist verführerisch. Aber wenn man Vitamin C nimmt, um einer Erkältung vorzubeugen, oder mit Bestrahlung gegen Krebs vorgeht, macht das den Einfluß einer miserablen Ernährung und Lebensführung nicht wett. Die echte Magie liegt in der richtigen Beziehung.

An *Gesund mit der Ayurweda-Heilküche* fasziniert mich besonders die Tatsache, daß dieses Buch eine Brücke zwischen Ost und West schlägt. Amadea Morningstar vermischt ihre jahrelange Erfahrung in westlicher klinischer Ernährungstheorie mit der Weisheit des Ayurweda und bietet dem zeitgenössischen Bewohner der westlichen Welt ein System, mit dem sich die gesamte Gesundheit unter Einbeziehung unserer bekannten alltäglichen Nahrungsmittel verbessern läßt. Es ist wirklich so einfach. Ayurweda bietet ein fünftausend Jahre altes, langzeitgeprüftes System an, das Körper, Gemüt und Geist unterstützt. Es bringt uns Harmonie und Gleichgewicht und ist damit vorbeugende Medizin.

Zum Glück gibt es diese vorbeugende Medizin in Form so wohltuender Gerichte wie „Schmackhafter Gemüseeintopf“ und „Möhrenkuchen“. Meine Gäste, meine halbwüchsigen Kinder und selbst deren Freunde bitten bei dieser Art von Medizin um Nachschlag.

Es gibt hungrige Zeiten und es gibt Zeiten für die Gesellschaft, in denen wir Essen als das Geschenk willkommen heißen, das es ist, ohne dabei seine Qualität zu beurteilen. Ein großer Teil der Weltbevölkerung kann sich den Luxus, bei der Nahrungsmittelqualität wählerisch zu sein, gar nicht leisten. Bei vielen unserer Mahlzeiten können wir aber Unterschiede machen.

Je mehr wir für diese Unterscheidung mit einbringen, desto größer ist unser möglicher Nutzen. Das gilt für jede Beziehung, sei sie zum Essen oder zu einem anderen Menschen. Mit Ayurweda haben wir die Gelegenheit zu lernen, wie die nicht so offensichtlichen Eigenschaften von Nahrungsmitteln unsere Konstitution beeinflussen. Das befähigt uns, unsere Nahrung umfassender zu würdigen und sie deutlicher als Geschenk unserer Mutter Erde aufzufassen.

Nimm Dir am Anfang 5 Minuten Zeit, um Deinen konstitutionellen Typ zu bestimmen (siehe Seite 280). Als nächstes experimentiere mit den Rezepten in Deinem eigenen Tempo und achte darauf, wie Du Dich fühlst, nachdem Du ein Gericht gegessen hast, das für Deine persönliche Gesundheit zusammengestellt war. Dieses Bewußtsein in Dein Kochen mit einzubringen kann durchaus eines der wichtigsten Werkzeuge zur Selbsthilfe werden, das Du Dir je in die Hand geben wirst.

Mit einigen Aspekten des Ayurweda habe ich meine Schwierigkeiten, denn einiges davon läuft meinen eigenen kulinarischen Neigungen zuwider; so zum Beispiel die Ablehnung fermentierter Produkte und die Verwendung tropischer und subtropischer Früchte für Köche im gemäßigten Klima. Aber bei dem großen Spielraum des Buches sind diese Bedenken gering. Die Autorin geht dankenswerterweise undogmatisch an das Thema heran, so daß ich dazu ermutigt und dabei unterstützt werde, in meinem eigenen Tempo vorzugehen und meine eigenen Wahrheiten herauszufinden.

Vielleicht die wichtigste ayurwedische Wahrheit für Bewohner der westlichen Welt ist die Betonung von frisch zubereitetem Essen. In keiner anderen traditionellen Küche habe ich das so deutlich ausgedrückt gefunden. Wenn Du an Antriebslosigkeit oder Depressionen leidest, wenn Du krank bist oder geistige Klarheit suchst, dann laß Fast-food, Junk-food, Restaurantmahlzeiten und Dosen- oder Tiefkühlkost weg.

Für Leser, die lediglich vegetarische Rezepte suchen, ist *Gesund mit der Ayurweda-Heilküche* ein praktisch einsetzbares Buch, denn es enthält ausgezeichnete Rezepte, die gut funktionieren. Aber wie eine mehrschichtige Torte bietet es noch viel mehr. Sehen wir uns die Schichten einmal kurz an.

Es ist eine leichtverständliche Einführung in Ayurweda. Wenn Du ayurwedische Prinzipien auf Deine Ernährung anwendest, kannst Du diese Prinzipien buchstäblich in Dich aufnehmen und sie integrieren. Außerdem bietet Ayurweda eine nützliche Philosophie zum Verständnis anderer Menschen und der Natur.

Dank der Symbole, die oben rechts bei jedem Rezept stehen, ist dieses Buch auch eine hilfreiche Anleitung zur Berücksichtigung der Jahreszeiten. Ich bin eben ein Genußmensch, und die Nahrungsmittel der Jahreszeit sind nun einmal frischer und schmecken deswegen besser. Außerdem sind Nahrungsmittel der Jahreszeit wahrscheinlich Produkte aus der näheren Umgebung, und wenn man Produkte aus der Region ißt, stärkt man damit die regionale Wirtschaft. Wir leben alle in einer bestimmten Zeit und in einer bestimmten Umgebung, und ich finde, daß eine Vorliebe für Nahrungsmittel der Jahreszeit und der Region auch unsere Fähigkeit stärkt, in dieser bestimmten Zeit und in dieser bestimmten Umgebung gegenwärtig zu sein.

Gesund mit der Ayurweda-Heilküche ist ein Gottesgeschenk für Menschen, die an Nahrungsmittelallergien und/oder an degenerativen Erkrankungen leiden. Um es mit Hippokrates zu sagen, dem Vater der Medizin: „Laß das Essen Deine Medizin sein, laß Medizin Deine Nahrung sein." Ayurwedisches Kochen, und das mit Amadeas zusätzlichen Informationen zu den speziellen körperlichen Zuständen, ermöglicht beim Essen diese Feinabstimmung auf die persönliche Konstitution und damit die Gesundwerdung – oder die Gesunderhaltung.

Und ein letzter Grund, weswegen *Gesund mit der Ayurweda-Heilküche* eine solch harmonische Einheit bildet, ist die Tatsache, daß die Autorin so freigiebig sich selbst einbringt. Ich hatte das Glück, mit Amadea mein Brot zu brechen, und ich kann bestätigen, daß das Buch ihr sanftes Wesen und ihre erdverbundene Klugheit widerspiegelt. Als Leser wirst Du Dich in Amadeas erdverbundener und gesunder Küche wie zu Hause fühlen. Komm doch einfach rein!

Rebecca Wood
Autorin der Bücher *Quinoa the Super Grain* und
Whole Foods Encyclopedia: A Shoppers Guide

Zur Einführung

Während der letzten elf Jahre habe ich Ayurweda, die „Lehre vom Leben“ erforscht und nach ihr gekocht. Erstmals fühlte ich mich im Jahre 1983 zu diesem uralten Heilsystem hingezogen; ich war damals eine westliche Ernährungsspezialistin, die auf der Suche nach einem tieferen Verständnis dafür war, wie Nahrung heilt. Ich war regelrecht aufgeregt über die Tatsache, daß Ayurweda der therapeutischen Bedeutung der Nahrung so großen Wert beimißt, und über seinen systematischen Ansatz zum Thema unterschiedliche Nahrung für unterschiedliche Menschen. Ayurwedas Art, jeden Menschen als einzigartiges Individuum mit einem einzigartigen körperlichen Zustand anzugehen, drehte die Art, wie ich Ernährung praktizierte, mit der Zeit um gute 240 Grad herum. In meinen zwanzig Jahren Praxis hatte ich mich vor allem für therapeutische Ernährung, Nahrungsmittel und Heilverfahren interessiert, und so war es ganz natürlich, daß Ayurweda für mich einige Anziehungskraft hatte.

Kochen spielt in diesem fünftausend Jahre alten ostindischen System, das auch verschiedene andere Heilverfahren wie Yoga, Meditation, Astrologie und die Edelstein-Therapie nutzt, eine herausragende Rolle. Weil bei Ayurweda Nahrung und Verdauung so wichtig sind, werden Nahrungsmittel, die frisch, leicht, schmackhaft und leicht verdaulich sind, als unbedingt notwendig sowohl für das tägliche Leben als auch für jegliche Heilverfahren, denen man sich unterziehen möchte, erachtet.

Die ayurwedische Ernährung macht großzügigen Gebrauch von einem breiten Spektrum an frischem Gemüse, frischem Obst, Getreide, Hülsenfrüchten und Milch. Sie spielt mit Kräutern und Gewürzen ganz so, wie es ein Maler oder eine Malerin mit den Farben auf seiner oder ihrer Palette tun würde. Diese Kräuter und Gewürze – oft gebräuchliche Küchenzutaten wie frischer Ingwer, Kardamom, Zimt, Kreuzkümmel, Koriander oder Fenchel – werden verwendet, um *Agni* zu unterstützen, das verdauende Feuer in uns.

In dem Maße, wie Ayurweda in unserem Land bekannter wird, wollen auch mehr und mehr Menschen ayurwedisch kochen. Und doch gab es bisher nur wenige Quellen, aus denen man lernen konnte, wie man das macht. Diese Tatsache war ein großer Antrieb dafür, dieses Buch zu schreiben. Ich wollte den Menschen dabei helfen, selbst heilende Mahlzeiten aus gewohnten gesunden Nahrungsmitteln zusammenstellen zu können. Oft beschwören die Worte „ayurwedische Küche“ Gedanken an das Aroma von delikatem Gemüsecurry, sanftem Kichadi, scharfen Chappatis und leichtem Basmatireis herauf (wenn sie überhaupt etwas heraufbeschwören). Diese Gerichte sind tatsächlich die Eckpfeiler des traditionellen ayurwedischen Kochens in Indien. Aber die ayurwedische Küche kann eine große Vielfalt an vegetarischen Gerichten umfassen, so lange sie nur frisch, leicht verdaulich, nicht fermentiert und mit liebevoller Sorgfalt zubereitet sind. Tatsächlich ist es eines der Prinzipien Ayurwedas, die Pflanzen, Kräuter und Nahrungsmittel der eigenen Gegend zu verwenden. Ein heilendes ayurwedisches Essen zuzubereiten ist wahrscheinlich wesentlich einfacher, als Du gedacht hast.

Und es kann viele der alten Lieblingsgerichte aus Deiner Kindheit enthalten, wenn sie richtig zubereitet werden.

Ayurweda ist der Auffassung, daß die Nahrung sowohl den Geist als auch den Körper beeinflußt. Wenn wir verstehen, wie wir Nahrung so zubereiten können, daß sie genau an unseren Geist und unseren Körper angepaßt ist, können wir die Ernährung als eine Quelle starker Heilkraft nutzen. Die Zusammenstellung unserer Ernährung befindet sich zum großen Teil unter unserer eigenen Kontrolle, und zwar oft in einem höheren Maße, als es uns bewußt ist: kein anderer kann für uns essen. Das kann uns große Kraft verleihen, wenn wir nämlich erkennen, „welches Heilwerkzeug wir in unseren eigenen Kochtöpfen haben“, wie mein Freund Chandrakant irgendwann sagte.

Wenn Du einmal die Grundlagen der Zubereitung frischer, leichter vegetarischer Mahlzeiten auf ayurwedische Art praktisch begriffen hast, kann die Geschwindigkeit, mit der Du heilen und ins Gleichgewicht bringen kannst, enorm ermutigend sein. Ayurweda erkennt, daß es verschiedene Gründe für körperliche Zustände gibt: genetische, ererbte, im Stoffwechsel begründete und so weiter. Abhängig vom jeweiligen Grund kann die Zusammenstellung der Ernährung bei manchen körperlichen Zuständen eine durchgreifende Veränderung hervorrufen, bei anderen lediglich für die Linderung einiger Symptome sorgen. Aber in meinen zwanzig Jahren Praxis habe ich so oft gesehen, wie Ayurweda Menschen in unterschiedlichsten Lebensumständen geholfen hat, daß ich Dich nur drängen kann, es auch zu versuchen.

Ich hoffe, daß Du beginnen wirst, die einfache Schönheit der ayurwedischen Küche zu verstehen, und daß Du sie problemlos in Deinem Leben anwenden kannst. Ich wünsche Dir wachsendes Selbstvertrauen bei der Zusammenstellung Deiner eigenen ayurwedischen Mahlzeiten. Mit der Zeit wird es Dir vielleicht sogar passieren, daß Du zum Beispiel in einem japanischen oder mexikanischen Restaurant ein „ayurwedisches“ Gericht wählst, weil Dein Verständnis dafür, wie man ayurwedisch ißt, immer größer wird. Für diejenigen von Euch, die die ostindische Küche bereits zu schätzen gelernt haben, wünsche ich mir, daß dieses Buch eine Brücke zwischen den kulinarischen Traditionen schlägt und das Verständnis für die Prinzipien Ayurwedas hier im Westen vertieft. Es gibt viele Menschen, die von Ayurweda und vom ayurwedischen Kochen mehr verstehen als ich; viele Themen müssen noch weiter erkundet werden. Möge dieses Kochbuch als Sprungbrett für andere dienen, die dadurch tiefer eintauchen und weiter vordringen können.

Ayurweda ist ein erdnahes Heilverfahren, das sein Fundament in der Natur findet. Diese Art, das Heilen zu betrachten, unterscheidet sich sehr von der Art, an die wir westliche Menschen gewöhnt sind. Um ein Beispiel aus einem anderen Heilverfahren anzuführen, das auf der Erde basiert: Bewohner der westlichen Welt meinen oft, daß eingeborene „Wettermacher“ das Wetter kontrollieren, indem sie zum Beispiel den Befehl geben, daß es hier oder dort zu regnen habe. Nichts könnte weiter von der Wahrheit entfernt sein. Es gibt da keine Kontroll- oder Machtbeziehung; die Wetterleute können die Naturkräfte nicht dazu *bringen*, ihrem Willen zu gehorchen. Statt dessen ist es ein freundlicher, von Zusammenarbeit geprägter Prozeß. Wetterleute arbeiten mit Freunden zusammen. Diese Freunde sind nicht-menschliche Naturenergien oder Naturgeister oder wie auch immer Du sie nennen willst. Weil sie schon lange befreundet sind, reagieren sie auf die Bitten der Wetterleute, die die Unabhängigkeit der Naturenergien ehren. Das ist keine hierarchische oder „Ich-bin-hier-der-Chef"-Beziehung. Hier arbeiten mehrere Wesen zusammen.

In der westlichen Medizin geht man so an den Körper heran, als ob man ihn mit Tabletten, Spritzen und Bestrahlung und so weiter gesund *machen* könnte. Aber wenn Du wirklich ayurwedisch arbeitest, tust Du etwas ganz anderes. Du nimmst Dich Deines Körpers an, Deiner Hülle, so daß Dein Körper und Du reibungsloser zusammen existieren können. Weder Körper noch Naturgeister mögen es, wenn sie herumgeschubst werden. Vielleicht gehst Du bereits auf ayurwedische Art an Deinen Körper heran, vielleicht nicht. In jedem Falle solltest Du, bevor Du eine dieser ayurwedischen Kräuterzubereitungen in den Mund steckst oder Dir die nächste Suppe zusammenbraust, noch einmal nachdenken. Was ist dabei Deine Absicht? Was tust Du da, in welcher Art arbeitest Du hier mit Dir selbst?

Heilen und Gleichgewicht werfen unvermeidlich ein tiefgreifenderes Thema auf: Welche Beziehung haben Ayurweda und die Nahrung zu unserem Planeten und dessen Gesundheit in dieser Zeit? Für mich ist das eine Sache von großem Belang, und so habe ich in den Text durchgehend Gedanken und Informationen über die Erde und ihre Lebewesen eingebracht und in Kästchen gesetzt. Es ist meine tiefe Hoffnung, daß dieses Fragen und Suchen irgendwie mit Deinem eigenen eine Saite zum Klingen bringt, denn wir leben alle zusammen in dieser immer zerbrechlicher werdenden Welt. In seinen grundlegendsten Aspekten ist Ayurweda die Lehre davon, wie wir in Harmonie sowohl mit unserem Körper als auch mit dem Planeten leben können. Sie sind ja tatsächlich nicht zwei, sondern eins.

Der Dalai Lama hat letztes Jahr in seinem Vorwort zu *Tibet: Reflections from the Wheel of Life* etwas geschrieben, das mich tief berührt hat. Er hat gesagt: „Wie der Lotus, der im Schlamm gedeiht, wächst im fruchtbaren Boden unseres täglichen Lebens die Möglichkeit zur Bewußtwerdung." Kochen, Saubermachen, Atmen, wie wir aufeinander reagieren – all das ist Bestandteil dieses Bodens.

Dieses Werk ist eine Art Entwicklungsschritt für mich: das Wagnis, tiefer einzusteigen, und die Hoffnung, daß dieses Buch sich mit verwandten Geistern verbindet, wann immer es nötig ist. Danke, daß Du mich begleitest.

Amadea Morningstar
Santa Fe, New Mexico
April 1994

Teil Eins

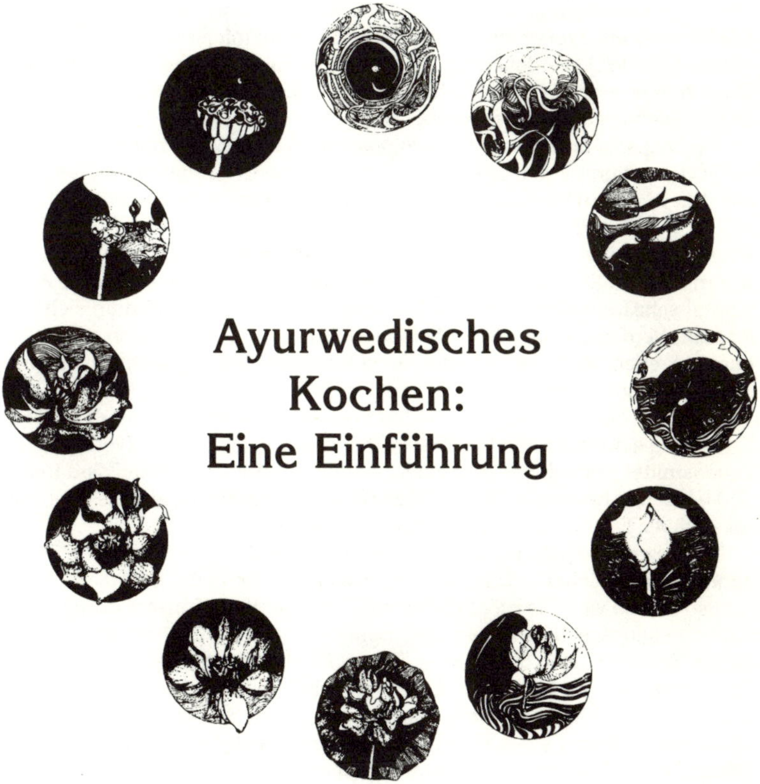

Ayurwedisches Kochen: Eine Einführung

Was ist ayurwedisches Kochen?

Es ist ganz wichtig, daß Du verstehst, daß Ayurweda eine Heilwissenschaft ist. Wie man ißt, wird als eine der Haupttherapien angesehen, als mit das Wichtigste, das man aus ayurwedischer Sicht tun kann, um sich selbst zu helfen.

Beim ayurwedischen Kochen will man *zuerst* Absorption, Assimilation und Ausscheidung regulieren. Das ist das Wichtigste, was eine ayurwedische Köchin oder ein ayurwedischer Koch bieten kann: mit jemandem ein Essen zu teilen, das leicht verdaulich ist. Und es ist das Hauptziel einer ayurwedischen Esserin oder eines ayurwedischen Essers, daß man das, was man ißt, gut und problemlos aufnehmen kann.

Als nächstes arbeitest Du (traditionsgemäß zusammen mit einem ayurwedischen Therapeuten oder einer ayurwedischen Therapeutin) daran, Ungleichgewichte zu beseitigen, bei denen das nötig ist (Dein *Vikruti*). Danach kannst Du Dir die Nahrungsmittel aussuchen, die für Deine körperliche Konstitution (Dein *Prakruti, Vata, Pitta, Kapha*) am besten geeignet sind. Aber, wie mir Dr. Sunil Joshi, ein international anerkannter ayurwedischer Arzt, einmal sehr freundlich und sehr bestimmt sagte, zuerst muß man sich um Appetit, Verdauung und Ausscheidung kümmern. Danach kann man sich daran machen, die Feinheiten der Konstitution ins Gleichgewicht zu bringen, sie zu harmonisieren.

Der erste Schritt dazu ist, eine hauptsächlich *sattvische* (reine, frische) Ernährung einzuhalten und *rajasische* (feurige) und *tamasische* (verdorbene) Lebensmittel weitgehend zu meiden. *Sattvische* Nahrungsmittel sind frisch und leicht und helfen Dir, einen klaren Kopf zu bekommen. Weitere Informationen über *Sattva*, *Rajas* und *Tamas* findest Du auf Seite 23.

Das Allerwichtigste ist also, daß Du anfängst, Nahrungsmittel zu Dir zu nehmen, die frischer und reiner sind. Das bedeutet auch, daß diese Nahrungsmittel so weit wie möglich frei von Zusatzstoffen, Konservierungsstoffen und Pflanzenschutzmitteln sind. Sobald Du das Gefühl hast, daß Du für diesen Teil den Bogen heraus hast, kannst Du damit anfangen, Dich mit den Feinheiten der ayurwedischen Ernährungsdynamik zu beschäftigen. Ayurweda beurteilt Nahrungsmittel von verschiedenen Standpunkten aus. Der Geschmack (*Rasa*) eines Nahrungsmittels ist wichtig, er kann süß, sauer, salzig, bitter, adstringierend (zusammenziehend) oder scharf sein. Jede dieser sechs Geschmacksrichtungen hat verschiedene Auswirkungen auf den Körper. Und auch das Gericht selbst hat verschiedene Auswirkungen auf den Körper, von dem Augenblick an, an dem man den ersten Bissen kostet (*Rasa*), bis zu dem Zeitpunkt, in dem es in den Magen gelangt (*Virya*), bis zu dem Moment, in dem es absorbiert worden ist (*Vipak*). Alle diese Zusammenhänge werden berücksichtigt, wenn ein ayurwedischer Therapeut ein bestimmtes Nahrungsmittel vorschlägt. Wird es Dich entspannen, Dich anregen, Dich wärmen oder Dich beruhigen? Alle diese Fragen sind wichtig.

Bei idealen Voraussetzungen für eine Therapie bekommt jemand, der sich mit der ayurwedischen Art des Essens befaßt, solche Nahrungsmittel, die sowohl Körper als auch Geist beruhigen. (Vergleiche das einmal mit vielen Teilen unserer Welt, in denen man Glück hat, wenn man überhaupt etwas zu essen bekommt). Und vergleiche das einmal mit dem Essen, das man üblicherweise erhält und das hier in Amerika und Europa in der Werbung angepriesen wird. Der überwiegende Teil der Nahrungsmittel, die uns auf diesem Planeten angeboten werden, ist *sattvisch* mit süßem *Vipak*. Auch vom ayurwedischen Standpunkt aus sind das die bevorzugten Speisen (vgl. Tabelle 5, S. 37). Trotzdem bekommen – oder wählen – wir bei einer westlichen Ernährungsweise oft Speisen aus, die weder *sattvisch* noch leicht verdaulich sind: Hartkäse, Eis, Speisen auf der Basis von Tomaten sind bekannte Beispiele. Wir haben für derartige Gerichte eine solche Vorliebe entwickelt, daß man eine ganze Menge Beharrlichkeit dazu braucht, um sein Schiff in eine andere Richtung zu steuern. Und genau das biete ich hier zu einem großen Teil an, nämlich vergleichsweise einfache Methoden, mit denen wir anfangen können, unsere Gewohnheiten und unsere „Fahrzeuge" gesünderen Gefilden zuzusteuern.

Ein kurzer Überblick

Ich fange mit einer Erläuterung der fünf Elemente an, die der Schlüssel zum täglichen ayurwedischen Kochen sind. Dann wollen wir Essen und Geist in Form von *Sattva*, *Rajas* und *Tamas* erkunden, denn das ist ein Ausgangspunkt der ayurwedischen Küche. Es folgt eine Erklärung über die Nahrung und einige ihrer Auswirkungen auf die Verdauung, das Stadium am Ende der Verdauung mit eingeschlossen. Beenden will ich diese Einführung in das ayurwedische Kochen mit einem kurzen Abschnitt über die Konstitution. Über die ayurwedischen Konstitutionen gibt eine ganze Anzahl gutgemachter Bücher, und es erschien mir unnötig, sie hier zu wiederholen. Es folgt „Spielen mit dem Essen", das sind all die Rezepte, die Dir hoffentlich zusagen werden – sowohl als Koch als auch als „Esser".

In den Anhängen wartet eine ganze Menge an Information auf Dich. Wenn Du schon einmal von der ayurwedischen Konstitution, *Prakruti*, gehört hast, und gern verstehen möchtest, welcher konstitutionelle Typ Du sein könntest, findest Du im Anhang I Informationen und einen Fragebogen, mit dem Du Dich selbst einschätzen kannst. Wenn Du Deinen konstitutionellen Typ kennst, Dir aber nicht im klaren darüber bist, welche Nahrungsmittel sich am besten für Deine Konstitution eignen, dann gibt es in Anhang II eine ganze Menge Information darüber. *Vata*beruhigende, *pitta*beruhigende und *kapha*beruhigende Menüs sind in Anhang IV zu finden.

In der traditionellen ayurwedischen Medizin finden Allergien wenig, wenn überhaupt Beachtung. Ayurweda wurde vor vier- oder fünftausend Jahren in einer Welt entwickelt, die sich von unserer stark unterschied. Damals haben wir noch nicht tonnenweise Chemikalien produziert oder Nuklearwaffen „übungshalber" gezündet. Diese Art von Tätigkeit hat einen schädlichen Einfluß auf Lebewesen, Menschen eingeschlossen. Ich habe gesehen, daß die ayurwedische Methode hier sehr hilfreich sein kann, indem sie das Immunsystem stärkt und den Darm bei seiner Tätigkeit recht wirkungsvoll unterstützt. (Obwohl das kein Ersatz dafür ist, daß wir als Gemeinschaft zusammenarbeiten sollten, um diese zerstörerischen Prozesse, die da mitten unter uns ablaufen, aufzuhalten.) Vor einigen Jahren habe ich begonnen, für mich selbst und in meiner Praxis die moderne Rotationsdiät für Menschen mit einer Überempfindlichkeit gegenüber Nahrungsmitteln und/oder Umwelteinflüssen anzuwenden, und zwar in Verbindung mit Ayurweda. Gerade in extremen Fällen kann eine Rotationsdiät ausgesprochen hilfreich sein. Deswegen nehme ich im Anhang V für solche Menschen, die damit arbeiten wollen, Informationen darüber mit auf. Ich habe einige Zeit damit verbracht, diese vegetarischen Rotationsmahlzeiten zu entwickeln, denn selbst in den ausgezeichneten Büchern über Allergien, die ich kenne, findet sich wenig oder gar nichts für Vegetarier mit Allergien. Ich muß allerdings sagen, daß im Falle leichterer Allergien bereits sehr viel damit getan ist, daß man in seiner Ernährung einmal aufräumt und mit einem guten ayurwedischen Therapeuten arbeitet. In solchen Fällen kann sich eine Rotationsdiät als unnötig erweisen. Einträge wie *** Rotationsdiät Tag 1** beziehen sich auf dieses bei Allergien hilfreiche System. In Anhang V finden sich für Interessierte mehr Informationen darüber.

Im Verlauf des Ringens mit meinen eigenen Reaktionen auf Nahrungsmittel und Schimmel habe ich vor einigen Jahren wieder auf gelegentliche Mahlzeiten mit Geflügel oder Fisch zurückgegriffen, um einfach ein gewisses inneres Nährstoffgleichgewicht aufrechtzuerhalten. Ich bin Dr. Sunil Joshi aus Nagpur für viele Anregungen dankbar, insbesondere für seine Hilfe bei der Auslotung von Möglichkeiten, Candida-Pilzinfektionen wirkungsvoll auf vegetarische Weise zu heilen. Eine Zusammenfassung dieses ayurwedischen Ansatzes, Pilzinfektionen zu behandeln, ist auf Seite 235 zu finden. Ich danke Dr. Shalmali Joshi dafür, daß sie das Material über Candida mit so großem Scharfblick und solchem Wissen auf Richtigkeit durchgesehen hat. (Jegliche Fehler sind natürlich von mir.)

Die Polarity-Therapie ist ein Heilansatz, der im westlichen Kulturkreis immer größere Verbreitung findet. Sie basiert auf uralten Prinzipien der ayurwedischen und der chinesischen Medizin. Ich hatte das Glück, letztes Jahr in einem Kurs über Polarity-Therapie mit zu unterrichten, und die vielen Ähnlichkeiten zwischen Polarity-Therapie und Ayurweda waren auffällig. Viele der Rezepte in diesem Buch eignen sich für ein Polarity-Programm. Im Anhang VI habe ich einige Informationen über diese Heilwissenschaft mit aufgenommen, zusammen mit Listen der Rezepte, die man in einem Polarity-Programm einsetzen kann. **** Reinigend in der Polarity-Therapie** oder **** Wiederaufbauend für die Gesundheit in der Polarity-Therapie** am Ende der Rezepte informiert Dich darüber, daß diese Gerichte nicht nur im Sinne von Ayurweda gut sind, sondern auch für eine Polarity-Therapie.

Letzten Endes muß Essen aber gut schmecken. Das ist sogar eine der wichtigsten Voraussetzungen im Ayurweda! Also, guten Appetit!

Die fünf Elemente (*Pancha Mahabhutas*)

Das Kernstück von Ayurweda sind die fünf Elemente, *Pancha Mahabhutas*. Unsere Körper sind aus den fünf Elementen aufgebaut, und wenn wir sterben, durchläuft unser Körper die fünf Elemente zurück. Aus den fünf Elementen ist unser Essen aufgebaut, unsere Behausung, unsere Kleidung. Jedes der fünf Elemente liegt den Veränderungen in unserer Gesundheit und in unserem Heilungsprozeß zugrunde. Die Elemente sind ein wichtiger Schlüssel zum Verständnis der Struktur Ayurwedas, denn sie sind der Unterbau für Geschmack, Konstitution und alle körperlichen Funktionen. Einige Leser fragen sich vielleicht, was die fünf Elemente mit ihrer Gesundheit und ihrem Körper zu tun haben sollen. Denn ich habe zwar gesagt, daß wir und unsere Körper Teile der Natur sind, aber das ist nicht die Betrachtungsweise, mit der die meisten von uns aufgewachsen sind. Es kann eine Herausforderung sein, die alten Konzepte von Isoliertheit aufzugeben, denen die westliche Kultur so anhängt. Wir reagieren auf dieselben Gesetze der Elemente wie jeder und alles andere, ob uns das nun bewußt ist oder nicht.

Sagen wir zum Beispiel einmal, Du wärst auf einem Campingausflug, und Du hast ein Feuer gemacht. Das Feuer wird ein bißchen zu groß und heiß. Um es einzudämmen, kannst Du Wasser oder Erde benutzen, so daß Du es auf die Größe reduzieren kannst, die Du brauchst. Wenn Du das Feuer ganz löschen willst, benutzt Du eine ganze Menge Erde oder Wasser und überschüttest es damit. Du handelst entsprechend den grundlegenden Gesetzen der Elemente. Dieselben Gesetze werden innerhalb Deines Körpers angewandt. Wenn Dein inneres Feuer zu groß wird, aus dem Gleichgewicht gerät, dann sind die Folgen Hitze und Schmerz in Form von Geschwüren, Entzündungen oder Fieber. Um dieses lodernde Feuer einzudämmen, brauchst Du mehr „erdige“ Nahrung oder Flüssigkeit. Wenn Du zuviel davon nimmst, kann es passieren, daß Du Dein Verdauungsfeuer ganz löschst, und dann mußt Du wieder ganz von vorn anfangen mit dem Feuermachen. Mit dieser Art von Themen arbeitet die ayurwedische Medizin.

Welches sind nun die fünf Elemente? Äther (*Akash*), Luft (*Vayu*), Feuer (*Tejas*), Wasser (*Ap*) und Erde (*Prithvi*). Äther (*Akash*) ist das Element, das es all den anderen ermöglicht, erkennbar zu werden. Er hat mit dem Raum zu tun, der Leere, dem sich unendlich ausdehnenden Universum. In der Samkhya-Philosophie heißt es, daß sich der Äther auf dem Weg über den lautlosen Laut *aum* direkt aus der nicht offenbarten Realität erhoben hat. Er war das erste Element, das offenbar wurde, das Element, das sich dann als alle anderen Elemente manifestiert hat. Im Raum ist Platz, damit alle anderen Dinge geschehen können. Äther wird im Körper als „Räume“ erkennbar, als Blase, Lunge, Magen, sogar als die Leerräume innerhalb der Zellen. Ohne Raum fehlt uns der Platz, um in diesem Reich funktionieren zu können. Damit ist der Raum ein grundlegender Anfang für jedes Erkennbarwerden, für jede Manifestation: Wir brauchen in dieser Dimension einen „Parkplatz“, an dem wir landen können. In der einheimischen Tradition dieses Kontinents werden die vier Richtungen, das Oben und das Unten verehrt. In dieser Verehrung wird auch der Raum, die Leere, das Ätherelement beschrieben. Äther spielt beim bitteren Geschmack eine Rolle, und beim konstitutionellen Typ *Vata*. (Nein, *Vata* und „der Zerstreute" sind nicht dasselbe! Nur manchmal.)

Das zweite Element, Luft (*Vayu*), bewegt sich wie der Wind, schnell, ruhelos, sich ständig verändernd. Und wie unser Geist, schnell, ruhelos, sich ständig verändernd. Nie aufhörend, nie ruhend, immer in Bewegung. Wie Äther ist sie kühl, leicht, trocken. „Luft ist Äther in Bewegung", wie Dr. Vasant Lad gesagt hat. Aus der Sicht des Ayurweda liegt Luft allen körperlichen Funktionen zugrunde, denn Luft bewegt Stoffe und Abläufe. Sie ist innig beteiligt am Arbeiten des Geistes, des Nervensystems, des Darms. Sie aktiviert die Sinne (über das Nervensystem) und leitet die meisten biologischen Umwandlungen ein. Die einheimischen Völker Nordamerikas nennen den Wind den Plauderer, weil er ständig von einem Ort zum anderen unterwegs ist und dabei jedermanns Neuigkeiten verbreitet, wenn man sich die Zeit nimmt, stehenzubleiben und zuzuhören. Wie der Wind ist auch die Luft die Botin in allen Teilen des Körpers, und zwar für alle fünf Elemente und zwischen den fünf Elementen. Wenn das Luftelement im Körper aus irgendwelchen Gründen beeinträchtigt ist, können Stauungen, Blockaden und Fehlkommunikation auftreten. Wenn es zu mächtig ist, kann es sein, daß wir die ganze Zeit auf Hochtouren laufen – geistig, beim Sprechen, beim Verdauen. Das Luftelement ist in den drei Geschmacksrichtungen scharf, bitter und adstringierend vertreten. Und es spielt in der *Vata*-Konstitution eine große Rolle.

Manchmal trifft man Personen (oder Institutionen), die das Drama des starken Windes, des Sturmes, lieben. Wenn der Wind heftig bläst, sieht alles dramatisch und aufregend aus. Mit dem Nachlassen des Windes wird auch dessen Umgebung ruhiger und friedvoller. Nicht jedermann genießt diese Ruhe. Manche Leute bevorzugen die Erregung und die Spannung, die der Sturmzustand mit sich bringt. Manche Leute versuchen sogar, das Luftelement anzufachen, indem sie über kleine Dinge einen großen Aufruhr machen. Das kann die Erregung steigern, aber auch Angst und Furcht. Das Fernsehen arbeitet bei der Berichterstattung über Vorkommnisse und Themen in weiten Teilen auf diese Art.

Das dritte Element, Feuer (*Tejas*), ist eine umgestaltende Energie. Es kann aus rohem Gemüse eine Suppe machen oder aus Getreide eine Nachspeise. Im Ayurweda ist es die Kraft hinter unserer Fähigkeit, Nahrungsmittel zu verdauen, und zwar in Form des Verdauungsfeuers, *Agni*. Mit der richtigen Menge an Feuer in unserem Körper, das zu all den anderen Elementen im Gleichgewicht steht, verdauen wir problemlos und gut. Zu wenig, und das Essen liegt uns im Magen. Zu viel, und das Essen durchläuft den Darm zu schnell oder von Entzündungen begleitet. Feuer wärmt uns. Es kann uns erhalten oder zerstören. Feuer wird im Ayurweda wegen seiner schöpferischen Funktion hochgeschätzt, wegen dieser Fähigkeit, aus kaum eßbarem rohem Getreide ein leicht verdauliches Gericht zu machen. Feuer bringt unseren Augen den Glanz, unserem Geist die Intelligenz, unserem Magen die Wärme. Das Sonnenlicht ist das Feuer unseres Sonnensystems, es erhält unsere Welten. Feuer spielt bei drei Geschmacksrichtungen eine Rolle: sauer, salzig und scharf. Es ist eng mit dem konstitutionellen Typus *Pitta* verbunden. Feuer hat die Fähigkeit, das Wachstumspotential von Samen zu stimulieren – oder auszubrennen. Zum Beispiel bringt vielleicht eine Wiese nach einem Feuer Wildblumen hervor, die zwanzig Jahre lang nicht mehr zu sehen waren. Diese Arten hatten lange im Ruhezustand verweilt und wurden nun durch die Hitze des Feuers zum Wachstum angeregt. Andererseits wird das schwarze, nicht aufgepuffte Maiskorn am Boden Deiner Popcornschüssel niemals einen neuen Maiskolben hervorbringen, ganz egal, wie Du es einpflanzt und pflegst. Ähnlich kann auch der Körper mit Fieber auf Notsituationen reagieren und damit die Saat der Krankheit und der Infektion ausbrennen.

Wasser (*Ap*) fließt. Dieses vierte Element, Wasser, stellt einen enormen Teil unseres Erdballs dar, wenn man es daran mißt, wieviel Platz es auf der Oberfläche der Erde einnimmt. Wie auch der Planet, auf dem wir leben, enthalten unsere Körper große Mengen an Wasser in Form vieler unterschiedlicher Flüssigkeiten mit sehr unterschiedlichen Funktionen. Blut, Speichel, Lymphe, Verdauungssäfte – in allen diesen manifestiert sich Wasser. Wenn das Wasser rein ist, verläuft das Leben problemlos und freudvoll. Wenn das Wasser nicht ganz rein ist, leidet das Immunsystem, das Blut kann schwach werden, die Nieren können Probleme bekommen – und wir auch. Wenn zu viel Wasser vorhanden ist, kann es uns hinwegschwemmen, wir können Schwellungen haben oder uns ausgelaugt fühlen. Wenn zu wenig Wasser da ist, können die Gewebe austrocknen und vorzeitig altern. Wasser ist eine nährende Kraft, die das Wachstum unterstützt. Das Vorhandensein von Wasser kann man in Vorgängen sehen, die schrittweise verlaufen, die ein stetiges Wachstum aufweisen. Es ist auch ein kraftvoll reinigendes Element. Wenn es sich in Harmonie mit all den anderen Elementen befindet, erzeugt es Regen, Tau, eine gesunde Feuchtigkeit. Wasser fließt. Es muß fließen. Wasser ist ferner wie ein Spiegel. Es kann widerspiegeln, was wir sehen müssen – in uns selbst und in anderen. Wasser bildet einen wichtigen Bestandteil der Geschmacksrichtungen süß und salzig. Es manifestiert sich im konstitutionellen Typus *Kapha* und auch im *Prakruti Pitta*. Nach langen Regenfällen können Samen keimen, die lange im Verborgenen gelegen haben. Ähnlich machen wir uns im Ayurweda Gedanken darüber, welche Samen wir nähren. Wir wollen den Samen der Gesundheit Wasser geben, nicht den Samen der Krankheit.

Das fünfte Element, Erde (*Prithvi*), ist eine Basiskraft unseres Lebens. Es ist der Boden, auf dem wir leben, die Behausung, in der wir wohnen, die Erde, in der wir wachsen. Erde ist fest, schwer, bewegt sich langsam. Sie bildet ein Fundament für das, was wir erschaffen. Sie ist die feste Substanz dessen, was und wer wir sind, die stabilen Knochen, die Zähne und die Haut unseres Wesens. Wenn in unserem Körper Mangel an Erde herrscht, kann es vorkommen, daß wir uns in ziellosem Umherstreifen verlieren. Wenn das Erdelement im Überschuß vorhanden ist, kann es leicht passieren, daß man steckenbleibt oder daß man dieselben Vorgänge und Routinehandlungen ständig wiederholt. Veränderungen sind für das Element Erde nicht leicht. Es braucht die Mithilfe von Luft, Feuer und Wasser, um zu handeln. Ein Erdbeben ist ein Ereignis, dessen Entstehung Jahrzehnte benötigt. Elemente der Erde zeigen sich in den Geschmacksrichtungen süß, sauer und adstringierend. Und im konstitutionellen Typus *Kapha*. Nahrung hat ganz allgemein eine Menge vom Erdelement in sich. Wenn wir also zu viel essen, zu viel Erde zu uns nehmen, werden wir wahrscheinlich unser Gewicht erhöhen und/

oder unser Verdauungsfeuer eindämmen. (Denk nur einmal an die unschicklichen Blähungen – mit denen Du es wahrscheinlich noch nie zu tun gehabt hast – nach einem neuen Essen, von dem Du im Übermaß probiert hast, oder nach einem Büfett). Jedes der Elemente muß im Körper im richtigen Gleichgewicht zueinander verwendet werden, damit wir gesund leben können.

Zum besseren Verständnis haben wir jedes Element für sich betrachtet, aber tatsächlich arbeiten sie bei der Erschaffung der natürlichen Welt zusammen. Der Wind führt Staub mit sich. Regen entsteht nicht allein durch die Wasserkräfte, sondern in Verbindung mit Luft und Erde. Wenn ich also zum Beispiel sage, daß Feuer ein wichtiger Teil der *Pitta*-Konstitution ist, dann meine ich, daß es einen vorherrschenden oder gewichtigen Teil ausmacht. In einem Menschen mit *Pitta*-Konstitution sind alle Elemente zu finden, nicht nur Feuer. Die fünf Elemente (*Pancha Mahabhutas*) bilden zusammen ein Ganzes.

Tabelle 1: Die fünf Elemente und ihre Zuordnungen

Die Elemente	Geschmacks-richtung	Konstitution	Sinne*
Äther	bitter	*Vata*	Hören
Luft	bitter zusammenziehend scharf	*Vata*	Fühlen
Feuer	scharf sauer salzig	*Pitta*	Sehen
Wasser	salzig süß	*Kapha* *Pitta*	Schmecken
Erde	süß sauer zusammenziehend	*Kapha*	Riechen

* Anmerkung: Eine gute Besprechung der Elemente und der Sinne ist in *Das Ayurweda-Heilbuch* von Dr. Vasant Lad (Windpferd-Verlag) zu finden.

Dr. Sunil Joshi hat in einer kürzlich gehaltenen Reihe von Vorträgen in Santa Fe über Ayurweda und *Pancha Karma* ein gutes Beispiel gegeben, wie alle fünf Elemente am Vorgang des Wachstums beteiligt sind. Stell Dir ein Samenkorn vor, klein und hart. Du pflanzt es in die Erde. *Akash*, der Äther, dringt in das Korn ein und leitet den Wachstumsvorgang ein, so daß das Korn nach allen Richtungen wächst und Feuchtigkeit aus der Erde aufnimmt. Diese Ausbreitung in alle Richtungen ist die Natur des Äthers, *Akash*. Dann taucht *Vayu*, Luft, als Teil des Vorgangs auf, wenn der Keimling anfängt, den Kurs zu wechseln und sich in eine Richtung zu bewegen. Luft beginnt, die Manifestation des Äthers einzuschränken. Mit der Luft kommt auch die Veränderung, und die Bewegung in eine einzige Richtung. Sobald

Tejas, das Feuer, in die Gleichung mit hineinspielt, bricht die Außenhülle des Samenkorns auf. Damit das passiert, muß eine Veränderung im pH-Wert stattfinden, das Korn muß saurer werden und seine Temperatur muß steigen. Sowohl Säuregehalt als auch Wärme sind Eigenschaften des Feuerelements. Wenn dann der kleine Sämling durch die Erde bricht, nimmt er an Masse und Inhalt zu, Stück für Stück in dem Maße, wie er mehr Flüssigkeit aufnimmt. Sowohl dieses Zunehmen Stück für Stück als auch die Aufnahme von Flüssigkeit sind Eigenschaften des Wasserelements *Ap. Prithvi*, das Erdelement, kann man sehen, wenn die Pflanze zu einem ganzen Baum reift, mit tiefgehenden Wurzeln und einer starken festen Rinde. Dieselbe Abfolge von Ereignissen kann man bei jedem natürlichen Vorgang beobachten. Im Ayurweda sind die fünf Elemente die Hauptelemente, mit denen man arbeitet, und ihre Abfolge ändert sich nie. Alles wird von den *Pancha Pahabhutas* erschaffen.

Essen und Geist:

Sattva, Rajas und Tamas

Ayurweda bezieht die gesamte Person ein, die Seele, den Geist und den Körper. Wir verstehen das so, daß jeder dieser Teile die anderen beeinflußt. In der Praxis bedeutet das, daß die ayurwedische Köchin den Einfluß der Mahlzeit sowohl auf den Geist als auch auf den Körper berücksichtigt. Dabei wird von der Annahme ausgegangen, daß Du mit klarem Kopf und gesundem Körper auch leichter die Aufgaben Deiner Seele erfüllen kannst. In der heutigen Zeit, in der viele der Medien der Massenkultur eher dazu bestimmt zu sein scheinen, uns zu verwirren anstatt Klarheit zu bringen, uns abzustumpfen und zu verdummen anstatt uns zu echtem Engagement zu motivieren, ist es um so wichtiger, daß wir eigene Anstrengungen unternehmen, um unseren klaren Kopf und unsere Lebendigkeit zu erhalten. Die Anforderungen des Lebens im zwanzigsten Jahrhundert sind schon verrücktmachend genug, ohne daß wir uns selbst noch schlimmer machen!

Nachdem ich hier mein Innerstes bloßgelegt habe, möchte ich gern ein wenig darüber sprechen, wie Ayurweda an das Essen herangeht. Nachdem der Geist als der Erbauer betrachtet wird, sollten wir uns ihn zuerst ansehen. Dr. Sunil Joshi hat gesagt: „Der Geist hat drei Eigenschaften, *Sattva*, *Rajas* und *Tamas*. Alle drei Eigenschaften sind in jedem Geist enthalten, nicht nur eine davon. Alles in dieser Welt muß alle diese Eigenschaften haben, damit es in der Welt existieren kann ... *Sattva* gibt uns die Neugier, die Fähigkeit zu denken, das Bedürfnis aufzuwachen. *Rajas* gibt uns den Drang zum Umorganisieren, zum Antreiben, zum Erkennbarmachen. *Tamas* gibt uns das Bedürfnis zu ruhen, aufzuhören. Irgendwo müssen wir aufhören!" Bei der Durchführung jeglicher Vorhaben brauchen wir *Sattva*, um den Plan zu machen, *Rajas*, um seine stoffliche Manifestation umzuorganisieren und einzuleiten, und *Tamas*, um ihn zu beenden, um nicht bis in alle Ewigkeit weiter daran zu arbeiten. Beim Kochen wird *Sattva* erkennbar, wenn Du Dir die Mahlzeit überlegst, die Fenster öffnest, das Haus saubermachst und die Kerzen anzündest, um Dich auf Deine Gäste vorzubereiten. Mit *Rajas* kochst Du das Essen, machst die letzten Vorbereitungen und deckst den Tisch. Mit *Tamas* sagst Du: „Es reicht! Ich bin fertig mit dem Kochen! Setzen wir uns hin und essen!"

Im Ayurweda wird die Zusammenstellung von Speisen auch dazu benutzt, diese drei Geisteseigenschaften zu unterstützen und deutlich werden zu lassen. Speisen, die *Sattva* unterstützen, werden *sattvische* Speisen genannt; solche, die *Rajas* zum Vorschein bringen, *rajasisch*; und diejenigen, die *Tamas* vermehren, heißen *tamasische* Speisen.

Nahrungsmittel, die dem Geist helfen, Klarheit zu erhalten und konzentriert zu bleiben, genießen hohe Wertschätzung. Solche Nahrungsmittel haben eine *sattvische* Natur, sie bringen die Wahrheit ans Licht. Zu den *sattvischen* Nahrungsmitteln gehören die meisten frischen Gemüse, das meiste frische Obst, die meisten frisch zubereiteten Getreidearten, ein guter Teil der Bohnen, Milch, süße Sahne, frisch zubereitetes Joghurt, Muttermilch, in Maßen Ghee und Butter, die meisten Nüsse, Samen und kaltgepreßten Öle sowie ein guter Teil der natürlichen Süßmittel. Damit soll nicht gesagt werden, daß jeder, der sich an diese Ernährungsweise hält, sofort unfehlbar wird, aber wenn es Deine Absicht ist, Klarheit zu finden und diese Klarheit zu erhalten, werden diese Nahrungsmittel Dir helfen. Sie beruhigen den Geist und helfen, einen Mittelweg durch die verwirrende Fülle an Ernährungsmöglichkeiten, die uns offenstehen, zu finden. Eine detaillierte Liste *sattvischer* Nahrungsmittel folgt in Tabelle 2.

Auf *sattvische* Art zu essen, hat auf jeden der konstitutionellen Typen einen bestimmten Einfluß. Wenn man bei *Vata* das *Sattva* erhöht, unterstützt dies einen ruhigeren, friedvolleren Geist und Körper. Bei *Pitta* wird es durch *Sattva* leichter, Ungeduld und Reizbarkeit in den Griff zu bekommen, wiederum indem Ruhe und Friedlichkeit unterstützt werden. Bei *Kapha* unterstützt eine *sattvische* Ernährung die Leichtigkeit und Flexibilität und stärkt auch die *Kapha* innewohnende Seelenruhe.

Von der energetischen Seite her betrachtet stimulieren *rajasische* Nahrungsmittel das Feuer, die nach außen gerichtete Bewegung, die Kreativität, die Aggression, die Leidenschaft. Mit diesen Speisen kann man gut innere Unordnung aufspüren oder die inneren Drachenfeuer zum Lodern bringen. Traditionsgemäß wurden sie im Ayurweda für Krieger vor der Schlacht empfohlen. Ein bißchen davon könnte hilfreich sein, wenn Du zum Beispiel gerade dabei bist, gegen einen stockkonservativen Beamten vorzugehen, um einen naturnahen Wald zu retten. Wenn es allerdings Deine Hauptabsicht ist, ruhig zu bleiben und Dich an die überzeugendsten Punkte zu halten, und wenn Du eher durch Deine Tiefe, Deine Integrität und Deinen reinen Durchhaltewillen überzeugen willst, dann werden *sattvische* Speisen am besten sein. *Rajasische* Speisen können Dir die Zunge lösen, aber manchmal bleibt dabei Dein Hirn auf der Strecke! Zu ihnen gehören die meisten fermentierten Nahrungsmittel einschließlich Joghurt und nicht ganz frischem Kefir, Knoblauch, Pfeffer und Pepperoni aller Art, Eier, Käse, Weißzucker, die meisten Süßmittel, einige Bohnen, Avocado, Salz, Rettich, Zitrusfrüchte, Erdnüsse, Fruchtzucker und andere Nahrungsmittel, die in Tabelle 2 aufgeführt sind.

Bevor Du jetzt an Deinen Kühlschrank flitzt, um all dieses unmögliche schädliche Zeug rauszuwerfen, laß mich einschreiten. Kleine Mengen an diesen Nahrungsmitteln können in Mahlzeiten verwendet werden und haben dabei nur einen geringen negativen Effekt und sind gut, um den Geschmack zu verbessern. Ein paar Knoblauchzehen pro Person und Woche zum Beispiel würden von den meisten ayurwedischen Ärzten absolut nicht als übermäßig angesehen werden. Avocados können eine ausgezeichnete wärmende Mahlzeit abgeben, die einen wieder auf den Boden zurückbringt, wenn sie unter den richtigen Umständen verzehrt werden. Wenn Du allerdings von Kaffee, grünen Chilischoten, Ketchup oder Zucker lebst, solltest Du vielleicht Deine Eßgewohnheiten noch einmal überprüfen. Es kann sein, daß Du einen hohen „Streitsuchtfaktor“ hast.

Da wir gerade von Streitsucht sprechen, gehen wir doch einmal zu dieser dritten Kategorie ayurwedischer Nahrungsmittel über, die einen großen Einfluß auf den Geist ausüben, den *tamasischen* Speisen. *Tamasische* Speisen erhöhen die innere Dunkelheit und die Verwirrung. Sie eignen sich gut, um uns abzustumpfen, uns niedergeschlagen und langsam zu machen und um die Bewegungslosigkeit noch zu erhöhen. Die Mentalität, die dazu gehört, um sich faul vor den Fernseher zu hocken, ist ein gutes Beispiel für einen *tamasischen* Zustand. Zu den *tamasischen* Nahrungsmitteln gehören die meisten Schnellgerichte, gebratene Gerichte, Tiefkühlkost, mit Mikrowelle zubereitete Speisen, stark verarbeitete Gerichte, Reste vom Abend zuvor, Alkohol, Medikamente und Drogen, chemische Zusätze, Zwiebeln, Pilze, Talg, Fleisch, Fisch und Geflügel. Aber auch hier gilt: Bevor Du auf Deinen Freund (oder Dich selbst) beim Verspeisen eines Pilzomeletts losgehst, entspann Dich erst einmal. Atme tief durch. Bei diesem *adhidaivischen* (*sattvisch-rajasisch-tamasischen*) Thema gibt es Abstufungen. Gedünstete Pilze haben normalerweise einen wesentlich geringeren Effekt auf die Funktionsfähigkeit des Geistes als, sagen wir einmal, ein gefrorenes Steak, das gebraten, wieder gekühlt, per Mikrowelle erwärmt und dann mit einem herzhaften Whisky-Cocktail heruntergespült wurde.

Und bevor Du anfängst, Dir wegen dieser Mahlzeit aus Tiefkühlkost, die Du Dir neulich gekocht hast, Vorwürfe zu machen, muß ich Dich noch einmal bremsen. Was ich hier von mir gebe, ist Information. Es ist in Ordnung, wenn Du sie zu Deinem Nutzen verwendest. Du brauchst sie nicht gegen Dich zu verwenden. (Während ich dies schreibe, hat meine vierjährige Tochter eine tiefwurzelnde Leidenschaft für gefrorene Tofubällchen und für Putenwürstchen entwickelt, was nicht gerade meiner Auffassung von beispielhaft entspricht). Wenn Du Lust auf frische Speisen verspürst, nimm es bewußt wahr und handle danach. Und wenn Du feststellst, daß in Deinem Tiefkühlfach immer weniger drin ist, sagt Dir das, daß Du Dich auf dem richtigen Weg zu einem gesünderen Lebensstil befindest.

Das ist einfach gesagt für einen gefüllten und zufriedenen Bauch. Aber was ist, wenn Du in einem Anfall von Verzweiflung die guten sattvischen Kartoffeln durch Faulenzer-Gerichte ersetzt? Auch kein Weltuntergang. Vertraue Dir selbst und triff Deine Wahl. Es ist so, als ob Du in einem Malkurs bist und gerade von Deinem Mallehrer einen Ratschlag bekommen hast. Nehmen wir einmal an, man hätte Dir gesagt, wenn Du etwas mehr Rot in dem Bild unterbringen würdest, an dem Du gerade arbeitest, würde das die Tiefe mehr herausbringen. Also gut, Du überlegst also, ob Du nicht etwas mehr Rot in Dein Bild malen sollst. Das heißt nicht, daß Du das ganze Bild rot malen sollst. Da können Kontraste vorkommen, Farbspiele. Die müssen da sein! Nicht jede einzelne Zutat in Deiner Ernährung muß *sattvisch* sein, außer wenn Du es so willst. Wenn der Großteil dessen, was Du Dir aussuchst, *sattvisch* ist, ist das doch wunderbar.

Wenn man sich unsere Kultur zum gegenwärtigen Zeitpunkt einmal ansieht, kann man feststellen, daß wir als Volk im allgemeinen ungeheure Mengen an *rajasischen* und *tamasisch*en Gerichten zu uns nehmen: Ketchup, Hamburger, Pommes frites, Tiefkühlgerichte, verarbeitetes Joghurt und so weiter. Wir essen nur noch selten frische Lebensmittel. Aus ayurwedischer Sicht gibt es eine Verbindung zwischen der Art, wie wir essen, und der Art, wie wir handeln, dem Auftreten von Gewalt, Verbrechen und Depressionen im gesamten Volk.

Zum Abschluß wende ich mich noch einmal an Dich als Einzelperson. Ich empfinde Kategorien als hilfreich. Kategorien können uns helfen, sie machen deutlich, wo wir in bestimmten Bereichen stehen. Aber manchmal helfen sie uns nicht, uns in ihrem Rahmen sicher zu fühlen, sondern sie verwirren uns, sie bringen uns dazu, Lebenserfahrungen in Schubladen abzulegen, die wir lieber nicht in Schubladen einordnen sollten. Die ganz speziellen Kategorien *Sattva*, *Rajas* und *Tamas* sind Kernpunkte, sind unabdingbar für die meisten Versuche, sich das ayurwedische Kochen zu erschließen. Aber es sind nur Kategorien. Sie sollten Deine Freunde sein und Dich nicht beherrschen.

Tabelle 2: *Sattvisch*e, *rajasisch*e und *tamasisch*e Lebensmittel

Sattvische Lebensmittel

Ahornsirup
Amaranth
Ananas, süß
Apfel
Aprikose
Aprikosenkerne
Artischocke
Azuki-Bohnen
Banane, reif
Basmatireis
Bete
Beutelmelone
Bienenpollen
Blattkohl
Blaubeeren
Blumenkohl
Blüten, eßbare, wenn frischer Geschmack
Bockshornkleesprossen
Bohnensprossen aller Arten
Brokkoli
Brombeeren aller Arten
Brunnenkresse
Buchweizen
Butter
Buttermilch, frisch
Carob
Cashewkerne
Datteln, frisch
Dörrpflaumen
Endivie
Erdbeeren
Feigen, frisch
Feigen, getrocknet
Fruchtsaft, frisch gepreßt
Gerste
Ghee in Maßen
Granatäpfel
Grapefruit
Grüne Bohnen
Grüne Erbsen
Grünkohl
Gurke
Hafer
Haselnüsse
Himbeeren
Hirse
Honig, kalt geschleudert
Honigmelone

Sattvische Lebensmittel (Fortsetzung)

Joghurt, frisch
Johannisbeeren
Karotten
Kartoffeln, alle Farben
Kastanien
Kirschen, sauer
Kirschen, süß
Kohl, grün
Kohl, rot
Kohlrabi
Kokosnuß, reif
Kokosnuß, unreif
Kopfsalat
Kuherbsen
Kürbis
Limabohnen in Maßen
Linsen, braun
Linsen, schwarz
Luzernesprossen
Mais, frisch
Maismehl
Mandarinen, süß
Mandeln
Mango, reif
Mangold
Milch, frisch, roh, ohne Zusätze
Möhren
Mung Dal, halbiert
Mungbohnen, ganz
Muttermilch
Navybohnen in Maßen
Nektarinen
Okra
Orangen, süß
Papaya
Paranüsse
Pastinaken
Pekannüsse
Pfirsiche
Pflaumen, sauer
Pflaumen, süß
Pinienkerne
Pintobohnen
Preiselbeeren
Puffbohnen
Quinoa
Raukenkohl in Maßen
Reis
Rosenkohl
Rosinen
Sahne, süß
Saubohnen
Schwarze Bohnen
Schwedische Rübe (Gelbe Kohlrübe)
Sellerie
Senfgrün
Sesamkörner, geschält
Sesamkörner, ungeschält
Sojabohnen
Sojamilch, frisch hergestellt
Sommerendivie
Sommerkürbis
Sonnenblumenkerne
Sorghum
Spargel
Spinat
Süßkartoffeln
Teff
Teparybohnen
Topinambur
Walnüsse, normale
Walnüsse, schwarze
Wassermelone
Weintrauben
Weizen
Wildreis
Winterkürbis
Yamswurzeln
Zucchini
Zuckerrohr, roh

Rajasische Lebensmittel

Aubergine
Avocado
Bierhefe
Blüten, eßbar, scharf im Geschmack
Brauner Reissirup
Buttermilch, nicht frisch
Chilischoten
Datteln, getrocknet
Dattelzucker
Ei, Eigelb
Ei, Eiweiß
Ei, Vollei
Eis
Erdnüsse
Erdnußöl
Essig
Fermentierte Lebensmittel aller Art
Fruchtsaft in Flaschen
Fruchtzucker
Garbanzobohnen
Grüne Erbsen, getrocknet, im Übermaß
Guaven
Hüttenkäse
Jaggery (Gur)

Rajasische Lebensmittel (Fortsetzung)

Jegliche Früchte in Dosen, gezuckert
Joghurt, nicht frisch
Käse, hart, gesalzen
Käse, hart, ungesalzen
Kefir, nicht frisch
Kidneybohnen
Knoblauch
Kürbiskerne
Limone
Linsen, rot
Malzsirup
Mango, unreif
Melasse
Oliven, grün
Oliven, schwarz
Pepperoni
Pfeffer
Pistazien, gesalzen
Radieschen
Reiskleiesirup
Rettich
Rhabarber
Ricotta (Hüttenkäse)
Sahne, sauer
Salz aller Arten
Sauergemüse (Pickles)
Sojamilch, in Verpackung
Tomaten
Zitrone
Zucker, braun
Zucker, raffiniert
Zucker, weiß
Zuckerrohrsaft

Tamasische Lebensmittel

Alkohol
Bier
Eis
Fisch, Salzwasser-
Fisch, Süßwasser-
Fruchtsaft, gefroren
Gebratenes
Geflügelfleisch
Hähnchenfleisch
Kaninchenfleisch
Lammfleisch
Lauch
Margarine
Medikamente und Drogen
Mikrowellen-Gerichte
Milch, als Pulver
Milch, homogenisiert
Milch, pasteurisiert
Muscheln
Pilze aller Arten
Putenfleisch
Reste
Rindfleisch
Schalotten
Schnellgerichte
Schweinefleisch
Talg
Texturiertes Pflanzenprotein
Tiefkühlkost
Wildbret
Ziegenfleisch
Zwiebel, gekocht
Zwiebel, grün
Zwiebel, roh

Hinweis

Bitte nimm zur Kenntnis, daß diese Nahrungsmittelkategorien umstritten sein können und es auch sind. Selbst unter den ayurwedischen Klassikern herrscht ein gesundes Maß an Diskussion über die genauen Eigenschaften des einen oder anderen Nahrungsmittels. Einige sagen, Knoblauch sei *tamasisch*, andere, daß Zwiebel *rajasisch* ist. Die Hauptabsicht hier ist, Dir mit konkreten Beispielen ein Gefühl für diese Konzepte zu geben. Einige der Beispiele können bei den Wachsamen oder den meinungsmäßig Vorbelasteten zu Diskussionen führen.

Essen und Verdauung

Rasa, Virya und *Vipak*

Rasa

Der Geschmack ist in der Praxis des Ayurweda eine wichtige Möglichkeit, Nahrungsmittel zu beurteilen. Ayurweda kennt sechs Geschmacksrichtungen oder *Rasas*. Dazu gehören süß, sauer, salzig, bitter, zusammenziehend (adstringierend) und scharf. Unter *Rasa* verstehen wir den Geschmack, den eine Speise in unserem Mund zuerst hat; *Rasa* wird direkt durch unsere Wahrnehmung erfahren.

Jede der Geschmacksrichtungen hat andere Eigenschaften, die unseren Körper unterschiedlich beeinflussen. Süßer Geschmack *(Madhura Rasa)* ist kühl, feucht und schwer und bringt auch in uns diese Eigenschaften stärker zum Ausdruck. Wenn Du dazu neigst, im Inneren heiß und trocken zu sein, kann süß ein willkommenes Gegengewicht sein. Einige Nahrungsmittel mit süßem Geschmack sind Honig, Ahornsirup, Äpfel und Milch. Im Ayurweda wird süßer Geschmack in geringem Maße oft verwendet, um einen Zustand zu beruhigen und zu lindern oder um als Träger für bittere Arzneikräuter zu dienen. Der süße Geschmack ist angenehm, wirkt weich und entspannend. Er beruhigt *Vata* und *Pitta* und wirkt im Übermaß verstärkend auf *Kapha*.

Saurer Geschmack *(Amla Rasa)* hat eine heiße, nasse und schwere Wirkung auf den Körper. Das bedeutet zum Beispiel, daß saure Speisen die Hitze oder die Feuchtigkeit im Körper erhöhen können. Saurer Geschmack wird speziell die Speichelbildung und den Appetit anregen. Im Übermaß können saure Speisen ein Geschwür (heiß) oder einen Fall von Wasserspeichern (naß) verschlimmern. Zu den sauren Speisen gehören Sauergemüse (Pickles), Zitrusfrüchte, Tomaten und Joghurt. Saure Speisen werden im Ayurweda nicht sonderlich empfohlen, und wenn das doch einmal der Fall ist, sollen sie oft einen Zustand des Luftüberschusses lindern. Zum Beispiel könnte frisches Joghurt oder Buttermilch für einen leichten, knochigen Menschen mit einer größeren Gasmenge empfohlen werden. Saurer Geschmack wirkt beruhigend auf *Vata* und bringt im Übermaß *Pitta* und *Kapha* aus dem Gleichgewicht.

Salziger Geschmack *(Lavana Rasa)* ist ebenfalls erwärmend, feucht und schwer, mit einer ziemlich starken Neigung dazu, sich gern am Wasser festklammern zu wollen. Einige salzige Nahrungsmittel sind Meeresgemüse, Salz an sich und alles, was stark gesalzen ist. Mäßige Salzmengen werden im Ayurweda benutzt, um das Verdauungsfeuer zu stimulieren und für eine gewisse Erdung zu sorgen, vor allem für *Vata-Dosha*. Es beruhigt *Vata* und wirkt im Übermaß verstärkend auf *Kapha* und *Pitta*.

Bitterer Geschmack *(Tikta Rasa)* ist kalt, leicht, trocken. Nur wenige Speisen sind ausschließlich bitter, und das ist vielleicht auch gut so, denn dieser Geschmacksrichtung wird nachgesagt, daß sie über alle anderen dominiert! Bitterer Geschmack kommt normalerweise in kleinen Mengen vor, und man findet ihn eher in Heilkräutern als in Nahrungsmitteln. Er hat einen deutlichen Einfluß auf den Körper. Dunkelgrüne breitblättrige Gemüsesorten, das Kraut Enzian und der Magenbitter „Schwedenkräuter“ sind drei Beispiele für Speisen, die eine ganze Menge an bitterem Geschmack enthalten. Bittere Nahrungsmittel werden benutzt, um den Körper zu kühlen und leichter zu machen. In Maßen regt bitterer Geschmack den Appetit an und wird benutzt, um den Gaumen aufnahmebereit zu machen. Im Übermaß kann er Mundtrockenheit und Trockenheit anderer Gewebe hervorrufen. Er wirkt beruhigend auf *Pitta* und *Kapha* und verstärkt *Vata*.

Zusammenziehender (adstringierender) Geschmack *(Kashaya Rasa)* ist ebenfalls kühl, leicht und trocken, aber mit milderer Wirkung als bitterer Geschmack. Lebensmittel mit deutlich zusammenziehender Wirkung sind beispielsweise Granatäpfel, Dattelpflaumen und Blaubeeren. Adstringierende Speisen werden wegen ihrer medizinischen Eigenschaften und wegen ihrer Fähigkeit geschätzt, beruhigend auf die konstitutionellen Typen *Pitta* und *Kapha* zu wirken. Zusammenziehende Speisen fördern die Klarheit; im Übermaß können sie Schmerzen oder Steifheit bewirken und *Vata* verstärken.

Scharfer Geschmack *(Katu Rasa)* hat eine heiße, leichte und trocknende Wirkung. Zu den scharfen Lebensmitteln gehören Chilischoten, Zwiebeln und Knoblauch. Scharfer Geschmack wird in kleinen Mengen angewendet, um die Speichelbildung und *Agni* (das Verdauungsfeuer) zu stimulieren und um unerwünschte Parasiten oder Keime auszubrennen. Zu viel davon verstärkt *Pitta* und bewirkt Kopfschmerzen und/oder Entzündungen. Scharfer Geschmack hilft, feuchtes *Kapha* zu trocknen. Ein wenig Schärfe ist gut für *Vata*, aber ein Übermaß kann dieses *Dosha* irritieren oder austrocknen.

Im Ayurweda wird oft gesagt: „Iß so viel Bitteres und Zusammenziehendes, wie Du willst; nimm Süßes und Salziges in kleineren Mengen zu Dir, Saures und Scharfes in den kleinsten Mengen.“ Du merkst wahrscheinlich, daß das manchmal eher als Scherz gemeint ist, denn die meisten bitteren und zusammenziehenden Nahrungsmittel würden wir von uns aus nicht gerade kiloweise vertilgen! Und trotzdem ist das auch ernst gemeint und spiegelt das Vertrauen wider, das ayurwedische Ärzte in die Weisheit haben, die dem Körper innewohnt. Wenn Du ein heftiges Verlangen nach zusammenziehendem oder bitterem Essen verspürst, dann brauchst Du das wahrscheinlich. Von Süßem und Salzigem ißt man leicht ein bißchen zu viel, und so erinnert Ayurweda uns daran, daß man hier ein wenig aufpassen sollte. Bei den sauren und scharfen Speisen sind viele dabei, die zu Darmentzündungen oder Darmreizungen führen können, und so ist hier vom ayurwedischen Standpunkt aus weniger besser.

Wenn man diese Geschmacksrichtungen mit verschiedenen Örtlichkeiten oder Klimaten vergleichen will, dann wäre süßer Geschmack wie ein Ausflug an einen kühlen See an einem heißen Tag, während saurer Geschmack eher einem tropischen Dschungel entsprechen würde. Wenn Du Dir die Wirkung von salzigem Geschmack auf den Körper vorstellen willst, könntest Du an den Golf von Mexiko vor der Küste Floridas denken. Und bitterer Geschmack macht sich in etwa so bemerkbar wie Wind am Nordpol! Zusammenziehender Geschmack ist eher wie eine kühle Herbstbrise als wie ein beißender Winterwind, während scharfer Geschmack sich eher verhält wie die Winde der Sahara am Mittag. Auf der nächsten Seite findest Du eine Zusammenfassung der komplexen Auswirkungen des Geschmacks.

Tabelle 3: *Rasa*

Geschmack	Elemente	Eigenschaften	wirkt in Maßen ausgleichend	wirkt im Übermaß verstärkend
Süß	Erde, Wasser	schwer, feucht, kühl	*Vata, Pitta*	*Kapha*
Sauer	Erde, Feuer	warm, feucht, schwer	*Vata*	*Pitta, Kapha*
Salzig	Wasser, Feuer	schwer, feucht, warm	*Vata*	*Pitta, Kapha*
Scharf	Feuer, Luft	heiß, leicht, trocken	*Kapha*	*Pitta, Vata*
Bitter	Luft, Äther	kalt, leicht, trocken	*Kapha, Pitta*	*Vata*
Zus. ziehend	Luft, Erde	kalt, leicht, trocken	*Pitta, Kapha*	*Vata*

Auszug mit freundlicher Genehmigung aus *Die Ayurveda-Küche: Eine harmonische Ernährungsweise zur Stärkung des Energiesystems von Körper und Seele* von Amadea Morningstar mit Urmila Desai (Heyne Verlag).

Virya

Neben dem Geschmack, der unmittelbaren geschmacklichen Reaktion, die eine Speise in unserem Mund auslöst, gibt es auch die Wirkung, die sie etwas später in unserem Verdauungstrakt hat, ihr *Virya*. *Virya* wird normalerweise in Temperaturangaben ausgedrückt, zum Beispiel als heiß (*ushna*) oder kalt (*sita*). *Virya* kann man sowohl durch direkte Wahrnehmung erleben (ob wir eine Speise als heiß oder als kühlend für unseren Darm empfinden) als auch durch Schlußfolgern (indem wir die Wirkung auf den Körper beobachten). Nahrungsmittel mit wärmendem *Virya* regen normalerweise die Verdauung an, während solche mit kühlendem *Virya* sie langsamer machen. Nahrungsmittel mit scharfem, saurem und salzigem Geschmack haben im allgemeinen warmes *Virya*. Saures, frisches Joghurt kann bei manchen Menschen tatsächlich dem Darm helfen, sich wirkungsvoller zu bewegen, wirkungsvoller auszuscheiden. Oder in der chinesischen Medizin wird saure Umeboshipaste wegen ihrer Fähigkeit, die Verdauung in Schwung zu bringen, hochgeschätzt. Süße, bittere und zusammenziehende Speisen haben normalerweise ein kühlendes *Virya*, was bedeutet, daß sie manchmal den Darm etwas langsamer machen können. Erinnere Dich nur an eine Gelegenheit, als Du nach einer ohnehin schon reichlichen Mahlzeit noch ein süßes Dessert gegessen hast, das dann einfach wie ein schlabberiger Klumpen dort lag. In solchen Augenblicken lernt man die Schärfe und Wärme einer kleinen Tasse Ingwertee schätzen.

Virya wirkt sich auf den Körper vom allerersten Berührungspunkt an aus, wenn wir es zum ersten Mal in den Mund nehmen oder auf der Haut spüren, und dann so lange, bis es vom Körper ausgeschieden wird. Nach Professor P. V. Sharma in *Introduction to Dravaguna (Indian Pharmacology)* ist *Virya* äußerst wichtig bei der Bewertung der Wirkung von Heilkräutern und Medikamenten; es ist das erste, worauf man sein Augenmerk richten sollte. *Rasa* (der Geschmack) wird andererseits mehr mit einbezogen, wenn man die Wirkung eines Nahrungsmittels auf den Körper einschätzen will. Wenn Du Dich also fragst, wie sich eine Speise in Deinem Inneren auswirken könnte, dann achte zuerst auf ihren Geschmack. Wenn Du Dir über die Wirkung eines bestimmten Krautes nicht im klaren bist, dann denke zuerst über sein *Virya* nach, ob die Wirkung Dich erwärmt oder Dich abkühlt.

Vipak

Es gibt also *Rasa*, den unmittelbaren Geschmack einer Speise im Mund; *Virya*, die Wirkung der Speise, die sie bei ihrer Bewegung durch den Verdauungstrakt entfaltet; und dann gibt es noch *Vipak*, die Wirkung einer Speise nach der Verdauung. Wenn ein ayurwedischer Therapeut oder eine ayurwedische Therapeutin, nachdem sie Deinen Puls genommen hat, darüber nachdenkt, welche Nahrungsmittel sie Dir empfehlen soll, dann berücksichtigt sie zu einem großen Teil sowohl den Geschmack als auch die Wirkung nach der Verdauung. Beide sind wichtig. Unter der Wirkung nach der Verdauung versteht man den Einfluß, den ein Nahrungsmittel auf Deinen Körper hat, nachdem es vollständig absorbiert (aufgenommen) und assimiliert (in körpereigene Substanzen umgebaut) worden ist, und nicht einen früheren Einfluß.

Ayurwedische Ärzte arbeiten normalerweise mit drei *Vipaks*: süß, sauer und scharf. Diese drei *Vipaks* werden im *Charak* benutzt, dem klassischen medizinischen Lehrbuch des Ayurweda. Allerdings gibt es da unterschiedliche Auffassungen. *Susruta*, eine andere Hauptquelle für die medizinische Ausbildung im Ayurweda, benutzt nur zwei *Vipaks* und erkennt beispielsweise das saure *Vipak* nicht an. Und um die Sache noch anregender zu machen, arbeiten einige *Vaidyas* mit fünf *Vipaks*, die den fünf großen Elementen entsprechen, und andere benutzen sechs *Vipaks*, eines für jede der sechs Geschmacksrichtungen. Aber die meisten *Vaidyas*, denen Du begegnen könntest, werden wahrscheinlich das *Charak*-System benutzen, und so werden wir das auch tun.

Die meisten Speisen haben ein süßes *Vipak (Madhura Vipaka),* das als wohltuend und beruhigend für den Körper betrachtet wird. Nahrungsmittel mit süßem oder salzigem Geschmack haben normalerweise ein süßes *Vipak*. Süßes *Vipak* wirkt auf den ganzen Körper beruhigend und aufbauend und wird deswegen in der Praxis häufig empfohlen. Weizen und Reis sind zwei Beispiele für Nahrungsmittel mit süßem *Vipak*. Süßes *Vipak* beruhigt *Vata* und *Pitta* und verstärkt *Kapha*. (Geringe Überschüsse werden normalerweise einfach mit Urin und Stuhl ausgeschieden. Es wäre für *Kapha* unklug, Speisen mit süßem *Vipak* zu meiden, weil diese stabilisierend und stärkend wirken. In diesem Falle sollte jemand mit *Kapha*-Konstitution einfach kleinere Portionen von diesen Nahrungsmitteln essen, als jemand mit anderer Konstitution es täte.) Süßes *Vipak* wirkt abführend und harntreibend und macht sich gut, wenn man an Haut und Knochen etwas Gewicht ansetzen will. Speisen mit süßem *Vipak* werden bei der ayurwedischen Behandlung der Fruchtbarkeit geschätzt, weil sie die Samenproduktion erhöhen.

Einige Nahrungsmittel haben ein saures *Vipak (Amla Vipaka)*. Normalerweise sind das Lebensmittel mit saurem Geschmack, wie saure Mango, Buttermilch oder saure Sahne. (Eine ausführliche Liste über Nahrungsmittel und *Vipak* folgt in Tabelle 5.) Sie können in großen Mengen erhitzend und reizend auf den Körper wirken. Wer schon einmal ein Zwölffingerdarmgeschwür hatte, kann wahrscheinlich bezeugen, daß Tomaten oder Limonensaft, Nahrungsmittel mit saurem *Vipak*, den Darm durcheinanderbringen. Speisen mit saurem *Vipak* verstärken insbesondere *Pitta* und können, wenn sie lange Zeit im Übermaß genossen werden, die Fruchtbarkeit vermindern.

Einige Speisen besitzen nun ein scharfes *Vipak* (*Katu Vipaka*). Speisen mit scharfem, bitterem oder zusammenziehendem Geschmack haben normalerweise ein scharfes *Vipak*, obwohl auch andere Speisen dieses *Vipak* haben können. Diese Nahrungsmittel wirken erwärmend und trocknend, vor allem im Dickdarm. Sie können hilfreich sein, um jemanden zu harmonisieren, dessen Konstitution kühl und feucht ist, wie bei *Kapha*, und werden bei Gesunden zu diesem Zweck in kleinen Mengen eingesetzt. Aber für einen Menschen mit einer Dickdarmentzündung, zum Beispiel einer Colitis, würden große Mengen an solchen Speisen das Gegenteil bewirken und sogar schmerzhafte Folgen haben. Beispiele für Nahrungsmittel mit scharfem *Vipak* sind Hartkäse, eingelegte Gemüse und Chilischoten. Scharfes *Vipak* verstärkt das *Vata-Dosha*. Im Übermaß wirkt es verstopfend und kann das Wasserlassen behindern.

Vipak, die Wirkung einer Speise nach der Verdauung, kann man nur durch Schlußfolgern erfahren, also durch die letztendlichen Auswirkungen auf den Körper. Das kann verwirrend sein, man kann es nicht anfassen, wie man das vergleichsweise bei *Rasa* oder *Virya* tun kann, die beide direkt spürbar oder tastbar sind. Und doch hat *Vipak* im Laufe der Zeit eine deutliche Wirkung auf den Körper. Zur Verdeutlichung führt Professor Sharma in seiner ausgezeichneten Einführung in die indische Arzneimittelkunde einen guten Vergleich der Unterschiede zwischen *Rasa* und *Vipak* an. *Rasa* ist eine Geschmackserfahrung, während *Vipak* ein Stadium bei der Umformung im Stoffwechsel ist. Bei *Rasa* gibt es eine unmittelbare Reaktion auf den Geschmack, während diese Reaktion bei *Vipak* verzögert auftritt. *Rasa* übt einen lokalen Effekt aus, und seine Wirkung beschränkt sich auf das Verdauungssystem. Die Wirkung von *Vipak* verbreitet sich im ganzen Körper und findet statt, nachdem das Essen vom Stoffwechsel vollständig umgewandelt worden ist. *Rasa* ruft eine unmittelbare psychische Reaktion hervor, zum Beispiel Vergnügen, Entspannung und Freude oder Abscheu und Bestürzung. *Vipak* zeigt eine verzögerte Reaktion in Form von Sichwohlfühlen oder unbehaglichem Gefühl. Wenn wir über einen Zeitraum von Wochen oder Monaten Speisen zu uns nehmen, die zu uns passen, werden wir immer mehr ein Gefühl der Befriedigung und des Wohlfühlens haben, das sich mit der Zeit einfach verstärkt. Das ist *Vipak*. Eine unmittelbare Reaktion auf ein wohlschmeckendes Gericht wie zum Beispiel „Ah! Was für ein guter Nachtisch!“, das ist *Rasa*. *Rasa* kann man unmittelbar durch den Geschmack erfahren; *Vipak* kann man nur durch Schlußfolgerung über seine Wirkung erschließen, nachdem es verdaut worden ist. Eine Zusammenfassung über *Rasa*, *Virya* und *Vipak* findest Du im folgenden in Tabelle 4.

Tabelle 4

Geschmack *Rasa*	Wirkung auf die Verdauung *Virya*	Wirkung nach der Verdauung *Vipak*
Süß	kühlend	süß
Sauer	erwärmend	sauer
Salzig	erwärmend	süß
Scharf	erwärmend	scharf
Bitter	kühlend	scharf
Zusammen-ziehend	kühlend	scharf

Eine tiefergehende Erörterung der Geschmacksrichtungen und ihrer Beziehung zur Konstitution findest Du in *Die Ayurveda-Küche,* Morningstar und Desai, Heyne-Verlag.

Eine umfassende Abhandlung über die Geschmacksrichtungen und ihre Wechselwirkung mit den Eigenschaften von Nahrungsmitteln findest Du in *Cooking for Life,* Linda Banchek, Harmony Books © 1989.

Prabhau

Es ist Dir vielleicht aufgefallen, daß ich in den vorherigen Abschnitten recht häufig die Wörter „meistens", „oft" und „normalerweise" benutzt habe. Der Grund dafür ist, daß es bei Pflanzen und Nahrungsmitteln ebenso wie bei Menschen Ausnahmen von der Regel gibt. Solche Fälle heißen *Prabhau,* das ist die spezifische Wirkung eines gegebenen Krautes oder Nahrungsmittels im Gegensatz zu dem, was Du Dir als allgemeine Regel auf der Basis von *Rasa, Virya* und *Vipak* darüber zurechtlegen könntest. Zum Beispiel hat Zwiebel einen scharfen Geschmack. Ausgehend von den allgemeinen Regeln würde man annehmen, daß sie ein wärmendes *Virya* hat. Hat sie aber nicht. Sie hat ein kühlendes *Virya* (einer der Gründe, warum sie bei *Vata*-Menschen zu Bauchschmerzen führen kann).

Wie Professor P. V. Sharma erklärt, können zwei Kräuter sich in *Rasa, Virya* und *Vipak* ähnlich sein und trotzdem unterschiedliche Wirkungen auf die Lebensvorgänge (die Physiologie) des Körpers entfalten. Diese ganz spezielle chemische Formulierung und die Einmaligkeit des Gebietes, auf dem sie sich bemerkbar machen, das ist die Natur ihres *Prabhau.* Ein Beispiel: Reis und Gerste haben beide süßes *Rasa,* kühles *Virya* und süßes *Vipak.* Trotzdem hat Gerste starke harntreibende Eigenschaften, Reis aber nicht. Das ist das *Prabhau* von Gerste. *Prabhau* wird zunächst durch unmittelbare Erfahrung offensichtlich und nicht durch die Formulierung irgendwelcher Theorien. Wie Professor Sharma sagt, ist es nicht „undenkbar" (*acintya*), sondern eher „noch ungedacht" (*acintita*). Dem *Prabhau* kann man immer nachforschen, und im Laufe unserer Entdeckungen verstehen wir besser, warum sich ein Nahrungsmittel oder ein Kraut auf seine bestimmte Weise verhält.*

Die Konzepte im Zusammenhang

Wo sollen wir also anfangen, um alle diese Vorstellungen und Kategorien unter einen Hut zu bringen, sie zu integrieren? Eins nach dem anderen ist da die eine Methode. Zum Beispiel: Weißzucker. Weißzucker hat süßes *Vipak*, was normalerweise als positiv betrachtet wird, ist aber auch *rajasisch* mit erwärmendem *Virya*. Das bedeutet, daß er auf lange Sicht den Geist durcheinanderbringt *(rajasisch)* und den Darm erhitzt (erwärmendes *Virya*). Er hat eine so starke Wirkung, daß er von ayurwedischen Ärzten kaum, wenn überhaupt, benutzt wird. (Einige Ärzte nutzen die Vorteile, die das süße *Rasa* und das süße *Vipak* von Zucker bieten, denn beide wirken kühlend und damit beruhigend auf *Pitta*, zumindest unter bestimmten kurzfristigen Bedingungen. Auch hier würde man Zucker nicht auf regelmäßiger Basis verwenden.) Süßmittel, die *sattvisch* (beruhigend auf den Geist) sind und süßes *Vipak* (darmfreundlich) haben, wie Honig oder Ahornsirup, würden wesentlich öfter empfohlen werden.

Oder noch ein Beispiel: Eiscreme. Eis würde als *tamasisch* beurteilt werden, weil es gefroren ist, es verlangsamt den Geist und wirkt als schwerer Einfluß. Es hat zwar anfänglich einen süßen Geschmack *(Rasa)*, aber sein *Vipak*, seine Wirkung nach der Verdauung, ist sauer. Trotz allem, was ich in *Die Ayurveda-Küche* vielleicht an ermutigenden Dingen über Eis angedeutet haben mag, können sowohl der Zucker darin als auch seine saure Wirkung nach der Verdauung Gärung und Hitze im Körper erzeugen, vor allem im Dickdarm.

Hier ein ermutigenderes Beispiel. Nehmen wir Pfirsich. Pfirsich ist *sattvisch*, also beruhigend für den Geist, frisch und damit gut für das Gleichge-

---

* Es gibt noch eine andere Möglichkeit, *Vipak* zu bewerten, und zwar auf Grundlage der botanischen Struktur. Oft wird der Geschmack zur Einschätzung des *Vipak* benutzt, aber Geschmack kann eine heikle Sache sein. Auch in der Art, wie Pflanzen wachsen, können wir nach Hinweisen suchen. Reis und Weizen haben zum Beispiel eine kompakte, aufwärts gerichtete Wachstumsbewegung, was auf süßes *Vipak* hindeutet. Mais und Amaranth wachsen beide unter Ausbildung einer Ähre, was eher auf scharfes *Vipak* hindeutet. (Sowohl Mais als auch Amaranth haben ein vorwiegend süßes *Vipak*, wie es auch in Tabelle 5 aufgeführt ist. Trotzdem sind sie schärfer als Weizen oder Reis.) Kräftige Farbe und kräftiger Geschmack können ebenfalls darauf hindeuten, daß mehr Feuer und damit wahrscheinlich scharfes *Vipak* vorhanden ist. Denk nur an die leuchtend orangefarbenen Blüten der Kapuzinerkresse mit ihrem scharfen Geschmack. Dornen werden oft mit bitterem und zusammenziehendem Geschmack und mit scharfem *Vipak* in Verbindung gebracht. Ein Beispiel dafür wären der Olivenbaum und grüne Oliven. Ein stärker verteiltes, offenes Muster für das Blattwachstum wird oft mit zusammenziehendem, bitterem oder scharfem Geschmack in Verbindung gebracht, und insofern mit scharfem *Vipak*. Denk an die Art, wie Senfpflanzen (scharfes *Vipak*) im Vergleich zum kompakten Kohl (süßes *Vipak*) wachsen. Zähe und rauhe Rinde kommt ebenfalls häufiger zusammen mit zusammenziehendem Geschmack vor. Natürlich kann es von dieser Regel viele Ausnahmen geben, und man braucht dazu mehr Verständnis davon, wie die verschiedenen Pflanzenteile (Wurzeln, Blüten, Stiele) sich unterschiedlich verhalten können. Trotzdem ist das eine potentielle Möglichkeit, um Pflanzen einzustufen, die im Ayurweda nicht bekannt sind. (Quelle: Gespräch mit Dr. Sunil Joshi, 1994).

wicht. Pfirsich hat ein süßes *Vipak*, was beruhigend auf die Verdauung wirkt. Wenn Du nun diesen Pfirsich einfrierst, ändert sich seine Dynamik. Er wird *tamasischer.* Oder wenn Du diesen Pfirsich einkochst, wird er ein wenig *rajasisch,* weil er verweilt, weil dort im Lauf der Zeit die Gelegenheit zu ein wenig Gärung besteht. Wenn Du aber einfach nur diesen Pfirsich ißt, frisch und ganz und ohne Verzierungen, dann hast Du eine großartige, *sattvische* Süßigkeit.

Du kannst diese Vorstellungen auch zu Nahrungsmittelgruppen zusammenziehen. Die meisten Gewürzpflanzen, wie Chilischoten, Pepperoni und Knoblauch, sind *rajasisch.* Außerdem haben sie scharfes *Vipak*, was bedeutet, daß sie von Anfang bis Ende erwärmend wirken. Solche Nahrungsmittel werden im Ayurweda kaum oder in kleinen Mengen verwendet – ganz anders, als Du es wahrscheinlich bei Deiner letzten Mahlzeit in dem ostindischen Restaurant in Deiner Stadt erlebt hast. Die Speisen in den indischen Restaurants schmecken meistens sehr gut, sind aber ziemlich stark gewürzt. Das ayurwedische Kochen ist da um einiges milder. Es soll gut schmecken, weil Appetit und Verdauung angeregt werden sollen, aber nicht scharf, denn Ayurweda macht sich um den Darm ebenso Gedanken wie um den Gaumen.

Einige Nahrungsmittel, die *rajasische* Eigenschaften mit süßem *Vipak* vereinen, werden für spezielle Zwecke verwendet. Zum Beispiel würde man die eiweißreichen, *rajasischen* Garbanzobohnen (Kichererbsen) als guten Start in einen Tag betrachten, an dem Du harte körperliche Arbeit vorhast. (Vergleiche „Khala Chana und Kartoffeln“, Seite 58, wenn Du eine schmackhafte Möglichkeit dafür suchst.) Ein anderes Nahrungsmittel mit süßem *Vipak* und *rajasischen* Eigenschaften sind getrocknete Datteln. Es wäre erstaunlich, wenn man Garbanzobohnen oder Datteln bei einem ayurwedisch orientierten Meditationsseminar täglich serviert bekäme. Energiemäßig gesehen würde man damit das Gegenteil von dem bewirken, was erwünscht war, denn beide versetzen den Geist in hohe Aktivität und führen dazu, daß physische Energien sich auswirken wollen. Und trotzdem verstehst Du, warum Datteln im Ayurweda als Aphrodisiakum galten, oder?

Nach meinem Verständnis kann ein Nahrungsmittel von der *sattvischen* in die *rajasische* Kategorie wechseln, wenn es im Übermaß gegessen wird. Das gilt vor allem für Bohnen. Die meisten Bohnen wirken in mäßigen Mengen fördernd auf *Sattva.* Wenn sie aber im Übermaß gegessen werden, können sie im Darm gären und damit *Rajas* zum Vorschein bringen, vor allem bei Menschen mit *Vata*-Konstitution. Denk einmal an einen befreundeten *Vata*-Menschen, wenn es geht: wie reizbar, aufgeregt und empfindlich solche Menschen werden können, wenn mit ihrem Darm etwas nicht in Ordnung ist. Das ist einer der Gründe, warum Du manche Bohnen manchmal als *sattvisch* aufgeführt sehen wirst und manchmal als *rajasisch.* Dasselbe kann für getrocknete Lebensmittel gelten. Getrocknete Lebensmittel in kleinen Mengen und gut gewässert können *sattvisch* wirken. Im Übermaß können sie Gase und Entzündungen im Darm erzeugen und damit eine mehr *rajasische* Wirkung entfalten.

Die folgende Tabelle über *Vipak* ist ein Anfang. Diese Informationen sind nicht leicht zu bekommen und werden häufig stark diskutiert. Ich nehme sie hier auf, um uns Menschen der westlichen Welt zum Nachdenken über *Vipak* und zur Arbeit mit *Vipak* anzuregen. Ich habe versucht, diejenigen Nahrungsmittel aufzuführen, über die ich mir ziemlich sicher bin. Viele Nahrungsmittel, die im westlichen Kulturkreis üblich sind, habe ich nicht aufgenommen, wenn über sie noch keine Einigkeit herrscht oder keine entsprechende Einschätzung vorliegt.

Tabelle 5: *Vipak* – die Wirkung von Speisen nach der Verdauung

Nahrungsmittel mit süßem *Vipak*, also solche, die beruhigend wirken, den Darm schmieren, die helfen, sich zu erden und Gewicht zuzunehmen oder zu halten. In Maßen wirken sie im allgemeinen nicht reizend auf den Darm.

Ahornsirup
Amaranth
Ananas, süß
Apfel
Aprikose
Aprikosenkerne
Aprikosenöl
Artischocken
Avocado
Avocadoöl
Azuki-Bohnen
Bete
Beutelmelone
Buchweizen
Butter, ungesalzen
Carob
Cashewkerne
Datteln, getrocknet
Dattelzucker
Erdbeeren
Erdnüsse
Erdnußöl
Feigen, frisch
Feigen, getrocknet
Fruchtzucker
Gerste
Ghee
Granatäpfel
grüne Bohnen
grüne Erbsen, frisch
grüne Erbsen, getrocknet
Gurke
Hafer
Haselnüsse
Hirse
Honig
Honigmelone
Kartoffeln
Kidneybohnen
Kirschen, süß
Kokosnuß
Kokosnußöl
Kuherbsen
Kürbis
Limabohnen
Linsen, braun
Linsen, rot
Linsen, schwarz
Luzernesprossen
Mais, blau, getrocknet
Mais, frisch
Mais, gelb, getrocknet
Maisöl
Mandarinen
Mandeln
Mandelöl
Mango, süß, reif
Meersalz
Melasse
Milch, roh, frisch
Möhren
Mungbohnen
Muttermilch
Navybohnen
Nektarinen
Oliven, schwarz
Olivenöl
Orangen
Papayas
Paranüsse
Pastinake
Pekannüsse
Pfirsich
Pflaume, süß
Pilze
Pinienkerne
Pintobohnen
Pistazien
Puffbohnen
Quinoa
Reis, alle Arten
Roggen
Rosinen
Sahne, süß, frisch
Salat, vor allem Kopf-
Saubohnen
Schwarze Bohnen

Nahrungsmittel mit süßem *Vipak* (Fortsetzung)

Sellerie
Sesamöl
Sojabohnen
Sojaöl
Sommerkürbis, alle Arten
Sonnenblumenkerne
Sonnenblumenöl
Spargel
Süßkartoffeln
Teparybohnen
Topinambur
Walnüsse
Wassermelone
Weintrauben
Weißkohl
Weizen
Wildreis
Winterkürbis, alle Arten
Yamswurzeln
Zitrone
Zucchini
Zucker, braun
Zucker, weiß
Zuckerrohr, roh

Nahrungsmittel mit saurem *Vipak*, also solche, die nach Durchlaufen des Stoffwechsels sauer bleiben. Sie schmieren den Darm und wirken anfeuchtend, und können bei übermäßiger oder anhaltender Verwendung Entzündungen oder Gärungen im Darm verursachen:

Banane
Butter, gesalzen
Buttermilch
Eiscreme
Grapefruit
grüne Weintrauben
Guaven
Hüttenkäse
Hüttenkäse (Ricotta)
Joghurt, frisch
Joghurt, nicht frisch
Kefir
Kirschen, sauer
Limone
Mango, sauer, unreif
Pflaume, sauer
saure Sahne
Tomaten

Nahrungsmittel mit scharfem *Vipak*, also solche, die nach Durchlaufen des Stoffwechsels eine trocknende und leichte Wirkung haben. Bei übermäßiger oder anhaltender Verwendung können sie Entzündungen oder überschüssige Wärme im Darm bewirken:

Blumenkohl
Bockshornklee
Brokkoli
Chilischoten
Eier
Färberdistelöl
Fisch
Fleisch
Geflügel
Karotten
Käse, hart
Käse, weich, gesalzen
Knoblauch
Kürbiskerne
Lauch
Mangold
Möhrenkraut
Okra
Oliven, grün
Paprikaschoten
Radieschen
Raukenkohl
Rettich
Rhabarber
Rizinusöl
Sauergemüse (Pickles)
Sellerie
Senfgrün
Senföl
Sesamkörner, geschält
Sesamkörner, ungeschält
Spinat
Zwiebel
Zwiebel, grün

Die *Doshas* und die konstitutionellen Typen

Unter den fünf großen Elementen gibt es zwei, die sich nicht gern verändern, und drei, die sich ständig zyklisch wandeln. Der Raum oder das Ätherelement verändert sich nur sehr wenig und mit größter Anstrengung. Auch Erde, das Erdelement, verändern sich von selbst nur mit großer Unregelmäßigkeit. Aber Luft, Feuer und Wasser wandeln sich ständig. Dr. Sunil Joshi weist darauf hin, daß man das an den täglichen Wettervorhersagen im Fernsehen sehen kann. Alle paar Stunden bekommen wir Berichte über die Veränderungen der Luft in Form von Wind, Wolken, Wirbelstürmen, Orkanen und so weiter. Wir hören von Feuer in Form von Temperaturveränderungen und Temperaturvorhersagen. Und Wasser ist ständig ein Brennpunkt, in Form von Regen, Schnee und Luftfeuchtigkeit. Im Ayurweda sagt man, daß Wind, Sonne und Mond immer gegenwärtig sind – oder Luft, Feuer und Wasser. Sie sind ständige Bestandteile unseres Makrokosmos und auch unseres Mikrokosmos, in Form der drei *Doshas*.

Die drei *Doshas* sind biologische Substanzen, die sich innerhalb unseres Körpers bewegen, innerhalb unserer eigenen Entsprechungen von Luft, Feuer und Wasser. Die westliche Physiologie bietet kein echtes Gegenstück hierfür, und dabei ist es ein Kernstück ayurwedischer Praxis.

Vata ist das *Dosha*, das am engsten mit dem Luftelement (und dem Äther) zusammenhängt, und man findet es vor allem in den Hohlstrukturen des Körpers wie dem Dickdarm, der Blase und der Gebärmutter. Es ist bei allen Vorgängen der Bewegung und der Übertragung gegenwärtig, zum Beispiel bei Nervenimpulsen und bei der sinnlichen Wahrnehmung.

Pitta ist das *Dosha*, das mit dem Feuerelement verwandt ist (und zu einem gewissen Grad mit Wasser). Es arbeitet bei raschen Umwandlungen mit. Man kann es in den Ausscheidungen des Verdauungstraktes erkennen, vor allem in denen, die stark sauer sind wie die Magensalzsäure oder die stark gefärbt sind wie die Gallenflüssigkeit.

Kapha ist das *Dosha*, das mit dem Wasserelement (und Erde) verwandt ist. Es stellt Feuchtigkeit zur Verfügung, Gleitmittel und Masse. Es befeuchtet die Luft, die wir in unsere Lunge einatmen, und unser Essen, während wir es im Mund kauen. Es hält unsere Membranen mit einer Schleimschicht bedeckt und damit funktionstüchtig. Wo weißliche Ausscheidungen vorhanden sind, ist wahrscheinlich auch *Kapha*.

Alle drei *Doshas* wirken in uns allen, um uns gesund und lebendig zu erhalten. Die extreme Anpassungsfähigkeit von Luft, Feuer und Wasser hilft unserer Biologie, auf unsere ständig wechselnden Lebensbedingungen zu reagieren. Die *Doshas* helfen uns, sie sind Vermittler: zwischen unseren unbedingt notwendigen physiologischen Geweben, also dem, was Ayurweda die *Dhatus* nennt (Plasma, Blut, Muskeln, Fett, Knochen, Knochenmark und Nerven sowie Fortpflanzungsgewebe), und den biologischen Stoffen, die wir nicht mehr brauchen, unseren Ausscheidungen *(Malas)* (Schweiß, Urin und Stuhl). Das Gleichgewicht der *Doshas*, das in unseren Eltern zum Zeitpunkt unserer Empfängnis herrscht, trägt zu der Konstitution bei, die wir unser Leben lang haben werden.

Die ayurwedische Theorie und Praxis lehrt, daß jeder einzelne mit einer ganz bestimmten Konstitution *(Prakruti)* geboren wird. Diese Konstitution beeinflußt unser Aussehen, den Stoffwechsel unseres Körpers und oft auch die Art, auf die wir geistig und gefühlsmäßig auf bestimmte Lebensbedingungen reagieren. Über die Konstitution ist anderswo hervorragend und umfassend geschrieben worden, so daß ich hier nur kurz darauf eingehen möchte. Weitere Information findest Du in den Büchern von Deepak Chopra: *Die heilende Kraft*, von Robert Svoboda: *Prakruti: Your Ayurvedic Constitution* und von Morningstar und Desai: *Die Ayurveda-Küche.*

Die Konstitution beruht auf den Elementen, die zum Zeitpunkt der Geburt eines Menschen vorherrschend waren. Die fünf Elemente können unterschiedlich vertreten sein: Die Konstitution mancher Menschen weist mehr Feuer auf, bei anderen ist es mehr Luft, wieder bei anderen mehr Erde oder Wasser. Wenn Du mit mehr Luft und Äther geboren bist und diese Elemente in Deiner Veranlagung vorherrschend sind, dann ist Deine ayurwedische Konstitution *Vata.* Wenn bei Dir zu dieser Zeit eher Feuer und Wasser vorherrschend waren, arbeitest Du mehr mit einer *Pitta*-Konstitution. Und wenn in der Veranlagung für Deine Konstitution Erde und Wasser den größten Einfluß haben, arbeitest Du hauptsächlich mit *Kapha.* Du könntest auch eine Kombination von zwei oder mehr Typen sein, zum Beispiel *Vata-Pitta*, *Pitta-Kapha* oder sogar *Vata-Pitta-Kapha.**

Am genauesten kann die Konstitution von einem ayurwedischen Therapeuten eingeschätzt werden, indem er eine Pulsdiagnose vornimmt. Aber es gibt viele körperliche, geistige und gefühlsbezogene Merkmale, die Hinweise auf Deine konstitutionelle Veranlagung geben können. Zum Beispiel neigen *Vatas* oft dazu, dünn, drahtig und ein wenig ruhelos oder besorgt zu sein; dabei sind sie schnelle Denker. Häufig knabbern *Vatas* gern, anstatt sich zu einer großen Mahlzeit hinzusetzen. Nicht alle Menschen mit *Vata*-Konstitution sehen so aus und handeln so, aber wenn Du Dir eine solche Person aus Deinem Bekanntenkreis vorstellst, ist die Wahrscheinlichkeit groß, daß der- oder diejenige in seiner oder ihrer Konstitution mehr *Vata* aufweist.

Pitta-Typen sind oft recht energisch. Sie übernehmen eher die Führung, und in einer gespannten Situation ist ihre erste gefühlsmäßige Reaktion vielmehr Wut als Angst. Im allgemeinen sind sie recht wohlproportioniert und mit mittelschweren Knochen gebaut, und sie haben oft viele Leberflecke oder, je nach Rassenzugehörigkeit, helle oder rötliche Haut. Wenn sie Hunger haben, verwandeln sie sich in Wölfe!

Kaphas sind in Gestalt und Knochenbau oft etwas schwerer, und sie brauchen länger, um Entscheidungen zu treffen. Sie lassen sich Zeit und ändern eine einmal getroffene Wahl nicht gern. Bei *Kaphas* setzt ein bißchen Essen ganz schön an. Viele *Kapha*-Menschen kommen zu der Erkenntnis, daß

---

* Eine häufig gestellte Frage lautet: Gibt es einen astrologischen Zusammenhang zwischen der Konstitution und dem Geburtshoroskop eines Menschen? Ich habe während der letzten elf Jahre die Erfahrung gemacht, daß zwischen der Konstitution und dem Aszendenten ein engerer Zusammenhang besteht als mit dem Sonnenzeichen. So ist es zum Beispiel für einen Menschen mit dem Aszendenten Stier (einem Erdzeichen) nicht unüblich, etwas *Kapha* in der Konstitution zu haben. Aber nicht immer. Bei David Frawley gibt es eine gute Besprechung einiger Faktoren, die hier mit hereinspielen, in *The Astrology of Seers: A Comprehensive Guide to Vedic Astrology.*

körperliche Betätigung die beste Methode ist, um ihr Gewicht in vernünftigen Grenzen zu halten. Wenn sie mit Streß konfrontiert werden, ist die erste Reaktion von *Kapha*-Typen oft, sich zu verkriechen.

Nun reagieren wir aber offensichtlich emotional nicht immer auf dieselbe Art. Vor einigen Dingen haben wir Angst, einige machen uns wütend, einige lähmen uns. Aber im allgemeinen werden wir auf eine Art emotional reagieren, die mit unserem konstitutionellen Typus übereinstimmt. Wenn Du gern anfangen willst, Deine Konstitution einzuschätzen, findest Du in Anhang I einen Fragebogen, mit dem Du mit Dir selbst ein Fragespiel machen kannst. Wenn Du beim Beantworten des Fragebogens merkst, daß du hauptsächlich eine Spalte oder Kategorie wählst, dann bist Du wahrscheinlich einfach dieser konstitutionelle Typ. Wenn Du ziemlich gleichmäßig zwei Spalten auswählst, könntest Du ein *„zweifaches Dosha"* haben, also eine Konstitution, die sich aus zwei Typen zusammensetzt. Beide Situationen kommen ziemlich häufig vor. Weniger häufig ist es, daß jemand alle drei *Doshas* gleichmäßig in sich vereint, *Vata-Pitta-Kapha*, aber auch das ist möglich.

Wenn Du merkst, daß Du zwischen zwei Einstufungen hin- und herüberlegst, wird Deine Konstitution am besten von der Antwort widergespiegelt, die in Deinem Leben größtenteils gestimmt hat. Sagen wir zum Beispiel einmal, Du wärst in Deinem Leben bisher mit einer gewissen Routine gut gefahren, aber in letzter Zeit ist sie Dir etwas auf die Nerven gegangen, und Du hast angefangen, jegliche Art von festgelegtem Ablauf zu hassen. Wenn die meisten anderen Auswahlen, die Du in dem Fragebogen getroffen hast, auch in der Spalte für *Kapha* stehen, wie üppiger Körperbau und schwere Knochenstruktur, kannst Du annehmen, daß Du von der Konstitution her wohl *Kapha* bist, und daß Luft bei Dir jetzt ein wenig harmonisiert werden muß (wofür die Ruhelosigkeit ein Anzeichen ist, die in der *Vata*-Spalte auftaucht). Vielleicht solltest du einige größere Veränderungen geistiger Art vornehmen.

Wenn Du beim Essen weitgehend auf Deine Konstitution achtest (oder vielleicht auch dann, wenn Du das nicht tust!), bemerkst Du wahrscheinlich bald, daß einige Lebensmittel Dir besser bekommen als andere. Eine der schönen Seiten an Ayurweda ist seine Fähigkeit, auf Einzelpersonen und auf deren Bedürfnisse einzugehen. Weil in jedem Menschen und in jedem Nahrungsmittel die fünf Elemente in einem anderen Gleichgewicht zueinander stehen, kann man bestimmte Speisen besser mit bestimmten Körpern kombinieren als mit anderen. So brauchen zum Beispiel Menschen, deren Konstitution mehr Luft aufweist (*Vata*), Nahrung, die weniger auf Luft und mehr auf Erdung ausgerichtet ist. Vom ayurwedischen Standpunkt aus verstärken „luftige" Nahrungsmittel wie Popcorn oder Äpfel einen ohnehin schon luftigen Typus und erzeugen damit einen Luftüberschuß. Ein mögliches Ergebnis: Gase.

Feurige *Pitta*-Körper können am besten mit Nahrung leben, die eher kühlend und beruhigend ist. Wenn man einem ohnehin schon erhitzten System noch Feuer hinzufügt, kann Dampf das Ergebnis sein! Ganz buchstäblich. Vielleicht kennst Du hitzköpfige Freunde, denen der Schweiß ausbricht, wenn sie scharf gewürztes Essen zu sich nehmen. Das wäre so eine Situation mit zu viel Feuer in einer feurigen Person.

In ähnlicher Weise brauchen erdige *Kapha*-Typen eher leichtere, knackigere Nahrung, die zu ihrer Erde-Wasser-Konstitution im Gleichgewicht steht. Schweres Brot, reichhaltiger Kuchen, klebrige Süßigkeiten drücken solche Leute nieder.

Vom Standpunkt des Geschmacks aus sind Speisen mit süßem, saurem oder salzigem Geschmack am besten für *Vata*. Speisen mit süßem, bitterem oder zusammenziehendem Geschmack sind für *Pitta* am hilfreichsten. Scharfe, bittere und zusammenziehende Nahrung unterstützt am wirkungsvollsten *Kapha*.

Warme, feuchte Speisen helfen, kühle luftige *Vata*-Typen zu erden, während kühle, beruhigende Speisen *Pitta* im Gleichgewicht halten. Leichtere Nahrung wie Suppen und Salate gleichen *Kapha* aus. Auf welche Nahrungsmittel trifft das zu? In den folgenden Rezepten finden sich viele Beispiele von Speisen, die für bestimmte Typen gut sind. Jedes Rezept ist mit einer Kennzeichnung versehen. Dabei bedeutet „-“, daß das Rezept auf die vorliegende Konstitution beruhigend oder hilfreich wirkt, „+“ bedeutet eine Verstärkung der Konstitution, und „0“ bedeutet, daß die Auswirkung auf das *Dosha* neutral ist. Grundsätzlich gelten im Ayurweda bestimmte Speisen aufgrund ihrer Elemente-Zusammensetzung, ihres Geschmacks und ihrer Struktur als besonders ausgleichend für den jeweiligen Typus. Weiterführende Diskussionen über all diese Themen finden sich in *Die Ayurveda-Küche*, falls Du merkst, daß Du daran interessiert bist. Und im Anhang II findest Du detaillierte Listen von Speisen für jede Konstitution, so daß Du Deine eigene Auswahl zusammenstellen kannst.

Die Eigenschaften von Nahrungsmitteln und ihr Einfluß auf die *Doshas*

Jede Nahrungssubstanz hat unterschiedliche Eigenschaften, fühlt sich anders an, hat andere Qualitäten. Auf Sanskrit heißen diese Merkmale einer Substanz *Gunas*. Die Nahrungsmittel, die Eigenschaften oder *Gunas* aufweisen, die den Eigenarten unseres konstitutionellen Typus ähnlich sind, haben die Tendenz, diesen Typus zu vermehren oder zu verstärken, vor allem bei übermäßigem Genuß. Speisen mit Eigenschaften, die denen des *Doshas* entgegengesetzt sind, vermindern eher das *Dosha*, oder sie bringen es ins Gleichgewicht, wenn sie in Maßen verwendet werden.

So ist zum Beispiel das *Vata-Dosha* eher leicht und trocken. Eine Speise wie Popcorn ist ebenfalls leicht und trocken. Wenn eine Person mit *Vata*-Konstitution zu viel Popcorn ißt, kann das verstärkend auf *Vata* wirken, und das Ergebnis ist überschüssige Luft: Blähungen oder Gase. Wenn man Speisen ißt, deren Eigenschaften denen von *Vata* entgegengesetzt sind, kann das helfen, um dieses *Dosha* zu beruhigen, zum Beispiel mit einer kleinen Schüssel Reispudding, der warm, feucht und ein wenig schwer ist.

Ayurweda arbeitet mit zwanzig Eigenschaften, zehn Gegensatzpaaren. Die folgende Tabelle soll als einführende Zusammenfassung in die Eigenschaften und ihren Einfluß auf die *Doshas* dienen.

Tabelle 6: Die Eigenschaften *(Gunas)* und ihr Einfluß auf die *Doshas*

Eigenschaft *(Guna)*	Einfluß auf die *Doshas* in Maßen beruhigend auf:	Einfluß auf die *Doshas* im Übermaß verstärkend auf:	Beispiele und weitere Informationen:
1. schwer *(guru)*	*Vata* und *Pitta*	*Kapha*	Feigen, Datteln
2. leicht *(laghu)*	*Kapha*	*Vata* und *Pitta*	Basmati (in der Wirkung), Popcorn (in der Textur)
3. kalt *(sita)*	*Pitta*	*Vata* und *Kapha*	eiskalte Getränke, vermindertes *Agni*
4. heiß *(ushna)*	*Vata* und *Kapha*	*Pitta*	warme Speisen, vermehrtes *Agni*
5. ölig *(snigda)*	*Vata*	*Pitta* und *Kapha*	Fisch, Sesam, mit anfeuchtender Wirkung
6. trocken *(ruksha)*	*Kapha* und *Pitta*	*Vata*	Gerste (in der Wirkung), Cracker (in der Textur)
7. langsam *(manda)*	*Vata* und *Pitta*	*Kapha*	Hüttenkäse (in der Wirkung)
8. scharf *(tiksna)*	*Kapha*	*Vata* und *Pitta*	scharfe Chilischoten
9. statisch *(sthira)*	*Vata* und *Pitta*	*Kapha*	ein tägliches Ritual oder Speisen eine Weile stehenlassen
10. beweglich *(chala)*	*Kapha*	*Vata* und *Pitta*	ein Abführmittel oder eine Fahrt mit der U-Bahn
11. weich *(mrudu)*	*Vata*	*Pitta* und *Kapha*	Pudding
12. hart *(kathina)*	*Pitta*	*Vata*	Kalziumtabletten
13. klar *(vishada)*	*Kapha*	*Vata* und *Pitta*	mit reinigender Wirkung
14. wolkig *(avila o. picchile)*	*Vata* und *Pitta*	*Kapha*	besteht aus dem Wasser-Element
15. schleimig *(slakshna)*	*Vata*	*Pitta* und *Kapha*	gekochte Okra
16. rauh *(khara)*	*Pitta* und *Kapha*	*Vata*	Müsli
17. fein *(sukshma)*	*Kapha*	*Vata* und *Pitta*	verstärkt Emotionen (durch seine Wirkung)

Tabelle 6 (Fortsetzung)

Eigenschaft *(Guna)*	Einfluß auf die *Doshas*		Beispiele und weitere Informationen:
	in Maßen beruhigend auf:	Im Übermaß verstärkend auf:	
18. grob *(sthula)*	*Vata* und *Pitta*	*Kapha*	süße Kuchen
19. dicht *(sandra)*	*Vata* und *Pitta*	*Kapha*	Butter
20. flüssig *(drava)*	*Vata*	*Kapha* und *Pitta*	Frische warme Milch oder ein langes heißes Bad

Zur Zusammenfassung: Tabelle 7

Wie man ayurwedisch ißt – eine Schritt-für-Schritt-Anleitung

1. Fang an, in Deiner Ernährungsweise aufzuräumen: halte Dich zurück bei chemischen Zusätzen, Fertiggerichten, gebratenen, fermentierten und tiefgefrorenen Speisen.
2. Mach Dich mit den Unterschieden zwischen *sattvischen*, *rajasischen* und *tamasischen* Speisen vertraut, und wähle allmählich mehr *sattvische* Gerichte aus. (Weitere Informationen findest Du auf den Seiten 23 – 28).
3. Laß Dir Zeit beim Essen, entspann Dich und nimm Dir die Zeit, gutes Essen auch zu verdauen.
4. Beginne mit Hilfe eines ayurwedischen Therapeuten oder einer ayurwedischen Therapeutin, solche Lebensmittel zu verwenden, die ein derzeitig gestörtes Gleichgewicht *(Vikruti)* beeinflussen können. (Weitere Informationen über *Vikruti* siehe Seite 347).
5. In dem Maße, wie Du zuläßt, daß sich Deine Ernährungsweise so entwikkelt, daß sie Dein gesamtes System unterstützt, wirst Du auch allmählich in Deinen Gedanken und Handlungen mehr Klarheit erlangen. Das erlaubt Dir wiederum, Deine Ernährung noch feiner einzustellen. Wenn Du an diesem Punkt angelangt bist, kannst Du Deine persönliche Konstitution *(Prakruti)* spezifischer unterstützen und stärken. (Weitere Informationen über *Prakruti* siehe Seite 40).
6. Entspann Dich und versuche nicht, „perfekt" zu sein oder die perfekte Ernährung zu entwickeln. Deine Ernährung wird sich mit Dir zusammen ständig verändern. Iß einfach weiter auf die gesündere Art, und zwar so, wie es bei Dir klappt, und ändere das, was Dir nötig erscheint.
7. Laß all die angesammelte positive Energie in irgendeiner wirklich guten Art für Dich arbeiten, für andere, für den Planeten.*

* Laß Dich von mir nicht aufhalten. Jeder Zeitpunkt ist ein guter, um etwas für andere zu tun. Dafür mußt Du nicht in glänzender körperlicher Verfassung sein!

Teil Zwei

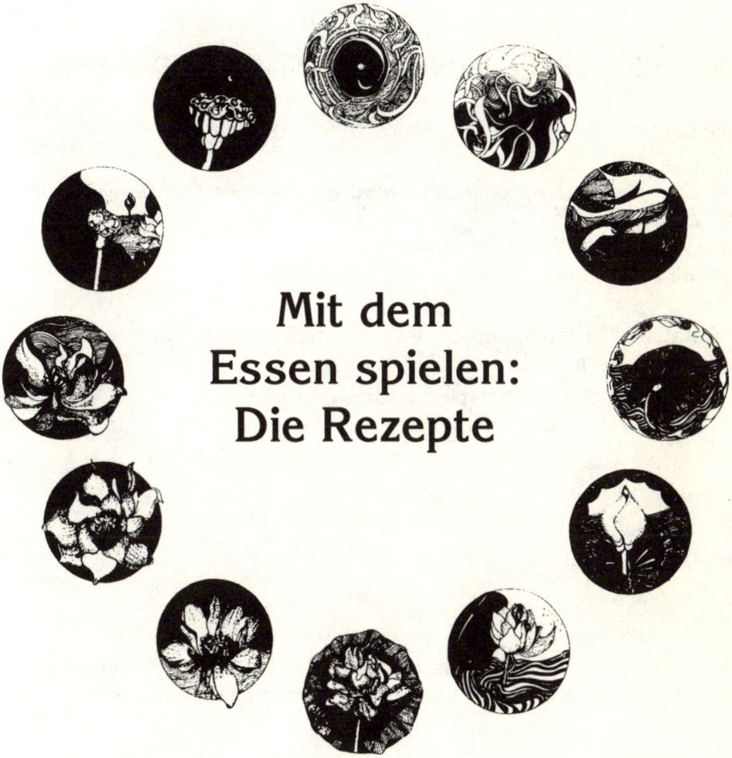

Mit dem Essen spielen: Die Rezepte

Legende der verwendeten Zeichen und Symbole

Die Zeichen und Symbole haben folgende Bedeutung:

„-" Die vorliegende Konstitution wird beruhigt beziehungsweise hilfreich beeinflußt
„+" sie wird verstärkt oder vermehrt
„0" neutrale Wirkung

* **Rotationsdiät Tag x** kann für Menschen mit Reaktionen auf Nahrungsmittel hilfreich sein; siehe Seite 317.

** **... in der Polarity-Therapie** bezieht sich auf Rezepte, die die Arbeit einer Polarity-Therapie unterstützen; siehe Seite 336.

✿ = Frühling
✸ = Sommer
❤ = Herbst
❄ = Winter

Beachte: Die Maßeinheit „Tasse", die in den Rezepten ständig gebraucht wird, entspricht etwa 240 ml, also eher einem großen Kaffeebecher voll.

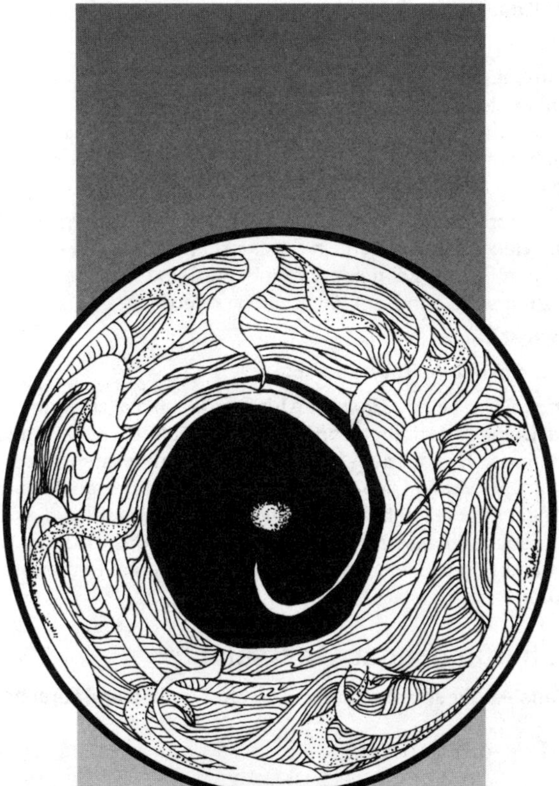

Frühstück

Frischer Obstsalat

Zubereitungszeit: 20 Minuten, für 4 Personen
Sattvisch, 0 Vata, - Pitta, 0 Kapha ✿ ✷

Je 1 Tasse

Beutelmelone
Honigmelone
Pfirsiche
Blaubeeren
Kirschen (wahlweise)

waschen und vorbereiten: Die Melone in Spalten schneiden, von diesen die Schale entfernen und die Melone in Stücke schneiden. Die Pfirsiche in Spalten und dann in Stücke schneiden. Blaubeeren und Kirschen ganz verwenden. In eine hübsche Schüssel füllen und servieren!

*** Rotationsdiät Tag 2**

**** Aufbauend in der Polarity-Therapie**

Anmerkungen: Um einen *sattvischen* frischen Obstsalat zusammenzustellen, der ganz auf Deine Konstitution abgestimmt ist, mußt Du einfach nur jegliches Obst kombinieren, das auf der Liste der Nahrungsmittel steht, die auf Deinen Typus beruhigend wirken (siehe Anhang II, Tabelle für geeignete und ungeeignete Nahrungsmittel je nach Veranlagung). Dabei solltest Du die *rajasischen* Obstsorten weglassen, also zum Beispiel unreife Mangos, Guaven, Grapefruit, Limone, Zitrone (ein kleiner Spritzer ist in Ordnung) und Rhabarber.
Zum Beispiel:

Ein *vata*beruhigender Obstsalat

Er könnte aus Aprikosen, Bananen, Beeren, Trauben und Kirschen bestehen.
Sattvisch, - Vata, 0 Pitta, 0 Kapha ✿ ✷ ❤ ❄

oder

Reife Mangos, Papayas, Pfirsiche und Erdbeeren
Sattvisch, - Vata, 0 Pitta, 0 Kapha ✿ ✷ ❤ ❄

Ein *pitta*beruhigender Obstsalat

Scheiben von süßem Apfel, Aprikosen, Beeren und Birnen
Sattvisch, + Vata, - Pitta, - Kapha ✿ ✷ ❤ ❄

oder

Pflaumen, Granatäpfel, süße blaue Trauben, und blaßgrüne Honigmelone
Sattvisch, + Vata, - Pitta, - Kapha ✷

Ein *kapha*beruhigender Obstsalat

Äpfel, Kirschen, Birnen und Erdbeeren
Sattvisch, + Vata, - Pitta, - Kapha ✿ ✷ ❤ ❄

oder

Granatäpfel, Brombeeren, Pfirsiche und Blaubeeren
Sattvisch, 0 Vata, - Pitta, - Kapha ✷ ❤ ❄

Alle oben angeführten Obstsalate sind ** **reinigend in der Polarity-Therapie.**

Ein *Tridosha*-Obstsalat

(*Tridosha* bedeutet, daß er auf alle drei konstitutionellen Typen beruhigend wirkt.)

Johannis- und Brombeeren mit reifer, in Scheiben geschnittener Mango
Sattvisch, - Vata, - Pitta, - Kapha ✷ ❤

oder

Süßkirschen, Blaubeeren und halbierte süße Aprikosen
Sattvisch, - Vata, - Pitta, - Kapha ✷

Beide Tridosha-Obstsalate sind ** **reinigend in der Polarity-Therapie.**

Sich gesund zu ernähren kann ganz offensichtlich Spaß machen. Finde heraus, welche Produkte in Deiner Umgebung erhältlich sind; unterstütze die Marktsituation der örtlichen Bauern und bringe gleichzeitig Dein Dosha *ins Gleichgewicht! Wenn Du ein paar Mark übrig hast, nimm noch eine Tüte Obst für das nächste Obdachlosenheim oder die nächste Wärmstube mit und gib sie auf Deinem Heimweg da ab. Aus ayurwedischer Sicht stärkst Du Dein Herz und Dein Immunsystem, wenn Du Deine Liebe teilst. Damit kannst Du nur gewinnen.*

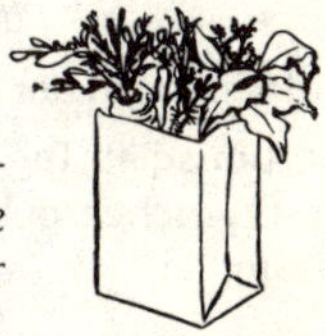

Und was kann man noch zum Frühstück essen, wenn man auf ayurwedische Ernährung eingestellt ist? Eigentlich so ziemlich jedes Getreide, das Du Dir vorstellen kannst, von den vertrauten Haferflocken bis zum exotischen Teff. Probier's einfach aus:

Haferflocken mit Geschmack

Zubereitungszeit: 15 Minuten, für 2 Personen
SATTVISCH, - Vata, - Pitta, mäßig + Kapha ✿ ✷ ❄

2 – 3 Tassen reines Wasser
1/4 Teelöffel Salz
1/4 Tasse Rosinen

in einem mittelgroßen Topf zum Kochen bringen.

2/3 Tassen Haferflocken, vorzugsweise biologische
1 Teelöffel Zimt
1/4 Teelöffel gemahlenen Kardamom*
oder 1/4 Teelöffel Muskat*

einrühren. Den Getreidebrei noch einmal gut aufkochen lassen. Platte auf geringe Wärmezufuhr herunterschalten, Deckel auflegen und köcheln lassen, bis der Brei schön sämig ist. Mit Honig oder Ahornsirup servieren.

**** Aufbauend in der Polarity-Therapie**

*** Rotationsdiät Tag 1.** Wenn Du die Rotation strikt einhältst, laß die mit einem Sternchen gekennzeichneten Gewürze weg und nimm Gerstenmalz als Süßmittel.

Abwandlung: **Gerstenflocken**: Für ein Gericht, das stärker beruhigend auf *Kapha* wirkt, ersetze den Hafer durch Gerstenflocken und nimm die größere Wassermenge. Kochen bis zum Weichwerden, ungefähr 20 Minuten. Mit kaltgeschleudertem Honig servieren.

SATTVISCH, + Vata, - Pitta, - Kapha

**** Aufbauend in der Polarity-Therapie**

*** Rotationsdiät Tag 1.** Wenn Du die Rotation strikt einhältst, laß die mit einem Sternchen gekennzeichneten Gewürze weg und nimm Gerstenmalz als Süßmittel.

Über die Verschwendung von Nahrungsmitteln und wie man genug für alle hat

Die Mahnung, kein Essen zu verschwenden, ist ein wesentlicher Teil des praktischen ayurwedischen Kochens. Und trotzdem ist es bei indischen Köchen paradoxerweise höchst wichtig, immer jede Menge Essen für jeden bereit zu haben. Beides hinzubekommen ist ein Sadhana *für sich! Wie Du an diese beiden Ziele herangehst, das ist ganz Deinem eigenen Erfindungsgeist überlassen. Das Essen zu teilen, anderen etwas abzugeben, sicherzustellen, daß alles überschüssige Essen an die Erde zurückgeht, entweder als Tierfutter oder als Nahrung für den Komposthaufen – alles das sind Möglichkeiten, ayurwedisch zu kochen.*

Frühstücks-Haferflocken

Zubereitungszeit: 5 – 10 Minuten, für 2 Personen
Sattvisch, - Vata, - Pitta, mäßig + Kapha ✿ ❤ ❄

3/4 Tassen Haferflocken (bevorzugt biologische)
Mandeln, Walnüsse, Rosinen (wahlweise)

auf 2 Müslischalen aufteilen.

1 – 1 1/2 Tassen frische Rohmilch

in einem kleinen Topf kurz aufkochen lassen und über die Haferflocken gießen. Die Haferflocken-Milch-Mischung ziehen lassen, bis die Haferflocken gut aufgeweicht sind.

1 Messerspitze Kardamom pro Schüssel

einrühren. Servieren.

Abwandlung: Kaphas ersetzen die Kuhmilch durch Ziegenmilch, lassen die Nüsse weg und lassen die Haferflocken nicht durchziehen, sondern essen sie sofort, solange sie noch kernig sind.

Heißer Bulgur

Zubereitungszeit: 5 Minuten, für 2 Personen
Sattvisch, - Vata, - Pitta, + Kapha ✿ ✷ ❤ ❄

3 – 4 Tassen Wasser

in einem kleinen Topf mit Deckel zum Kochen bringen.

1 Tasse trockenen Bulgur
1 Prise Salz

einrühren. Noch einmal aufkochen lassen, Platte herunterschalten, Deckel auflegen und 5 bis 10 Minuten köcheln lassen. Gut mit Butter und Gerstenmalz.

*** Rotationsdiät Tag 1**. Wenn Du eine strikte Rotationsdiät einhältst, kannst Du zum Süßen Gerstenmalz, Malz, Jaggery (Gur), Melasse, Hirse oder Sucanat verwenden. Wenn Du nicht nach diesem Allergieprogramm kochst, kannst Du jedes ayurwedische Süßmittel benutzen, das Du magst. (Ayurwedische Süßmittel siehe S. 264).

*** * Aufbauend in der Polarity-Therapie**

Anmerkung: Bulgur ist ein geschroteter, vorgedämpfter Weizen, der in vielen Naturkostläden in Großpackungen verkauft wird. Er ist praktisch die Vollwertkost-Entsprechung für die in Amerika bekannte „Cream of Wheat“.

Heiße Quinoa

Zubereitungszeit: 30 Minuten, für 4 Personen
Sattvisch, 0 Vata, 0 Pitta, - Kapha ✿ ❤ ❄

1 Tasse trockene Quinoa

in einen feinen Seiher oder ein Abtropfsieb geben und gut durchspülen. Das ist hierbei ein wichtiger Schritt: Du wäschst die Saponine ab, die sonst Deinen Magen in Aufruhr bringen können. Die gut gewaschene Quinoa in einen Topf geben, zusammen mit

2 1/2 Tassen reinem Wasser
2 Eßlöffeln getrockneten, kleingeschnittenen Aprikosen oder Pfirsichen (wahlweise)

zum Kochen bringen. Deckel auflegen und köcheln lassen, bis das gesamte Wasser vom Getreide aufgenommen worden ist und die Quinoa zart ist, also 20 – 30 Minuten. Schmeckt mit etwas Ahornsirup.

*** Rotationsdiät Tag 2/** Aufbauend in der Polarity-Therapie**

Abwandlung: Quinoa kann durch die gleiche Menge Amaranth ersetzt werden. Die Kochzeit ist etwa dieselbe. Auch das schmeckt gut mit etwas Ahornsirup.

Sattvisch, - Vata, wenig + Pitta, - Kapha

*** Rotationsdiät Tag 2/** Aufbauend in der Polarity-Therapie**

Ein Bekenntnis: Bei vier Leuten aus meiner Bekanntschaft ist vielleicht einer dabei, der Amaranth mag, mich eingeschlossen. Um herauszufinden, ob Du zu den Auserwählten gehörst, mußt Du es wohl einfach ausprobieren.

Das ist Teff

Teff ist ein sehr kleinkörniges Getreide, das im Hochland von Äthiopien heimisch ist und zur Familie der Gräser (die meisten Getreidearten) gehört (Verwandte: Büffelgras und Bermuda- oder Hundszahngras). Für ein Getreide ist es sehr reich an Kalzium: Eine große Schüssel Teff (ungefähr 100 g) enthält etwa so viel Kalzium wie eine Kaffeetasse Milch. Außerdem enthält es größere Mengen an Eisen, Zink und Kupfer sowie 12 % Eiweiß (!). Wie bei jedem unbekannten Getreide kann einem sein Geschmack zunächst seltsam vorkommen. Als "Einstiegsgericht" eignet sich zum Beispiel ein Bananen-Gewürzkuchen. Teff schmeckt sehr gut. Teff gibt es in verschiedenen Farben: Weiß und Schokoladenbraun. Ich habe mit dem braunen Teff gekocht, das leicht süßlich, nussig schmeckt. Teff kann man gut in schnellen Broten, Pfannkuchen und Nachtischen einsetzen. In Äthiopien wird damit ein wohlschmeckendes Fladenbrot hergestellt, das „Injera“. Teff ist eindeutig sattvisch*, und seine Auswirkung auf die* Doshas *muß man noch eingehender erforschen. Ich habe Teff bei der guten Köchin und Autorin Rebecca Wood kennengelernt. Die meisten dieser Informationen sind aus ihrem demnächst erscheinenden ausführlichen Buch über Getreide. Siehe Rezept nächste Seite.*

Hirsecreme für Kinder

Zubereitungszeit: 35 Minuten, davon 90 % unbeaufsichtigt, für 4 Personen
Sattvisch, 0 Vata, + Pitta, 0 Kapha ❤ ❄

1 Tasse trockene Hirse
2 1/2 Tassen Wasser
1/2 Teelöffel Salz

in einen kleinen Topf geben und zum Kochen bringen. Einen Deckel auflegen und die Wärmezufuhr auf kleine Flamme stellen. Garkochen, etwa 30 Minuten. Unmittelbar vor dem Servieren

2 Teelöffel rohe Mandelbutter
1 reife Banane
1 Eßlöffel Ahornsirup
4 Teelöffel Wasser

in der Küchenmaschine mixen. Die gekochte Hirse allmählich bei geringer Geschwindigkeit einmischen, wenn nötig mit etwas heißem Wasser zusätzlich, so daß Du die gewünschte Konsistenz erhältst. Servieren. Reicht für 4 Portionen von je einer kleinen Schüssel.

*** Rotationsdiät Tag 2**

**** Aufbauend in der Polarity-Therapie**

Anmerkungen: Setze dieses Gericht auf, wenn Du gerade aufgestanden bist. Dann kannst Du Deinen Haushalt machen, Deine Angehörigen zu Schule oder Arbeit schicken oder die Tiere versorgen. Wenn Du fertig bist, mischst Du die letzten Zutaten darunter, sobald Du essen willst. Einen schönen Tag!

Heißes Teff

Zubereitungszeit: 15 Minuten oder weniger, für 2 Personen
Sattvisch, bei der Wirkung auf die Doshas *bin ich mir noch nicht sicher* ✿ ❤ ❄

3/4 Tassen Vollkornteffmehl

in einen Topf geben. Bei geringer Hitze anrösten, bis es anfängt, wundervoll und aromatisch zu riechen, vielleicht 2 – 3 Minuten.

2 Tassen Wasser
1 Messerspitze Salz

mit einer Gabel glattrühren. Mit starker Hitze zum Kochen bringen, dann auf geringe Wärmezufuhr schalten und

1 Messerspitze Muskat (wahlweise)

zugeben. Deckel auflegen und unter gelegentlichem Umrühren etwa 5 Minuten köcheln lassen. Schmeckt mit Honig oder Ahornsirup und Milch.

*** Rotationsdiät Tag 3**

**** Aufbauend in der Polarity-Therapie**

Etwas über Milchprodukte

Bei den ayurwedischen Klassikern werden die Vorzüge von Milch und ihre Eigenschaften für die Ernährung und die Therapie häufig erwähnt. Diese Aufzeichnungen wurden vor Tausenden von Jahren gemacht, vor der Einführung von Pasteurisieren, Homogenisieren, Ultra-Pasteurisieren, Bestrahlung, Wachstumshormon der Rinder (BST), Dioxin, Sulfonamiden und Schädlingsbekämpfungsmitteln, die alle in einem ayurwedischen Ernährungsplan nicht empfohlen werden. Die weitverbreiteten Reaktionen auf Milchprodukte können ebenso gut Unverträglichkeiten gegen Stoffe in der Milch und gegen die Behandlung der Milch sein wie gegen die Milch selbst. Wenn Du Dir frische, saubere Rohmilch besorgen kannst oder Buttermilch oder Joghurt, das an dem Tag hergestellt wurde, an dem Du es verzehrst, dann sind Milchprodukte und speziell Milch immer noch zu empfehlen. Wenn Du das nicht kannst, solltest Du Milchprodukte lieber meiden, so schade es ist, oder sie nur wirklich gelegentlich verwenden. Zum Beispiel haben wir in unserer Stadt das Glück, daß wir eine Molkerei haben, die vier Tage in der Woche frische Rohmilch in Glasflaschen an einen örtlichen Laden liefert. Aber in vielen Orten in Amerika und Europa ist das nicht mehr der Fall.

Wenn Du frische Milch bekommen kannst, dann koche sie direkt vor dem Verzehr ab, normalerweise mit einer Scheibe frischer Ingwerwurzel pro Viertelliter, um das Verdauungsfeuer anzuregen und die Ausscheidung zu verbessern. Laß die Milch gut 20 bis 30 Sekunden kochen. Die Milch muß am selben Tag verbraucht werden. Das Pasteurisieren wurde ursprünglich erfunden, um krankmachende Organismen abzutöten, vor allem Bakterien. Gewissenhaftes Abkochen zu Hause kann diese Bakterien ebenfalls abtöten, und das Produkt wird leichter verdaulich. (Wenn du kalte, nicht abgekochte Milch trinkst, riskierst Du eine bakterielle Infektion, und sie ist schwerer verdaulich als vorher abgekochte warme Rohmilch.) Wenn in einem Rezept kalte Milch angegeben ist, kann man vor der Zubereitung Rohmilch abkochen und abkühlen lassen.

Weil ich von unserer Molkerei die Milch nur in 2-Liter-Flaschen bekomme, mache ich damit einen Nachtisch mit viel Milch (wie „Tapioka“) oder ein Hauptgericht wie „Leichte Basilikumsoße mit Teigwaren“ und lade mir Freunde ein. Wenn etwas übrigbleibt, stifte ich es unseren Tieren. Stark verarbeitete Hart- und Weichkäse, gekauftes Joghurt, ultrapasteurisierte Schlagsahne, Rahmkäse, Sauerrahm und so weiter mögen zwar gut schmecken, aber leider sind sie als regelmäßig genossene Lebensmittel der Gesundheit normalerweise nicht sehr zuträglich. Frisches Joghurt kann man zu Hause aus abgekochter Rohmilch selber machen, und auch Joghurtkäse (Panir) oder selbstgemachten Hüttenkäse (Ricotta) kann man gelegentlich einsetzen. (Im Glossar findest Du etwas über Panir und Ricotta). Sie sind meistens etwas saurer und schwerer als Milch und werden deswegen eher für den gelegentlichen als für den regelmäßigen Verzehr empfohlen.

Frühstücksreis

Zubereitungszeit: 25 Minuten, für 1 Person

*Sattvisch** ✿ ✷ ❤ ❄

Einfachen Basmatireis, S. 209

vorbereiten. Von dem gekochten Reis 3/4 Tassen abnehmen und in einem kleinen Topf zusammen mit:

1/2 Tasse Milch (Kuh-, Ziegen-, Soja- oder Nußmilch)
1/4 Teelöffel gemahlenem Koriander
1 Messerspitze gemahlenem Kardamom
1 Teelöffel Ghee (wahlweise, vorteilhaft)

erwärmen. Alle Zutaten aufkochen lassen, dann Hitze auf geringe Wärme zurückschalten und 5 Minuten oder weniger köcheln lassen. So servieren oder glattmixen, was immer Dir lieber ist. Schmeckt mit etwas Ahornsirup oder Honig.

** - Vata, - Pitta, + Kapha (mit Kuhmilch)*
** + Vata, - Pitta, 0 Kapha (mit Ziegenmilch)*
** 0 Vata, - Pitta, 0 Kapha (mit Sojamilch)*
** - Vata, 0 Pitta, + Kapha (mit Nußmilch)*

Abwandlung: Für ein Gericht für **Rotationsdiät Tag 3** solltest Du einfachen Basmatireis benutzen, Soja- oder Haselnußmilch, Koriander und/oder Muskat und kaltgeschleuderten Honig oder braunen Reissirup. Laß das Ghee und den Kardamom weg.

** Sattvisch, 0 Vata, - Pitta, 0 Kapha (mit Sojamilch)*
** Sattvisch, - Vata, 0 Pitta, + Kapha (mit Nußmilch)*

Frühstücksbrei mit Reis und Mandeln

Zubereitungszeit: 10 Minuten, für 2 Personen

Sattvisch, - Vata, wenig + Pitta, mäßig + Kapha ✿ ❤ ❄

2/3 Tassen ungekochten Texmati- oder weißen Basmatireis

in einem Mixerbecher oder mit der Küchenmaschine mahlen.

2/3 Tassen rohe Mandeln (vorzugsweise über Nacht eingeweicht)

ebenfalls mahlen. Es kann sein, daß Du alles dreimal jeweils kurz mahlen mußt, um es fein genug zu bekommen. Einen Moment zur Seite stellen.

3 Tassen reines Wasser
1 Prise Salz

zum Kochen bringen. Wenn das Wasser kocht, den gemahlenen Reis und die gemahlenen Mandeln mit einer Gabel einrühren. Hitze auf mittel bis niedrig herunterschalten und ohne Deckel weiterkochen, bis alles gar ist, ungefähr 5 Minuten. Schmeckt mit einem Klecks Ghee und etwas Ahornsirup.

Anmerkungen: Das ist ein gutes Frühstück für die Tage, an denen Du das Gefühl hast, daß Du jetzt etwas brauchst, was Dich schön gleichmäßig auf den Beinen hält; trotzdem ist es kein zu schweres Frühstück.

Abwandlung: **Frühstücksbrei mit Hirse und Mandeln** ✷ ❄

Genauso zubereiten wie oben, aber anstatt des Reises trockene Hirse verwenden. Nimm etwas mehr Wasser, wenn Dir eine cremigere Konsistenz lieber ist.

Sattvisch, + Vata, + Pitta, - Kapha

*** Rotationsdiät Tag 2**

**** Aufbauend in der Polarity-Therapie**

Abwandlung: **Frühstücksbrei mit Reis und Haselnüssen** ✿ ❤ ❄

Genauso zubereiten wie oben, aber anstatt der Mandeln Haselnüsse verwenden.

Sattvisch, - Vata, wenig + Pitta, + Kapha

*** Rotationsdiät Tag 3**

**** Aufbauend in der Polarity-Therapie**

Ghee und Honig

Ghee und Honig werden in der Therapie in unterschiedlichen Mengen und auf unterschiedliche Weise benutzt. Um zum Beispiel an Gewicht zuzunehmen, benutzt Du mehr Ghee als Honig; um das Verdauungsfeuer anzuregen, nimmst Du „zweimal so viel Honig wie Ghee". Linda Banchek handelt das in ihrem Buch Cooking for Life *gut ab. Sie stellt heraus, daß diese beiden* sattvischen *Nahrungsmittel traditionsgemäß nie in gleichen Mengen gegeben werden, weil sie Hautprobleme verstärken können. Um das praktisch anzuwenden, könntest Du einmal den* Frühstücksreis *von Seite 55 ausprobieren. Wenn Du Dein Verdauungsfeuer anregen mußt, könntest Du Dieses Gericht mit zwei Teelöffeln Honig und einem Teelöffel Ghee essen. Wenn Du eher daran interessiert bist, etwas Gewicht zuzulegen, dann würdest Du es mit einem Eßlöffel Ghee und einem Teelöffel Honig essen. Du würdest es vermeiden, gleiche Mengen dieser beiden Zutaten zu verwenden. Um Ergebnisse zu sehen, müßtest Du dieses Verhältnis ständig einhalten, nicht nur gelegentlich oder ab und zu. Weitere Informationen zu den heilenden Eigenschaften von Ghee findest Du auf Seite 130.*

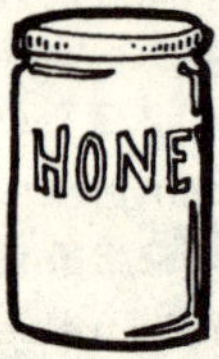

Heißer blauer Mais mit Rosinen

Zubereitungszeit: 15 Minuten, für 4 Personen
Sattvisch, + Vata, 0 Pitta, - Kapha ✿ ❤ ❄

Bevor Du Deinen Topf auch nur in die Nähe einer heißen Herdplatte bringst, rühr darin erst einmal an:

1 Tasse blaues Maismehl
3 – 4 Tassen kaltes Wasser

Das ist wichtig, sonst stehst Du wahrscheinlich mit unerfreulichen Klumpen da. Wenn Du das Mehl vorher mit einer Gabel anrührst, bereitest Du damit den Boden für einen wunderbar glatten Brei, der Dich völlig zufriedenstellen wird. Also, jetzt einrühren:

1/2 Teelöffel Salz
1/4 Tasse Rosinen*

Das blaue Maismehl bei mittlerer bis großer Hitze zum Kochen bringen. Platte auf niedrige Hitze herunterschalten und bis zum Garwerden köcheln, dabei regelmäßig mit einer Gabel umrühren, damit es glatt bleibt. Heiß servieren mit Ghee oder Butter und/oder mit Ahornsirup.

* Für ein Gericht der * **Rotationsdiät Tag 4** die Rosinen weglassen

** **Aufbauend in der Polarity-Therapie**

Anmerkungen: Blaues Maismehl steht in dem Ruf, etwas weniger erhitzend als seine gelbe Verwandtschaft zu sein.

Suppen zum Frühstück?!

Obwohl einige Leute das als ziemlich ungewöhnlich ansehen mögen, kann eine heiße Suppe bei kühlerem Wetter ein wunderbares Frühstück abgeben. Das gilt vor allem für Kaphas, *die sich von den nahrhaften Getreidegerichten belastet fühlen können. Du kannst Dir die Lieblingssuppen aus Deinem eigenen Repertoire kochen oder Dir aus dem Abschnitt über Suppen hier in* Gesund mit der Ayurveda-Heilküche *Ideen holen oder mit den käuflichen Vollwert-Fertigsuppen für eine Person experimentieren.*

Dieselben Leute, die es im Herbst eher zu Suppen hinzieht, werden bei warmem Wetter vielleicht lieber ein leichteres Obst-Frühstück ausprobieren wollen.

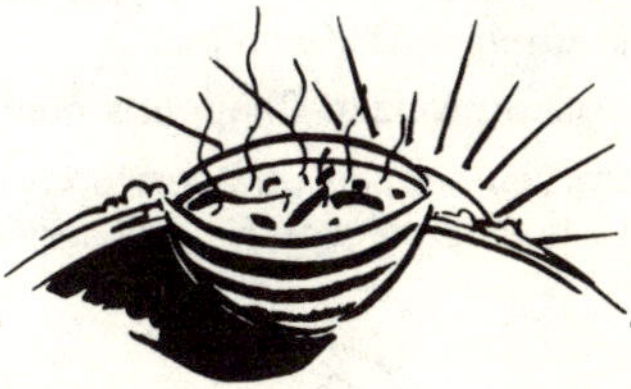

Khala Chana und Kartoffeln

Zubereitungszeit: mit einem Dampfkochtopf ungefähr
1 Stunde oder etwas weniger;
im offenen Topf 3 – 4 Stunden, für 2 – 4 Personen
Mäßig RAJASISCH *(die Khala Chana), + Vata, -Pitta, - Kapha* ❤ ❄

1 Tasse trockene Khala Chana
(oder trockene Garbanzobohnen oder Kichererbsen)

gut durchspülen und über Nacht einweichen. Zusammen mit

1 1/4 Liter Wasser
1 Messerspitze Hing
1 Teelöffel Sesamöl

in einen Edelstahldampfkochtopf geben. Unter Druck bringen und 30 – 40 Minuten kochen, bis alles weich ist. Während der Kochzeit kannst Du

2 Tassen rohe neue Kartoffeln

waschen und in 1 1/2 cm große Würfel schneiden. Du brauchst sie nicht zu schälen. Wenn die Bohnen gekocht sind, verringerst Du den Druck, indem Du kaltes Wasser über den geschlossenen Topf laufen läßt. Die Kartoffeln dazugeben und bei mittlerer Hitze zusammen mit den Khala Chana noch einmal zum Kochen bringen und ca. 15 Minuten köcheln lassen.

1 Eßlöffel Sesamöl

in einer kleinen Pfanne erwärmen und

1 Teelöffel Kreuzkümmelsamen
1/2 Teelöffel Kurkuma
1 Teelöffel Salz

einrühren. 1 oder 2 Minuten bräunen lassen.

1 1/2 Teelöffel gemahlenen Koriander
1 Messerspitze Cayennepfeffer (wahlweise)
1 Teelöffel frischen Zitronensaft

dazugeben und die ganze Gewürzmischung in die *Khala Chana* und die Kartoffeln einrühren, sobald diese fertiggekocht sind. Garnieren mit

3 Eßlöffeln feingehackter Korianderblätter.

Traditionsgemäß serviert man dieses Gericht wie kleine Omelettes, wobei man *Khala Chana* und Kartoffeln in

6 Vollkornweizen-Chappatis oder Tortillas

füllt. Zusammenklappen und servieren. Man kann *Khala Chana* auch für sich allein wie einen dicken Eintopf servieren.

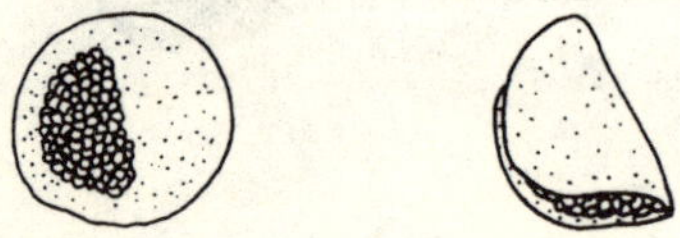

Anmerkungen: *Khala Chana* und Kartoffeln von Seite 58 gehört zu meinen Lieblingsfrühstücken unter allen Rezepten und wird hier aus reiner Sentimentalität aufgeführt. Ich kann mich noch an das erste Mal erinnern, als ich dieses Gericht serviert bekam, das war an einem kühlen Oktobermorgen in den Bergen von Uttar Pradesh in Nordindien. Das Kochfeuer blies uns ins Gesicht und eine zitronenfarbene Sonne lugte gerade vorsichtig über den Rand der grauen Wolken heraus. Ich dachte, ich wäre im Himmel. Deswegen ist dieses Rezept all den Ostindern gewidmet, die zu uns in die Vereinigten Staaten gekommen sind, und all den Ostindern, die auf unseren Reisen in deren Heimat so freundlich zu uns Bewohnern der westlichen Welt gewesen sind. Seid gesegnet, und habt vielen Dank!
Als ich zum ersten Mal in den USA über dieses Rezept gestolpert bin, habe ich fast den ganzen Topf aufgegessen!

Herzhafter Rührtofu

Zubereitungszeit: 10 Minuten, für 3 – 4 Personen
Mäßig Rajasisch, 0 Vata, 0 Pitta, wenig + Kapha ✿ ✷ ❤ ❄

1 Eßlöffel Ghee
1 Eßlöffel Olivenöl extra virgin

in einer großen Pfanne erwärmen.

1 kleine frische Zwiebel, kleingehackt (mit dem Zwiebelgrün, wenn Du es hast)
oder 2 kleingehackte grüne Zwiebeln (ungefähr 1 Eßlöffel voll)
1 kleine zerdrückte Knoblauchzehe
1 – 2 Teelöffel frische Salbeiblätter, fein gehackt

in der Butter andünsten, bis sie weich, aber nicht braun sind.

450 g frischen Tofu

mit einer Gabel direkt in die Masse in der Pfanne hinein zerdrücken. In dem Fett dünsten, bis der Tofu durchgewärmt ist. Direkt vor dem Servieren

1 gehäuften Eßlöffel gelben Miso

gut in den Tofu einmischen. Zum Schluß

Salz und frisch gemahlenen schwarzen Pfeffer nach Geschmack.

Abwandlung: Für ein Gericht, das stärker harmonisierend auf *Kapha* wirkt, laß das Ghee weg und nimm bis zu 1 Teelöffel Olivenöl. Häufig umrühren. Nimm 1 knappen Teelöffel Miso oder sogar noch weniger, wenn Du willst. Direkt vor dem Servieren 1 Eßlöffel Wasser unter den Tofu rühren. Das schmeckt genauso gut, hat aber einen geringeren Fettgehalt.

Mäßig Rajasisch, wenig + Vata, - Pitta, 0 Kapha

Anmerkungen: Das ist eine gute Alternative zu heißen Getreidegerichten. Und es geht schnell! Wenn Du etwas frischen Raukenkohl und Petersilie hast, machen sich eine kleine Handvoll feingehackte Raukenkohlblätter und 1 Eßlöffel gehackte Petersilie sehr gut, wenn sie direkt vor dem Servieren untergerührt werden.

Frühstücks-Tacos

Zubereitungszeit: 10 Minuten, für 2 Personen
*Rajasisch** ✿ ✷ ❤ ❄

Das ist eine schnelle, einfache Mahlzeit aus dem Südwesten. Du brauchst dafür 2 Pfannen. Eine Eisenpfanne bei mittlerer Hitze auf den Herd stellen.

4 frische unbefruchtete Eier
oder 1 Portion herzhaften Rührtofu

verrühren. Die Eier oder den Tofu zusammen mit

1 Eßlöffel Ghee

bei mittlerer Hitze in die zweite, mäßig erhitzte Pfanne geben und verrühren. Während es brutzelt, einen Klecks Ghee in die erste, heiße Pfanne geben und

4 Mais- oder Vollkornweizentortillas

darin schnell erwärmen, pro Seite nur ein paar Sekunden. Sie sollten weich sein, nicht knusprig. 1 oder 2 Eßlöffel Rührei oder Rührtofu in eine heiße Tortilla füllen und diese zusammenklappen. Ebenso 3 oder mehr weitere Tortillas zubereiten. Sofort servieren. Sehr gut mit **„Frischer Korianderblätter-Salsa"**, S. 220. Sie wirken mit

* Eiern und Mais-Tortillas: *Rajasisch, - Vata, + Pitta, mäßig + Kapha*
* Eiern und Weizen-Tortillas: *Rajasisch, - Vata, mäßig + Pitta, + Kapha*
* Rührtofu und Mais-Tortillas: *wenig Rajasisch, wenig + Vata, wenig + Pitta, - Kapha*
* Rührtofu und Weizen-Tortillas: *wenig Rajasisch, 0 Vata, 0 Pitta, wenig + Kapha*

*Mit Rührei und Mais-Tortillas und Sesamöl anstelle des Ghee ist das ein Gericht für die **Rotationsdiät Tag 4**. Für einen anderen Geschmack kannst Du ein paar Zwiebeln oder etwas Knoblauch in dem Öl anbraten, bevor Du die Eier einrührst.

Miso

Miso, fermentierte Sojapaste, ist ein Nahrungsmittel, das den meisten Ostindern unbekannt ist. Weil sie fermentiert ist, wird sie als rajasisch *betrachtet. Deswegen wird empfohlen, Miso nur gelegentlich, wenn überhaupt, zu essen. Aber ich bitte darum, diese Position noch einmal zu überdenken.*

Wir leben in den Bergen des nördlichen Neumexiko, einem Gebiet mit einer hohen Belastung durch natürliche und anthropogene radioaktive Elemente. Im Winter bringe ich öfter Miso auf den Tisch. Es wärmt, ist reich an Eiweiß und an B-Vitaminen (und an Salz!). Außerdem enthält es das natürliche Bindemittel Zybicolin, das die Entgiftung und die Ausscheidung von Strahlung aus dem Körper bewirkt. Nach japanischem Maßstab wären 1/2 bis 1 Teelöffel Miso pro Tag vorteilhaft.

Miso ist ein Nahrungsmittel, das im traditionellen Ayurweda unbekannt ist. Aber aufgrund der Tatsache, daß rund um den Globus gering strahlender Atommüll weitverbreitet ist, könnte es zu einem wertvollen Teil der ayurwedischen Praxis werden. Das bleibt abzuwarten.

Rührei mit Gemüse

Zubereitungszeit: 5 – 7 Minuten, für 3 Personen
Rajasisch, - Vata, + Pitta, mäßig + Kapha ✿ ✸ ❤ ❄

4 frische unbefruchtete Eier (wenn erhältlich)

in einer mittelgroßen Rührschüssel verschlagen.

1 Eßlöffel Ghee oder Olivenöl

in einer schweren Pfanne erwärmen.

1 Eßlöffel feingehackte Zwiebel (wahlweise)
1/2 Teelöffel getrockneten Thymian

zum Andünsten in die Pfanne geben. Sind die Zwiebeln weich und glasig,

1/2 – 1 mittelgroße Zucchini (je nachdem, wie gern Du Gemüse am Morgen magst) in kleine Würfel geschnitten oder verschiedenes Gemüse in sehr feinen Streifen

zugeben und 1 oder 2 Minuten anbraten lassen. Die verschlagenen Eier dazugießen und verrühren. Garkochen. Gut mit Scones oder mit frischen Melonenscheiben, wenn Dein *Agni* (Verdauungsfeuer) gut ist.

Spezielle Brunch-Ideen findest Du bei „Korianderblätter-Quiche" auf S. 134 und bei „Bratkartoffeln" auf S. 135.

Eier

Eier sind heiß, schwer und rajasisch. *Wenn Du viele ißt, bringt das eher den Krieger in Dir zum Vorschein als Deinen inneren Vermittler. Sie sind eine gute Quelle für preiswertes, gut zusammengesetztes Eiweiß. Bei den ayurwedischen Ärzten finden sich verschiedene Meinungen über Eier. Einige sagen, wenn sie man gelegentlich ißt, gibt es kein Problem. Andere, den traditionellen Hindupraktiken Nahestehende, lehnen sie ab. Wie bei allen Streitfragen ist das letzten Endes Deine Sache. Es gibt eine Reihe guter Ei-Ersatzstoffe wie käuflichen Ei-Ersatz und gekochte und gemahlene Leinsamen, die man sehr gut für die meisten Backwaren und teilweise auch beim Kochen verwenden kann.*
Das Eigelb ist der heißeste und schwerste Teil dieses Nahrungsmittels. Also müssen sich warme Pitta-*Typen bei Gerichten, die viel Eigelb enthalten, etwas zurückhalten. Ein gelegentliches Eiweiß, das kühlender, trocken und leicht ist, wird von* Pitta *oft vertragen. Gerichte, die Eigelb enthalten, sind auch für* Kapha *nicht einfach, weil sie sehr nahrhaft und schwer sind. Sowohl Eigelb als auch Eiweiß wirken* rajasisch, *und beide haben einen scharfen Nach-Verdauungs-Effekt: Wenn Du zum Beispiel an Entzündungen leidest, dann kann jeder Teil des Eies, den Du im Übermaß verwendest, diese Hitze verstärken.* Vatas *und* Kaphas *kommen normalerweise ohne Schwierigkeiten mit 2 – 3 Eiern pro Woche zurecht, vor allem in Gebackenem, Souffles und ähnlichem. Ein gebratenes oder hartgekochtes Ei ist am schwersten zu verdauen.*

Grundrezept Pfannkuchenteig

Zubereitungszeit: ungefähr 30 Minuten,
ergibt 10 kleine Pfannkuchen
Sattvisch * ✿ ✷ ❤ ❄

1/2 reife Banane
1 Ei
1 Eßlöffel Sonnenblumenöl
1 Eßlöffel (oder weniger) Ahornsirup
1 1/2 Tassen abgekochte frische Rohmilch (oder Sojamilch)
1/2 Teelöffel Zimt
1 Messerspitze Muskat

mit einem Mixbecher oder in der Küchenmaschine verschlagen.

1 1/4 – 1 1/3 Tassen Vollkornweizenmehl (oder Gerstenmehl)
1/4 Teelöffel Salz
1 Teelöffel Backpulver (ohne Maisstärke) (in Höhenlagen einen knappen Teelöffel)

in einem Meßbecher vermischen und unter die Bananenmasse rühren. Wenn es nötig ist, kannst du den Teig mit einem Gummischaber rühren, so daß Du das Mehl von den Seiten des Mixbechers herunterbekommst. Einige Bratpfannen, entweder leicht eingefettet oder antihaftbeschichtet, auf mittlere Hitze bringen und den Teig hineingießen. Wenn die Oberseite anfängt, Blasen zu werfen, und die Unterseite goldbraun ist, die Pfannkuchen wenden. Heiß servieren mit Ghee und Ahornsirup.

* Mit Milch, Vollkornweizen und leicht eingefetteter Pfanne
Sattvisch, - Vata, - Pitta, + Kapha

* Mit Sojamilch, Gerstenmehl und Anti-Haft-Pfanne
Sattvisch, - Vata, - Pitta, - Kapha.

Anmerkungen: Dieses Rezept kann man in allen Variationen abwandeln. Am stärksten sind mir **Blaubeerpfannkuchen** im Gedächtnis geblieben, die mit winzigen wilden Blaubeeren gemacht wurden, die unsere einfallsreichen Kinder und deren unerschrockene männliche Begleitmannschaft letzten Herbst in den kalifornischen Bergen gesammelt hatten. Dazu verstreust Du ein paar frische Beeren (1 Tasse pro Portion Teig) auf jedem Pfannkuchen, nachdem Du den Teig in die Pfanne gegossen hast. Wie üblich wenden. So kannst Du Blaubeeren, Himbeeren, in dünne Scheiben geschnittene frische Pfirsiche oder Pecannüsse gut verwenden.

Abwandlungen: *** Rotationsdiät Tag 1:** Laß die Banane und das Muskat weg; verwende Ei-Ersatz (ohne Hühnereiweiß und ohne Soja) anstelle des Eis; 1 Eßlöffel Ghee, geschmolzene Butter oder Walnußöl als Öl; 1 Eßlöffel Gerstenmalz, Hirse oder Sucanat als Süßmittel; 1 1/2 Tassen Milch; 1/2 Teelöffel Zimt; 1 1/3 Tasse Vollkornweizenmehl; 1/4 Teelöffel Salz; 1 Teelöffel Backpulver (ohne Maisstärke). Wie üblich zubereiten.

Sattvisch, 0 Vata, - Pitta, + Kapha

*** Rotationsdiät Tag 1**

Grundrezept Pfannkuchenteig (Fortsetzung)

Noch ein Gericht für * **Rotationsdiät Tag 1:** Genauso wie das erste, aber anstelle des Vollkornweizenmehls 1 1/3 Tassen Gersten- oder Hafermehl verwenden.

Sattvisch, 0 Vata, - Pitta, 0 Kapha (mit Gerstenmehl)
Sattvisch, 0 Vata, 0 Pitta, 0 Kapha (mit Hafermehl)

*** Rotationsdiät Tag 1**

*** Rotationsdiät Tag 2:** siehe „Bananen-Pfirsich-Muffins", S. 179, als Pfannkuchenteig.

*** Rotationsdiät Tag 4:** ***Buchweizenpfannkuchen:*** 1 Ei und 1 Eßlöffel kaltgepreßtes Sesamöl vermischen; das Süßmittel weglassen oder 1 Eßlöffel Dattelzucker oder Fruchtzucker verwenden; 1 Eßlöffel rohes Sesam-Tahin; 1 1/3 Tassen Wasser; 1 1/3 Tassen Buchweizenmehl; 1/4 Teelöffel Salz; 1 Teelöffel Backpulver (ohne Maisstärke). Wie üblich zubereiten.

Sattvisch, 0 Vata, wenig + Pitta, - Kapha

*** Rotationsdiät Tag 4**

*** Rotationsdiät Tag 4:** ***Maispfannkuchen:*** Wie oben, aber mit 1 1/3 Tassen blauem Maismehl anstelle des Mehls.

Sattvisch, 0 Vata (mit Ahornsirup), 0 Pitta (mit Ahornsirup), - Kapha (mit kaltgeschleudertem Honig)

*** Rotationsdiät Tag 4**

Siehe auch „Crepes", S. 65, und „Apfelküchlein", unten.

Apfelküchlein

Zubereitungszeit: 45 Minuten, ergibt 16 Küchlein
Sattvisch, 0 Vata, - Pitta, + Kapha ✿ ✷ ❤ ❄

1 reife Banane

in einer größeren Rührschüssel zerdrücken.

2 Eier

dazurühren.

2 Eßlöffel Sonnenblumenöl
2 Eßlöffel Ahornsirup
1 Tasse frische abgekochte Rohmilch

dazugeben und gut verrühren.

2 Tassen Vollkornweizenmehl oder Gerstenmehl
1 Eßlöffel Backpulver (ohne Maisstärke) (in Höhenlagen 2 1/2 Teelöffel)
1 Teelöffel Salz

dazumischen.

☞

2 Tassen geraspelten Apfel (ungefähr 2 Äpfel)
2 Teelöffel Zimt
1/4 Teelöffel Muskat

zum Teig mischen (Äpfel vorher waschen). Jetzt die trockenen Zutaten einrühren. In eine leicht gefettete oder antihaftbeschichtete Pfanne geben und bei mittlerer Hitze braten, bis sich Blasen zeigen; dann wenden. (Ich mache die meisten Pfannkuchen bei mittlerer Hitze, also bei geringerer Temperatur als die meisten Leute. Das Obst darin braucht diese zusätzliche Zeit zum Garwerden). Weiterbraten, bis goldbraun; mit Ahornsirup und/oder Blaubeeren servieren.

Abwandlungen: Die Kuhmilch kann durch Sojamilch ersetzt werden. Mit Gerstenmehl ist das die beruhigendste Zusammenstellung für *Kapha*. Süßmittel und Öl kann man auf je 1 Eßlöffel reduzieren.

SATTVISCH, 0 Vata, - Pitta, wenig + Kapha

Anstelle der Äpfel kannst Du reife Birnen verwenden.

SATTVISCH, 0 Vata, - Pitta, + Kapha

Flugreisen

Flugreisen sind für Vata-Dosha *eine schwierige Sache, wie Du vielleicht auch erwartet hast. Du reist dabei durch das Element, das dem* Vata *eigen ist, Du rast mit großer Geschwindigkeit durch den Raum und erfährst dabei auch noch einige deutliche Veränderungen in der Höhe. Folgerichtig sind alle konstitutionellen Typen gut beraten, wenn sie sich bei Flügen um ihr* Vata-Dosha *kümmern. Mit Bezug auf die Ernährung bedeutet das, daß sie beim Fliegen warme Getränke und auf jeden Fall solche ohne Eis und ohne Kohlensäure wählen sollten. Es kann hilfreich sein, einen Liter reines einfaches Wasser mitzunehmen. Es ist auch vorteilhaft, wenn man vor und nach dem Flug* vata*beruhigende Mahlzeiten zu sich nimmt. Dabei kannst Du Dir Suppen, Eintöpfe oder alle anderen Speisen aussuchen, die sich beruhigend auf* Vata *auswirken, aber besser keine Salate, kein Popcorn, keine Tiefkühlkost und keine eisgekühlten oder sprudelnden Getränke. Interessanterweise gehören zu den modernen Volksheilmitteln gegen „jet lag" auch Knoblauchkapseln, die man drei Tage vor dem Flug, am Tag des Fluges und einen Tag nach dem Flug einnimmt, und zwar je 2 Stück dreimal täglich (vor allem dann nützlich, wenn es sich um einen langen Flug handelt). Knoblauch wirkt gezielt beruhigend auf* Vata, *auch wenn er eine* rajasische *oder* tamasische *Wirkung hat. Knoblauch hat den Effekt, einen buchstäblich zu erden, und das kann hier hilfreich sein.*
Auch Ölmassage (vor allem an den Füßen) und ein heißes Bad nach dem Flug sind gut, um die Auswirkungen dieser modernen Fortbewegung so gering wie möglich zu halten.

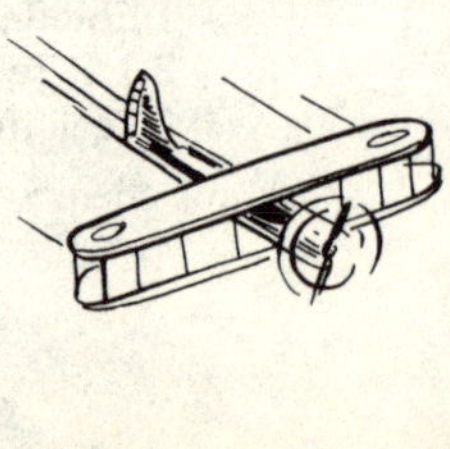

Crepes

Zubereitungszeit: 30 – 40 Minuten, ergibt 15 mittelgroße Crepes
Rajasisch, wenig + Vata, + Pitta, 0 Kapha ✿ ✷ ❤ ❄

3 Eier

in einem hohen Gefäß mit dem Mixer verschlagen.

1 Tasse frische abgekochte Rohmilch oder Sojamilch
1/2 Tasse Wasser
1 Messerspitze Salz
1 Tasse Buchweizenmehl

zugeben und bei niedriger Geschwindigkeit 2 – 3 Minuten weiterrühren. Den Teig 15 Minuten ruhen lassen. Eine Pfanne leicht mit

Sesamöl

einfetten und 1/4 Tasse des Teiges hineingießen. Die Pfanne kreisförmig drehen und dabei kippen, so daß das Crepe den Boden in einer runden Form gut bedeckt. Von einer Seite ungefähr 1 Minute bräunen lassen, dann wenden. Sobald ein Crepe fertig ist, legst Du es in den auf ca. 120 °C geheizten Backofen zum Warmhalten, während Du den Rest fertig machst. Mit ungesüßter Himbeer- oder Erdbeermarmelade und ein bißchen Ahornsirup servieren oder mit einer anderen Füllung, die Du magst.

*** Rotationsdiät Tag 4.** Wenn Du auf Rotationsdiät bist, kannst Du die Crepes mit „Mangosauce" servieren, siehe S. 214.

Abwandlung: Du kannst den Buchweizen durch Vollkornweizenmehl ersetzen. Beide Varianten kannst Du bei einem Feiertags-Brunch servieren.

Rajasisch, - Vata, + Pitta, + Kapha

Anmerkungen: Wenn Du es etwas eilig hast, kannst Du den Schritt mit der Teigruhe auslassen. Der Teig hält allerdings durch die Ruhezeit besser zusammen, so daß Du riskierst, ein Drittel zu verlieren, weil sich die Crepes schlecht umdrehen lassen. Außerdem kannst Du bis zur Hälfte der Eier durch Ei-Ersatz (ohne Hühnereiweiß) austauschen.

Füllungen für die Crepes: Es bieten sich „Roberts Apfelmus", „Leckere Apfelkonfitüre", „Heiße Aprikosensauce", „Süßkartoffelsuppe", „Vegetarisches Stroganoff" oder „Pandschab-Gemüse" an, je nachdem, welche Art von Mahlzeit Dir vorschwebt.

Scones siehe „Liz' Scones", auf S. 176 bei „Brote".

Zimtrollen

Zubereitungszeit: eine Stunde oder mehr, ergibt 6 Rollen
Sattvisch, 0 Vata, - Pitta, + Kapha ✿ ❤ ❄

1 Portion Teig für Liz' Scones, S. 176, mit dem für Dich optimalen Süßmittel

zubereiten. Den Teig in sechs Stücke teilen und diese zu rechteckigen Gebilden von ca. 1 1/2 cm Höhe, 4 cm Breite und 15 cm Länge formen.

1/2 Tasse Rosinen
1/2 Tasse rohe gehackte Walnüsse oder Pecannüsse

darüber verteilen.

1 Eßlöffel Zimt

darüberstreuen. Die Stücke aufrollen und sie aufrecht auf ein leicht gefettetes Backblech setzen. 1/2 Stunde oder länger kalt stellen. Den Ofen auf 200 °C vorheizen. Bevor Du die Rollen zum Backen hineinschiebst, vorsichtig

6 Eßlöffel echten Ahornsirup (ungefähr einen Eßlöffel pro Rolle)

darüberlaufen lassen. Backen, bis sie leicht gebräunt sind, ungefähr 15 Minuten. Sehr lecker.

Abwandlung: Für ein Gericht für die * **Rotationsdiät Tag 1**, ersetze den Ahornsirup durch Gerstenmalz.

Wann gibt es in Deinem Leben Momente, die Dir heilig sind? In ruhigen Augenblikken allein, in Gesellschaft Deiner Familie oder Deiner Freunde, in der Gemeinschaft? In lärmenden Feiern in Tempeln, Kirchen, Wäldern, Wüsten, Bergen? Vielleicht findest Du sie in jedem Atemzug. Wo sind die Zeit und die Momente, die dieses inneres Sehnen nähren? Denn das Heilige nährt uns, wie Menschen aller Rassen, Religionen und Zeitalter wußten. Im Ayurweda helfen geheiligte Zeit und geheiligter Raum uns, Ojas aufzubauen, unser Energiepolster und unsere Reserven. Heilige Momente sind unabdingbar für unsere Heilung, unser Leben, unser Sterben.

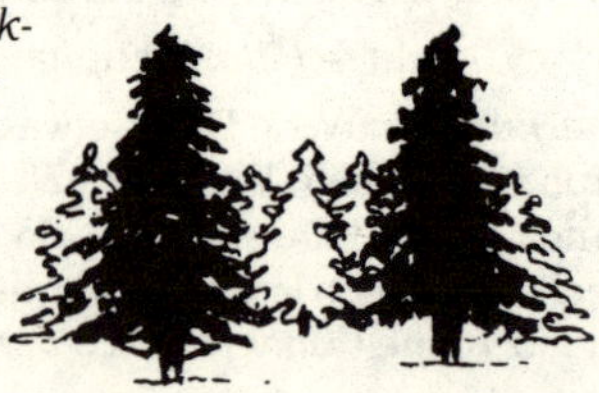

Scones mit Apfel

Zubereitungszeit: 1 Stunde, für 6 – 8 Personen

*SATTVISCH** ✿ ❤ ❄

2 Portionen Teig für Liz' Scones, S. 176, mit dem Süßmittel

zubereiten. Den Teig in 2 gleiche Portionen aufteilen. 2 Backbleche leicht einfetten und mit Mehl bestäuben. Jeden der beiden Teigbälle auf einem Backblech vorsichtig zu einem Kreis von 4 bis 6 cm Höhe formen. 1/2 Stunde oder länger kalt stellen. Backofen auf 200 °C vorheizen.

2 biologische Äpfel

raspeln, während der Teig abkühlt. Die Äpfel mit

1/2 Tasse Sucanat oder Apfeldicksaft
1 Eßlöffel Zimt
1/4 Tasse Rosinen (wahlweise)**

mischen. Diese Apfelfüllung gleichmäßig auf einem der runden Scones verteilen. Den anderen Teigkreis obenauf legen. 20 Minuten backen, bis die Oberseite leicht gebräunt ist. Wie eine Torte in Stücke schneiden und warm oder kalt servieren.

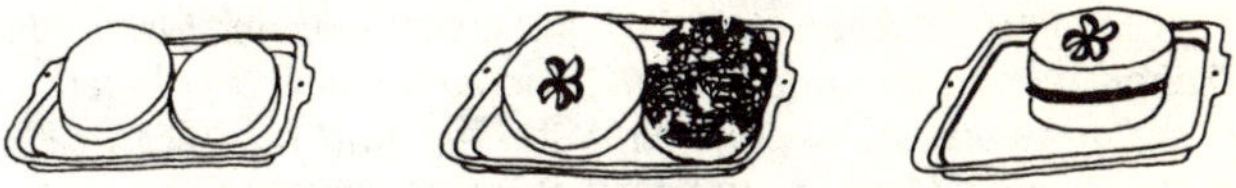

*** Rotationsdiät Tag 1**
* *wenig + Vata, - Pitta, + Kapha (mit Vollkornweizenmehl)*
* *mäßig + Vata, - Pitta, mäßig + Kapha (mit Gerstenmehl)*
** Rosinen vermehren *Vata*, so daß *Vatas* sie in diesem Gericht meiden sollten.

Abwandlung: **Pfirsich-Scones**. Die Scones vorbereiten wie oben.

2 Tassen Pfirsiche oder Nektarinen

in dünne Scheiben schneiden. Mit

1/2 Tasse Sucanat, Apfeldicksaft oder Ahornsirup

mischen. Wie oben beschrieben backen.

SATTVISCH, 0 Vata, - Pitta, + Kapha

Anmerkung: „Pfirsich-Scones", „Scones mit Apfel" und „Zimtrollen" sind nahrhafte Gerichte, die man als Nachtisch reichen kann. Sie werden zwar ohne Hefe gemacht, sind aber trotzdem schwer und süß genug, daß man sie bei einer Candida-Diät lieber meiden sollte.

Essen und Konstitution

In diesen Zeiten, in denen Ayurweda in den Vereinigten Staaten noch etwas Neues ist, hat man dem Themenkreis „Essen und Konstitution" eine Menge Aufmerksamkeit gewidmet. Ich schlage vor, daß wir uns entspannen und darüber nicht so viel Wirbel machen wie in diesem ersten Jahrzehnt, in dem wir Ayurweda kennengelernt haben. Wer sich an eine sattvische *Ernährung hält, kann normalerweise wirkungsvolle Anpassungen für seine ganz eigene Konstitution vornehmen, ohne daß er ein Nahrungsmittel gänzlich meiden muß.*

Sagen wir zum Beispiel, Du wärst in einem Kapha*-Haushalt zu Gast, weil Du ein paar Tage bei Freunden verbringst. Eines Tages setzt man Dir statt des üblichen warmen Reisbreis einen heißen Roggenbrei vor. Roggen wirkt erwärmend, leicht und trocken, ist gut für* Kapha*, aber nicht so gut für das Gleichgewicht von* Vata *und* Pitta*. Läßt Du als* Vata *jetzt das Frühstück aus und hoffst, daß es zum Mittagessen etwas Besseres gibt? Das hoffe ich nicht! Gib Dir einfach zusätzlich etwas Ghee und ein wenig Süßmittel darauf, und schon paßt das Gericht auch für Dich. Wenn Du* Pitta *wärst, könntest Du die Eigenschaften des Roggens dadurch ein wenig abkühlen, daß Du als Süßmittel Ahornsirup wählst, den Deine Gastgeber Dir freundlicherweise angeboten haben. Sowohl* Vata *als auch* Pitta *könnten sich noch mit etwas warmer, frischer Milch oder Tschai (wenn vorhanden) begleitend zum Essen beruhigen.*

Sagen wir andererseits, Du bist ein Vata*-Typ und hast Dir zu Hause angewöhnt, jeden Morgen zum Frühstück Roggenbrei zu essen. Es schmeckt einfach köstlich, und Du magst diesen Kardamom-Geschmack aus dem Rezept. Eine Weile lang ist alles in Ordnung, aber dann bemerkst Du, daß Du ein wenig zu Verstopfungen neigst, vielleicht hast Du auch aufgesprungene oder trockene Lippen, oder es gibt Anzeichen für Trockenheit im Dickdarm. Für den regelmäßigen Verzehr ist für Dich ein warmes, feuchtes Getreide wie Reis, Weizen oder Hafer vorteilhafter, das Dein* Dosha *besser harmonisiert. Im Ayurweda gilt: alles in Maßen. Dein Körper wird es Dich wissen lassen, wenn Du nicht ganz maßvoll bist!*

Wenn Du aber, als drittes Beispiel (das muß doch Lakshmi sein, über die wir da reden, oder?), weißt, daß selbst eine kleine Menge Kartoffeln bei Dir zu Gasen führt oder daß Du von Erdbeeren Nesselausschlag bekommst, dann laß diese Nahrungsmittel weg.

Die Listen der Nahrungsmittel für verschiedene konstitutionelle Typen (im Anhang II) bieten Dir Informationen, die Du an Deinem eigenen Körper ausprobieren kannst. Finde damit heraus, welche Lebensmittel für Dich am besten geeignet sind. Fang an, Deine eigenen Erfahrungen mit und Dein eigenes Verständnis für diese Wissenschaft der Selbstheilung zu entwickeln.

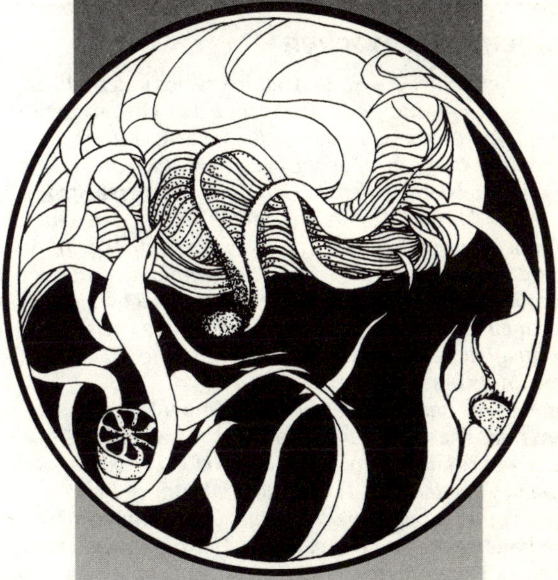

Mittagessen

Traditionsgemäß ist im Ayurweda die Mahlzeit in der Tagesmitte die ausgiebigste. Die Verdauung ist um diese Zeit am aktivsten und damit am besten fähig, mit verschiedenen Nahrungsmitteln fertigzuwerden. In Amerika wird weniger Zeit für das Mittagessen eingeplant und mehr für das Abendessen. Ich beuge mich der Realität, nach der die meisten Menschen ihren Tag gestalten müssen, und führe hier für das Mittagessen schnelle, leichte und schnell zuzubereitende Gerichte sowie ihre Auswirkungen auf die *Doshas* auf. Man sollte aber im Gedächtnis behalten, daß diese Mahlzeiten traditionell eher am Ende des Tages als in der Mitte serviert würden. Wenn ich „schnell und leicht" sage, meine ich damit 25 Minuten oder weniger, vom Anfang bis zum Ende gerechnet.

Klimagemäßes Kochen

Ayurweda betrachtet uns als den Mikrokosmos innerhalb des größeren Makrokosmos, der auch das Klima und den Ort, an dem wir leben, beinhaltet. Wir können das Kochen als einen Weg nutzen, um uns besser an unsere Umgebung anzupassen. In einem kühlen und trockenen Klima wie zum Beispiel dem, in dem ich lebe, benutzt man beim Kochen mehr Flüssigkeit und mehr Öle, um einen Ausgleich zu den deutlichen Vata-*Bedingungen zu schaffen, die sich hier leicht entwickeln. Auch für die äußerliche Anwendung wird mehr Fett empfohlen, und zwar als Ölmassage für die empfindlichen Gewebe, die in der hochgelegenen Bergwüste schnell austrocknen können. Zusätzliches Wasser im Haus wirkt ebenso ausgleichend, zum Beispiel ein kleiner Fischteich oder ein Zimmerspringbrunnen.*

In einem heißen, nassen und feuchten Klima wie in Louisiana oder Florida muß man eher trocknende Maßnahmen ergreifen. Etwas weniger Fett, dafür mehr Maisbrot, rote Bohnen und Reis. Größere Salatportionen helfen beim Ausgleichen, und saure Nahrungsmittel (sie halten die Feuchtigkeit im Körper) sollten weniger verwendet werden.

In einem kalten, feuchten Klima wie im Nordwesten am Pazifik (an der Nordseeküste) versuchen wir, uns sowohl aufzuwärmen als auch trokkener zu machen. Warmes, leicht gewürztes Essen mit großzügiger Verwendung von frischem Ingwer ist gut. Zusätzliche Innenraumbeleuchtung in Form von Tageslichtglühlampen steuert das Feuer bei, das wir brauchen, um unseren Kreislauf und die Körpervorgänge anzuregen. Saunabesuche oder Bürstenmassagen können hilfreich sein – das sind Therapien, die normalerweise einem trägen Kapha *vorbehalten sind.*

Zuerst müssen wir immer unsere individuellen Lebensbedingungen und Bedürfnisse analysieren. Ein Pitta *in Seattle ist gut beraten, wenn er weniger gut gewürzte Speisen ißt als ein* Kapha *in derselben Stadt. Aber dieselbe* Pitta-*Person verträgt – wenn sie im Nordwesten zu Hause ist – vermutlich mehr scharfe Speisen, als wenn er oder sie im heißen Tucson (Weinbaugebiet) oder im schwülen Miami (Rheingraben) ist.*

Menschen, die in Ballungsräumen leben, werden meistens vorrangig von der Energie beeinflußt, die von der Stadt und ihren Bewohnern erzeugt wird, und erst in zweiter Linie vom Klima (außer bei extremem Klima wie im Juli in New York (im Weinbaugebiet) oder im Januar in Chicago (auf der Zugspitze)). In den meisten großstädtischen Gegenden ist es allgemein notwendig, Vata *und* Pitta *zu beruhigen. Das kann man zum Beispiel mit jedem der hier aufgeführten leichten, beruhigenden und leicht verdaulichen Rezepte tun. Ölmassagen und* Pranayama *wirken sich auf ein besseres inneres Gleichgewicht ebenfalls positiv aus.*

Tabelle 8: Schnelle, einfache Mittagsgerichte

	Vata	*Pitta*	*Kapha*
Frischer Salat aus jungen Zucchini	-	-	0
Zucchinisalat	0	0	0
Sommersalat	0	-	-
Kräftiger Topinambur-Salat	0	0	-
Frischer Spinat-Gurken-Salat	0	0	0
Frischer Chinakohl-Salat	+	-	-
Frische geraspelte Karotten	-	0	-
Karotten-Rosinen-Salat	-	0	0
Gefüllte Avocado mit schwarzen Bohnen und Korianderblättern	mäßig +	wenig +	wenig +
Nudelsalat aus Weizennudeln	-	-	+
Nudelsalat aus glutenfreien Nudeln (Maisnudeln)	0	ein wenig +	-
Mungsprossen-Salat	0	—	—
Mandarinen-Jicama-Salat	-	0	0
Brokkolicremesuppe	0	0	0
Lucianos Zucchinisuppe	-	-	0
Schnelle Suppe aus schwarzen Bohnen	+	0	0
Mungsprossen-Suppe	0	-	0
Libanesische Kichererbsen	+	-	-
Hummus mit Crackern	+	0	0
Schneller Bohnen-Dip mit Tortillas	0	-	-
Rahmspinat auf Toast	0	0	-
Gemüse mit Mandel-Ingwer-Sauce	-	+	+
Bohnen-Fadennudeln mit Zuckererbsenschoten	-	0	0
Sobanudeln mit Knoblauch und Gemüse	0	ein wenig +	0
Einfache Azukis	0	-	-
Blumenkohl mit Cashew-Rahmsauce	mäßig +	0	0
Tofu „ganz kompliziert“, mit Gemüse und Basmati oder Buchweizengrütze und Lauch	0	0	0
Nudeln mit Leichter Basilikum-Sauce	-	-	0
Nudeln mit Pestosauce	-	+	+
Nudeln mit Oregano-Cremesauce	-	-	0
Nudeln Primavera	-	0	-
Nudeln ganz einfach	-	0	-

Tabelle 9: Mittagsgerichte, die man vorbereiten kann

	Vata	*Pitta*	*Kapha*
Quinoa-Korianderblätter-Salat	0	-	-
Salattafel Superior	0	-	-
Süßkartoffelsalat	-	0	+
Leichter Kartoffelsalat	mäßig +	0	-
Frisches Karottenaspik	-	+	-
Gelierter Himbeer-Kiwi-Salat	0	-	0
Gelierter Erdbeer-Ananas-Salat	-	-	+
Leichter Gurken-Gazpacho	-	-	0
Herzhafte Gemüsesuppe	0	-	-
Süßkartoffelsuppe	-	-	+
Ganz einfacher Bete-Borscht	-	+	-
Arme-Leute-Spargelcremesuppe	-	-	-
Suppe aus halben Erbsen	0	-	-
Suppe aus halben Mungbohnen	-	-	wenig +
Quinoa-Spargel-Pilaf	-	-	-
Ein *Kichadi*	-	-	-
*Ama*verminderndes *Dal*	-	-	-
Korianderblätter-Quiche	-	0	0
Gemüsebratlinge	0	0	0
Panir mit Scones	-	-	+
Tahin und Scones mit Honig	-	0	+
Blaues Maisbrot und Santa-Fe-Pintobohnen	+	0	-
Mandelbutter und ungesüßte Marmelade auf Irischem Backpulverbrot	-	0	+
Nori-Rollen mit Dip	-	-	0

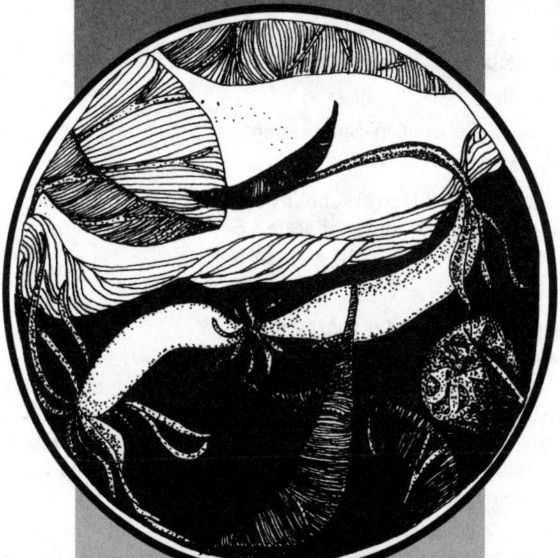

Salate

Regenbogen-Sommersalat

Zubereitungszeit: 20 Minuten, für 4 Personen
Sattvisch, 0 Vata, - Pitta, - Kapha ✿ ✷ ❤

1 Tasse feingeschnittenen Endiviensalat
2 Tassen kleine zarte Salatblätter, feingeschnitten oder zerzupft
8 Rosetten Feldsalat
2 Eßlöffel kleingehackte frische Pfefferminze
1/4 Tasse (oder weniger) Blätter und Blüten von Raukenkohl
8 kleingehackte Basilikumblätter
1 kleiner gelber Sommerkürbis in dünnen Scheiben beziehungsweise in schmalen Streifen
1 kleine geraspelte Karotte
6 feingehackte Spinatblätter

vorbereiten. Mit

Estragon-Petersilien-Salatsauce

übergießen. Mit

frischen blauen Borretschblüten, orangefarbenen Blüten der Kapuzinerkresse und gerösteten Sonnenblumenkernen (alles wahlweise, macht aber Spaß!)

verzieren.

**** Reinigend in der Polarity-Therapie**

Anmerkungen: Das ist ganz offensichtlich ein Salat für Gartenbesitzer, und er soll Dir Anregungen geben, wie Du mit Deinem eigenen Garten spielen kannst, um farbenfrohe, leichte und leckere Lebensmittel zusammenzustellen. Viel Spaß mit Deinen eigenen Kreationen! Ein Garten zu Hause, selbst wenn es nur ein kleiner Blumenkasten ist, kann eine Vielfalt und Frische bieten, mit der sich kein Einkaufszentrum messen kann.

Zucchinisalat

Zubereitungszeit: 15 Minuten, für 3 – 4 Personen
Sattvisch, 0 Vata, 0 Pitta, 0 Kapha ✷ ❤

Waschen und entsprechend vorbereiten:

2 mittelgroße Zucchinis, in dünne Scheiben geschnitten
1 Eßlöffel feingeschnittener Lauch
2 Eßlöffel krause Petersilie, feingehackt

Die Zucchini und den Lauch für ungefähr 2 Minuten in einen Dampfkochtopf geben und kochen. (Du kannst die Zucchini auch roh verwenden, wenn Du magst). In eine mittelgroße Servierschüssel geben, die Petersilie dazugeben und mit „Cremiger Pesto-Salatsauce“, S. 95 vermischen.

**** Reinigend in der Polarity-Therapie**

Frischer Salat aus jungen Zucchini

Zubereitungszeit: 10 Minuten, für 2 Personen
Sattvisch, - Vata, - Pitta, 0 Kapha ✸ ❤

2 – 3 junge Zucchini
1 Gurke (wenn nicht biologisch, dann geschält)
6 – 12 junge Beinwellblätter oder 1/2 Bündel frischen Spinat

waschen. Die Zucchini längs teilen (s. Zeichnung) und dann quer dazu schneiden, so daß sehr dünne halbmondförmige Scheiben entstehen. Die Gurke schälen und ebenso kleinschneiden. (Wenn sie größer ist, erst in Viertel und dann in Scheiben schneiden). Den Beinwell oder den Spinat fein hacken.

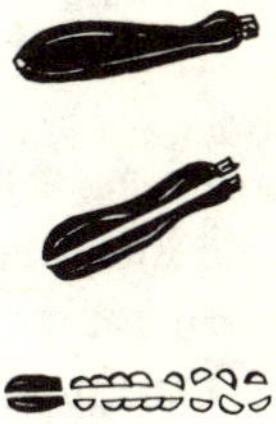

1/4 Tasse rohe Kürbiskerne

in einer kleinen schweren Pfanne bei geringer Hitze anrösten, bis sie anfangen aufzuspringen. Die Kerne zusammen mit dem Gemüse in eine hübsche Schüssel geben.

1 Eßlöffel Olivenöl
1 1/2 Eßlöffel fr. Zitronen- oder Limonensaft

direkt darüberträufeln. Vermischen und servieren.

**** Reinigend in der Polarity-Therapie**

Abwandlung: Wenn Du auf strenger Rotationsdiät bist, laß die Zitrone oder die Limone weg und verwende statt dessen 1/4 Teelöffel Vitamin-C-Pulver und 1 Teelöffel kaltes Wasser. Unorthodox und ganz bestimmt nicht traditionsgemäß, aber im Zweifelsfalle hilfreich, wenn Deine Allergien extrem ausgeprägt sind.

*** Rotationsdiät Tag 2**

Sommersalat

Zubereitungszeit: 10 Minuten (einschließlich Zubereitungszeit für die Salatsauce), für 4 Personen
Sattvisch, 0 Vata, - Pitta, - Kapha ✸

1 Kopfsalat

waschen und in kleine Stücke zupfen.

1/2 Tasse ausgepulte, rohe Erbsen

dünsten und unter den Salat heben. In

Estragon-Petersilien-Salatsauce, S. 95

marinieren. Servieren. Ein guter, leichter, erfrischender Salat.

**** Reinigend in der Polarity-Therapie**

☞

Bemerkung: Rohe Erbsen sind für *Pitta* und *Kapha* in Ordnung; einige *Vatas* finden sie etwas schwer verdaulich. In diesem Falle kann man sie in einem kleinen geschlossenen Topf 1 oder 2 Minuten dünsten.

Kräftiger Topinambur-Salat

Zubereitungszeit: 10 Minuten, für 2 – 3 Personen
Sattvisch (verwendete Knoblauchmenge ist minimal)
0 Vata, 0 Pitta, - Kapha ✿ ✷ ❤ ❄

12 große rohe Topinamburknollen

sehr gut waschen. Die haben wirklich gern noch Dreck sozusagen hinter den Ohren. In eine Schüssel raspeln, die Schale bleibt dran.

1 Knoblauchzehe, zerdrückt

einrühren. Mit

Estragon-Petersilien-Salatsauce, S. 95

vermischen und sofort servieren.

**** Reinigend in der Polarity-Therapie**

Bemerkung: Der Geschmack ist hier das Kräftige, nicht die Farbe!

Frischer Spinat-Gurken-Salat

Zubereitungszeit: 15 Minuten, für 3 Personen
*Sattvisch** ✿ ✷ ❤ ❄

2 Tassen frischen Spinat

gut waschen und abtropfen lassen.

1/2 Gurke

waschen und schälen. Längs halbieren (s. Zeichnung) und dann in dünne Scheiben schneiden. Den Spinat auf Salattellern anrichten und die Gurkenscheiben obenauf geben. Zusammen mit

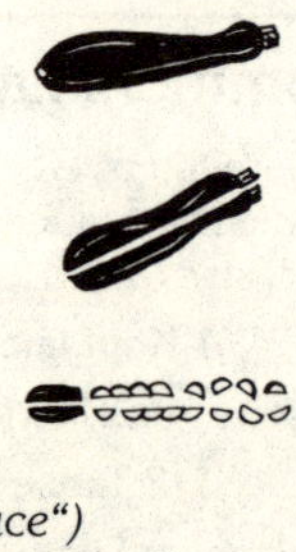

Mandel-Gurken-Salatsauce, S. 96 oder
Estragon-Honig-Senf-Salatsauce, S. 96
und gerösteten gehackten Mandeln obendrauf

servieren.

** 0 Vata, 0 Pitta, + Kapha (mit „Mandel-Gurken-Salatsauce")*
** 0 Vata, 0 Pitta, 0 Kapha (mit „Estragon-Honig-Senf-Salatsauce")*

Bemerkungen: Um dieses Gericht beruhigender für *Kapha* zu machen, kannst Du eine größere Menge frischen Spinat verwenden. Außerdem kannst Du die Mandel-Gurken-Salatsauce mit Wasser verdünnen oder weniger davon verwenden.

Frischer Chinakohl-Salat

Zubereitungszeit: 10 – 15 Minuten,
einschließlich Salatsauce für 4 Personen
SATTVISCH, + Vata, - Pitta, - Kapha ✿ ✷ ❤ ❄

1/2 Kopf frischen Chinakohl, ungefähr 2 Tassen

waschen und quer zu den Blattrippen in 1 1/2 cm breite Streifen schneiden. Zur Seite stellen.

Orangen-Sesam-Salatsauce, S. 97

zubereiten. Ungefähr die Hälfte der Salatsauce über den kleingeschnittenen Chinakohl geben und gut vermischen. Den Rest der Salatsauce kann man für andere Zwecke aufheben.

*** Rotationsdiät Tag 4/** Reinigend in der Polarity-Therapie**

Bemerkungen: Das gibt einen guten, milden Kohlsalat, der leichter zu verdauen ist als die meisten Krautsalate. Kinder mögen ihn gern.

Was ist „frisch"?

Meine geschätzte Buchherausgeberin und alte Freundin Margie Hughes hat mich gefragt: „Was meinst Du mit frisch? Heißt das, daß man Gemüse und Obst jeden Tag kaufen oder pflücken muß, oder bezieht sich das darauf, daß man sie jeden Tag frisch kochen muß? Könnte man zum Beispiel Brokkoli am Dienstag kaufen und die Hälfte davon an gleichen Abend in einem Pfannengericht verwenden, den Rest (roh) im Kühlschrank lagern und dann am Donnerstag für ein anderes Gericht verbrauchen?" Aber sicher. Das Wichtige hier ist die umwandelnde Wirkung von Feuer, von Kochen. Wenn ein Lebensmittel einmal gekocht worden ist, ist es anfällig für viel schnellere Zerfalls- und Fermentationsprozesse. Deswegen wird empfohlen, daß man ein gekochtes Gericht (oder ein kleingeschnittenes und mariniertes Gericht) am selben Tag ißt, an dem man es zubereitet hat.

Frisches, ganzes rohes Obst kann bei Raumtemperatur gelagert werden, wann immer das angebracht erscheint; die meisten Gemüse kann man unzerkleinert einige Tage lang im Kühlschrank aufbewahren.

Es ist natürlich ideal, wenn man täglich frisch geerntetes Gemüse aus dem eigenen Garten oder dem eines anderen bekommen kann. Dieses ganz frische Gemüse hat die höchste Lebenskraft und die meisten Nährstoffe. (Wie bei vielen Köchen hat dieses Streben nach Frische auch mein Interesse am Gärtnern geweckt, vor allem am ayurwedischen). Wenn Du eine Rangfolge aufstellen willst, dann ist frisch geerntet am besten; frische schon früher geerntete Produkte kommen als nächstes; und rohe Produkte, die kühl gelagert worden sind, kommen danach. Alle diese Beispiele würde man aber als „frisch" betrachten gegenüber einem Gericht, das an einem Tag gekocht und am nächsten auf den Tisch gebracht wurde. Letzeres ist aus ayurwedischer Sicht nicht frisch.

Karotten-Rosinen-Salat

Zubereitungszeit: 15 Minuten, für 2 – 3 Personen

SATTVISCH, - Vata, 0 Pitta, 0 Kapha ✿ ✸ ❄

2 Eßlöffel Rosinen, möglichst biologische

in eine Tasse geben und mit heißem Wasser bedecken. Mindestens 10 Minuten einweichen lassen. Dadurch werden sie praller und leichter verdaulich.

2 mittelgroße Karotten

gut waschen und raspeln.

1 Eßlöffel frischen Zitronensaft
1/2 Teelöffel kaltgeschleuderten Honig

mit einem Schneebesen vermischen.

2 Eßlöffel kaltgepreßtes Olivenöl

dazurühren. Die Rosinen abtropfen lassen und in einer Schüssel mit den Karotten vermischen. Die Salatsauce darübergießen. Gut vermischen.

**** Reinigend in der Polarity-Therapie**

Frisches Gemüse

Wie kommt man an das frischeste Gemüse? Frisches Gemüse hat wesentlich mehr Lebensenergie, Prana, *als gefrorenes oder solches aus der Dose. Und an dieser Lebensenergie kannst Du teilhaben. Ein wunderbares Buch, mit dem Du anfangen kannst, das ganze Jahr über Dein eigenes frisches Salatgemüse anzubauen, ist* The New Organic Grower's Four-Season Harvest *von Eliot Coleman. Coleman benutzt einfache, praktische und ökologisch verträgliche Methoden, Gemüse selbst im kältesten Wetter zu schützen, ohne ausgeklügeltes Gewächshaus oder künstlich zugeführte Wärme. Bei der Ernte in allen vier Jahreszeiten versuchst Du nicht, Spargel im Oktober oder Tomaten im Januar zu essen. Du ißt mit dem Ablauf der Jahreszeiten. Und jede Jahreszeit hat ihre eigenen köstlichen Gemüse: Kopfsalat und Spinat im Frühling, Frühsommer und Herbst, Neuseeländischen Spinat und Gartenmelde im Hochsommer, Raukenkohl, Feldsalat und Claytonie (Kubasalat), wenn das Wetter sehr kalt wird. Sprossen kannst Du das ganze Jahr über ziehen, wenn Du willst (siehe „Sprossen“, S. 111).*

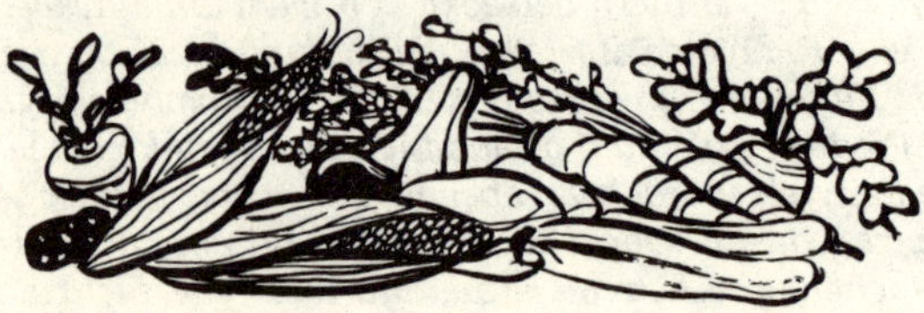

Karotten-Antipasto

Zubereitungszeit: 30 Minuten, und eine Stunde fürs Abkühlen, für 4 Personen

*SATTVISCH, - Vata, 0 Pitta, - Kapha** ✿ ✸ ❤ ❄

1/2 Teelöffel Salz
1/2 Teelöffel Sucanat oder Fruchtzucker
1 Liter Wasser

in einer mittelgroßen Pfanne zum Kochen bringen.

4 mittelgroße biologische Karotten (ungefähr 4 Tassen)

waschen und in schmale Streifen schneiden. In das kochende Wasser geben und zugedeckt ungefähr 3 Minuten blanchieren. Abgießen und in eine Schüssel geben, die man gut abdecken kann (geht gut mit Tupperware).

1 1/2 Teelöffel frischen Zitronensaft
3 Eßlöffel Olivenöl
1 kleine Knoblauchzehe, zerdrückt (kann man weglassen)*
2 Teelöffel frische Krause Minze, kleingehackt
1/2 Teelöffel frischen Rosmarin, feingehackt
Salz und Pfeffer nach Geschmack (kann man weglassen)

vermischen. Die Salatsauce über die Karotten geben und gut vermischen oder verschütteln. Im Kühlschrank marinieren lassen, bis der Geschmack gut durchgezogen ist. Servieren.

* *SATTVISCH, - Vata, - Pitta, 0 Kapha, wenn man den Knoblauch wegläßt*

Bemerkungen: Das ist ein altes sizilianisches Rezept, das ich von meiner Freundin Dolores Chiappone bekommen habe. Im Originalrezept wird nicht Zitronensaft verwendet, sondern Rotweinessig.

Abwandlung:

Frische geraspelte Karotten mit Krauser Minze und Limone

Zubereitungszeit: 10 Minuten, für 4 Personen

SATTVISCH, - Vata, 0 Pitta, - Kapha ✿ ✸ ❤ ❄

4 mittelgroße Karotten, biologische haben den intensivsten Geschmack

waschen und in eine mittelgroße Schüssel raspeln.

1 Teelöffel frische Krause Minze

waschen und feinhacken. Unter die Karotten rühren.

1 Eßlöffel kaltgepreßtes Olivenöl extra virgin
1 1/2 Teelöffel frischen Limonensaft (oder Zitronensaft)

darüberträufeln. Gut verrühren.

**** Reinigend in der Polarity-Therapie**

Süßkartoffelsalat

Zubereitungszeit: 30 – 45 Minuten, für 4 Personen
Sattvisch, - Vata, 0 Pitta, + Kapha ✿ ✷ ❤ ❄

4 Tassen Süßkartoffeln (2 große)

im Ganzen oder in Stücke geschnitten kochen.

1 Teelöffel frische Ingwerwurzel, feingeraspelt
1/2 Teelöffel biologische Zitronenschale, feingeraspelt
1/4 Tasse frischen Zitronensaft (1 1/2 Zitronen)
1 1/2 Teelöffel kaltgeschleuderten Honig
2 – 3 Eßlöffel Sesamöl
Salz nach Geschmack

in einer kleinen Schüssel mit dem Schneebesen vermischen. Wenn die Kartoffeln so weich sind, daß man leicht eine Gabel hineinstechen kann, das Wasser abgießen (ich hebe es oft als Suppengrundlage für später auf) und die Kartoffeln schälen. Die Schalen lassen sich mit den Fingern oder einem kleinen Messer gut entfernen. Die Süßkartoffeln in Würfel von 1 1/2 cm Länge schneiden. In eine Servierschüssel geben und gut mit der Salatsauce mischen. Warm oder kalt servieren.

**** Reinigend in der Polarity-Therapie**

Anmerkungen: Dieser Salat, der viel β-Karotin enthält, wirkt besonders stärkend für die Lunge.

Gefüllte Avocado mit schwarzen Bohnen und Korianderblättern

Zubereitungszeit: 10 Minuten, für 2 – 4 Personen
Rajasisch (wegen der Avocado),
mäßig + Vata, wenig - Pitta und Kapha
✿
✷
❤
❄

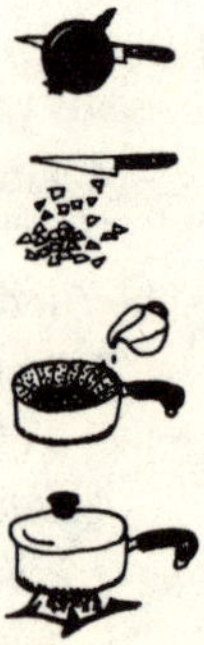

1 Tasse Wasser
1 Dämpfeinsatz
1 Eßlöffel feingehackte rote Zwiebel,
im Dämpfeinsatz

in einen mittelgroßen Topf geben. Die Zwiebel 2 – 5 Minuten über dem Wasser dämpfen. Aus dem Dämpfeinsatz nehmen und mit

1 Tasse gekochten schwarzen Bohnen,

ungesalzen
1/2 Tasse biologischem Sellerie, feingehackt
1/2 – 3/4 Teelöffel Salz
(weglassen, falls die Bohnen gesalzen sind)
1/4 Tasse frischem Zitronensaft
1/3 Tasse frischen Korianderblättern, zerkleinert
1 Prise Cayenne-Pfeffer

vermischen. In

1 oder 2 halbierte Avocados

füllen. Als Vorspeise für 2 Personen oder als Appetithappen für 4.

**** Aufbauend in der Polarity-Therapie**

Leichter Kartoffelsalat

Zubereitungszeit: 40 Minuten, für 4 Personen
Sattvisch, mäßig + Vata, 0 Pitta, - Kapha ✿ ✷

6 mittelgroße rote Kartoffeln

abbürsten und die Augen entfernen. In einem tiefen, mittelgroßen Topf mit kochendem Wasser und bei geschlossenem Deckel aufsetzen, dann ohne Deckel bei mittlerer Hitze weichkochen, ungefähr 30 Minuten. Während die Kartoffeln kochen,

1 Portion Estragon-Honig-Senf-Salatsauce, S. 96

zubereiten und

1 Tasse frische Erbsen

dämpfen. Abkühlen lassen.

2 Stangen Sellerie
1/4 Tasse Petersilie

feinhacken. Zur Seite stellen. Wenn die Kartoffeln fertig sind, abgießen (die Kochflüssigkeit läßt sich gut als Suppengrundlage verwenden) und abkühlen lassen. In Würfel oder Scheiben schneiden, wie es Dir besser gefällt. Zusammen mit den übrigen Zutaten in eine große Schüssel geben und gut vermischen. Servieren.

Wildreissalat

Zubereitungszeit: 1 1/2 Stunden,
meist unbeaufsichtigt, für 4 Personen
Sattvisch, - Vata, 0 Pitta, 0 Kapha ❤ ❄

1 Tasse ungekochten Wildreis oder 1/2 Tasse Wildreis und 1/2 Tasse braunen Basmati

waschen. In einem mittelgroßen Topf zusammen mit

3 1/2 Tassen Gemüsebrühe*
1 Teelöffel oder weniger Salz

zum Kochen bringen. Hitze auf mittel bis niedrig herunterschalten, Deckel aufsetzen und garkochen, ungefähr eine Stunde. Wenn der Reis fast gar ist, in die Küche zurückkommen und

1 kleinen Sommerkürbis

waschen und in Scheiben schneiden,

1 sehr kleine süße rote Paprikaschote

waschen und in kleine Würfel schneiden. Wenn der Wildreis weich und gut zu kauen ist, das Gemüse in den Topf mit dem Reis geben. Deckel auflegen und bei geringer Hitze noch einmal 10 Minuten köcheln lassen. Falls nötig, den Reis abgießen (das meiste oder praktisch das gesamte Wasser sollte von dem Reis aufgenommen worden sein) und

1/4 Tasse rohe Pinienkerne
1 – 6 Eßlöffel Cremige Knoblauch-Salatsauce (S. 94), je nach Geschmack
1 Messerspitze Cayenne-Pfeffer

einrühren. Heiß oder kalt servieren.

**** Aufbauend in der Polarity-Therapie**

* Wenn ich keine gute Gemüsebrühe zur Hand habe, gebe ich **1 ganze gewaschene ungekochte Karotte, in ungefähr 3 Stücke gebrochen**, und **3 kleine getrocknete Shiitaake-Pilze** in den Topf und lasse diese mit dem Wildreis mitkochen. Irgendeine Art von Brühe oder Gemüse braucht man bei diesem Rezept, damit es einen wirklich guten Geschmack bekommt. Wenn Du eine strikt *sattvische* Diät befolgst, kannst Du die Pilze weglassen.

"Quinoa mit Korianderblättern" als Salat: siehe S. 206 im Kapitel „Vollkorn-Beilagen"

Warum kein Fleisch?

Dafür gibt es viele Gründe. Der wichtigste ist, daß unsere amerikanische und europäische Angewohnheit, Rinder zu halten und zu essen, auf der ganzen Welt anderen Arten riesige Flächen ihres Lebensraums (und ihrer Nahrungsgrundlage) wegnimmt. Die Vereinigten Staaten sind der führende Rindfleisch-Importeur und der führende Exporteur des Fast Food und des Hamburger-Lebensstils. Für das Halten von Rindern braucht man viel Land. Dieses Land ist anfälliger gegenüber Erosion und Bodenverdichtung. (Anm. d. Übers.: Das gilt bei Haltung der Rinder auf den „Feedlots", die in Amerika üblich sind, also auf sehr dicht besetzten eingezäunten Stücken Land. Im deutschen Sprachraum wird hauptsächlich Stallhaltung praktiziert und Land als Futterfläche gebraucht, die gemäht wird.) Und die stickstoffhaltigen Ausscheidungen der Kühe verunreinigen viele Gewässer.

Kühe rufen Nachfrage nach eiweißreichem Futter hervor und nach Wasser. Bis zur Hälfte des Getreides und der Ölfrüchte, die in einem bestimmten Gebiet angebaut werden, enden in vielen Ländern rund um den Globus ganz routinemäßig als Viehfutter. Dieses Fleisch wird dann zu uns Vielfraßen „weiter oben im Norden" transportiert. Wie Francis Moore Lappé vor mehr als zwei Jahrzehnten in seinem Buch Diet for a Small Planet *herausstellte, kann man sich die Widersinnigkeit dieser abstoßenden Routine wie folgt vor Augen führen: Stell Dir vor, Du setzt Dich in einem Restaurant vor ein erstklassiges 220-Gramm-Steak. Und dann siehst Du um Dich herum 45 bis 50 Menschen vor leeren Schüsseln sitzen. Das sind die „Futterkosten" für dieses eine Steak, 45 bis 50 Schüsseln voll gekochten Getreides.*

Und wenn Du dann in dieses Steak oder diesen Hamburger beißt, was passiert in Deinem Körper? Fleisch wird mit Hinblick auf die persönliche Gesundheit immer gefährlicher. So ist zum Beispiel ein neuer Bakterienstamm in Hamburgern, E. coli 0157:H7, so tödlich geworden, daß eine gemeinsame Expertengruppe aus Wissenschaftlern, Vertretern der fleischverarbeitenden Industrie und Regierungsbeamten dem amerikanischen Landwirtschaftsministerium im Jahre 1994 vorgeschlagen hat, den größten Teil des Rinderhackfleisches vor dem Verkauf zu bestrahlen. Sie vertraten die Ansicht, daß diese Kobaltbestrahlung die einzige Möglichkeit sei, die tödlichen Mikroben im Hackfleisch abzutöten und damit seine Ungefährlichkeit für den Verbraucher zu garantieren. (Das Bakterium, um das es hier geht, war dasselbe, mit dem sich 1993 an der Nordwestküste Amerikas 700 Menschen infiziert haben). Daß Fleisch heutzutage so verdorben ist, daß die Bestrahlung die einzige Möglichkeit ist, es keimfrei zu machen, ist ziemlich abstoßend.

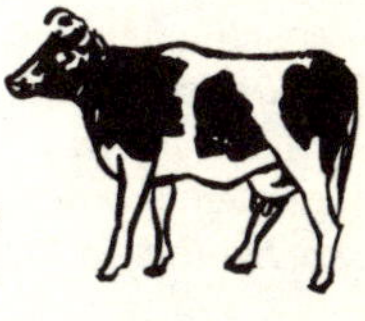

Das zeigt auch, wie tief die Fleischproduktion ganz allgemein abgesunken ist, wenn man als Kriterien

die Haltung gesunder Tiere und das Anbieten von einwandfreien Produkten nimmt. Ein Faktor, dem man überhaupt keine Aufmerksamkeit zu schenken scheint, ist die Möglichkeit, daß durch die Bestrahlung Mutationen und damit auf lange Sicht noch tödlichere und resistentere Bakterienstämme entstehen könnten.
Der Verzehr von Fleisch ist schon lange mit einer größeren Wahrscheinlichkeit in Verbindung gebracht worden, Dickdarmkrebs, Herzerkrankungen, Osteoporose und andere Krankheiten hervorzurufen. Aber nun kommen noch weitere gräßliche Neuigkeiten ins Spiel. Der „Rinderwahnsinn“ geht in England um. Hier in den Vereinigten Staaten bezeichnen wir die Rinder, die aus verschiedenen Gründen hinfallen und nicht wieder aufstehen können, als „Fallkühe“. Der überwiegende Teil der Fallkühe in Amerika wird geschlachtet, und ihr Fleisch wird in Umlauf gebracht, entweder für die menschliche Ernährung oder zur Verarbeitung als Tierfutter. Diese eiweißreichen Tierfutter werden wiederum an andere Tieren verfüttert, darunter auch Kühe.
In England befürchtet man sehr ernsthaft, daß man mit diesem Vorgehen, also dem Verfüttern von Rindern an andere Rinder, BSE verbreitet, die Bovine Spongiforme Enzephalopathie (schwammartige Gehirnerkrankung der Rinder). BSE ist eine degenerative Gehirnerkrankung, bei der die Tiere zuerst Probleme haben, sich auszubalancieren; dann werden sie verrückt und sterben. Derzeit ist kein Heilmittel für diese Krankheit bekannt, die ausnahmslos tödlich verläuft. Noch beunruhigender ist, daß die Krankheit anscheinend auch andere Säugetiere befallen kann. In England ist man zum Beispiel der Meinung, daß die befallenen Kühe sich ursprünglich mit der Krankheit angesteckt haben, weil sie Futter vorgelegt bekamen, in dem Tiermehl aus Schafen enthalten war. (Ziegen und Schafe können an einer übertragbaren Gehirnerkrankung leiden, die Scrapie oder Traberkrankheit heißt). Und zumindest ein englischer Milchviehhalter, dessen Herde mit BSE infiziert war, ist inzwischen an der Creutzfeldt-Jakob-Krankheit gestorben, einer Form der „Schwammgehirnkrankheit“ beim Menschen. In England ist man äußerst besorgt. Über zweitausend öffentliche Schulen im Vereinigten Königreich setzen den Kindern kein Rindfleisch mehr vor. Im Frühjahr des Jahres 1993 starben wöchentlich 885 englische Kühe an der Krankheit, im Jahr davor waren es 675 Kühe wöchentlich. Laut Aussage der US-Regierung ist BSE in Amerika kein Problem. Aber wenn man sich unsere Fütterungsverfahren so ansieht, scheint es doch, als ob sich diese oder andere Krankheiten hier leicht ausbreiten könnten.
Du ißt also kein Rindfleisch, schon seit Jahren nicht. Aber was ist mit den anderen Fleischgerichten? Auch andere Tiere sind zum Opfer menschlicher Verfahren geworden, sowohl was die Unsauberkeit in der Produktion betrifft, als auch in bezug auf globale Verschmutzungen. Weil sie in der Nahrungskette ziemlich weit oben stehen, reichern viele Tiere allgemein verbreitete Giftstoffe wie PCBs (polychlorierte Biphenyle) und Quecksilber in ihren Geweben an. Fische, die größer als Lachse sind,

wie zum Beispiel Schwert- und Thunfische, können gefährlich hohe Mengen an Quecksilber aufweisen. Die Fische in den Großen Seen im Nordosten der USA haben so viel PCBs angereichert, daß die offizielle Empfehlung lautet, sie nicht öfter als einmal pro Woche zu essen, und im Falle einer Schwangerschaft überhaupt nicht .

Lachs, ein außergewöhnlich nahrhafter Fisch, der reich an Kalzium, Eiweiß und essentiellen Fettsäuren ist, wird in manchen Gegenden bis zur Ausrottung befischt. Willst Du am Untergang dieser Tierart mitschuldig sein? Bei Hühnerfleisch riskierst Du wegen der schlampigen Produktionsmethoden eine Infektion mit antibiotikaresistenten Salmonellen. Bei Schweinen hat man während der letzten zehn Jahre steigende Mengen an Sulfonamid-Rückständen im Gewebe gefunden. Derzeit haben Puten die geringsten Mengen an Rückständen von Schädlingsbekämpfungsmitteln und Chemikalien aufzuweisen. Wenn Du Deine Tiere selbst halten und gut für sie sorgen kannst oder wenn Du eine andere zuverlässige Quelle für biologisch erzeugtes Fleisch hast, kann das eine Möglichkeit sein.

Wenn Du, zumindest in diesem Jahrzehnt, mit ayurwedischen Therapeuten zusammenarbeitest, ist die Wahrscheinlichkeit hoch, daß Du es mit Vegetariern zu tun hast. Und die meisten ayurwedischen Ärzte, die in Indien ausgebildet worden sind, sind mit vegetarischen Ernährungsplänen vertraut. Sie wissen am besten, in welcher Wechselbeziehung diese Ernährungspläne mit den Therapien und den Kräuterzubereitungen stehen, die sie empfehlen. Ihnen ist bewußt, daß Fleisch ein schweres Gericht ist und daß es oft Gärungen innerhalb des Darmes hervorruft. Und sie können wahrscheinlich besser mit Dir arbeiten, wenn Du eine Ernährung einhältst, die ihnen bekannt ist. Gleichzeitig muß das natürlich eine Ernährung sein, die Dir entspricht!

Wenn Du also weiterhin noch Fleisch ißt und trotzdem daran interessiert bist, Deinen Fleischkonsum herunterzuschrauben, könntest Du die ayurwedische Methode des „1/4, 1/4, 1/4" ausprobieren: Stell fest, wie hoch Dein derzeitiger Fleischverzehr ist, und iß von dieser Menge 25 % weniger. Wenn Du Dich bei dieser Menge wohl fühlst, reduzierst Du Deinen Fleischkonsum um ein weiteres Viertel und so weiter. Du mußt Dir auf jedem Niveau Zeit zum Stabilisieren lassen, bevor Du noch weiter heruntergehst.

Einige Menschen haben herausgefunden, daß sie anscheinend wirklich mehr Eiweiß brauchen, und zögern aus diesem Grund, mit dem Fleischessen aufzuhören. Kinder und schwangere Frauen haben oft ein starkes Verlangen nach tierischen Produkten, und als Ernährungsspezialistin tendiere ich dazu, das zu unterstützen. Ich empfehle dann, daß die Produkte so rein, frisch und unverfälscht wie nur irgend möglich sein sollen. Traditionsbewußte ayurwedische Köche würden mir in diesem Punkt wahrscheinlich widersprechen. Andererseits habe ich in meiner Praxis oft andere erwachsene Menschen gesehen, die das Gefühl hatten, daß ihre Ernährung Fleisch enthalten sollte. Nicht selten erwächst dieses Bedürfnis aus Problemen mit ungenügender Verdauung und Absorption, und diese können durch einen ayurwedischen Heilplan grundlegend verbessert werden. Wenn Du das Gefühl hast, daß diese Beschreibung auf Dich zutreffen könnte, dann wäre meine Empfehlung, daß Du Dir einen ayurwedischen Therapeuten oder eine ayurwedische Therapeutin suchst, der Du vertraust, dort Deine Situation beschreibst und dann abwartest, was er/sie Dir empfiehlt. Oft können ayurwedische Verdauungspräparate gegeben werden, die dazu beitragen, daß Du Eiweiß und andere Nährstoffe in einer vegetarischen Ernährung besser verdauen kannst, als das in der Vergangenheit der Fall war. Und wahrscheinlich wirst Du über die Verbesserung Deiner Gesundheit und Lebenskraft erstaunt sein.

Viele Amerikaner haben in den letzten paar Jahrzehnten ihren Fleischverzehr enorm gesenkt und heben sich Fleisch, Geflügel oder Fisch für die besonderen Anlässe auf, wenn sie außer Haus im Restaurant essen. Um dem schnell einen Dämpfer aufzusetzen, muß ich leider sagen, daß es kaum ein Restaurant gibt, in dem man sauberes, biologisches Fleisch oder Geflügel vorgesetzt bekommt. (Aua. Wie kann ich nur so praktisch denken und so gefühllos sein?)

Und was ist mit Vitamin B_{12}? Wenn Du frische Milch und Eier ißt, bekommst Du diesen Nährstoff. Wenn Du strikter Veganer bist (also keinerlei Produkte tierischen Ursprungs ißt), ist die Alge Spirulina eine gute Quelle für dieses B-Vitamin. Wenn Du Dich mit keiner dieser Lösungen anfreunden kannst, könntest Du ab und zu eine B_{12}-Ergänzung gebrauchen. Wenn Du allerdings früher tierische Produkte zu Dir genommen hast, ist es gut zu wissen, daß die Leber normalerweise genug B_{12} speichert, um Deinen Bedarf auf sechs oder sieben Jahre zu decken. (Ich habe in meiner Ernährungspraxis oft Veganer zu diesem kritischen Zeitpunkt gesehen, ungefähr sieben Jahre nach ihrer Ernährungsumstellung. Nachdem sie sich jahrelang gut gefühlt hatten, berichteten sie nun, daß sie sich allmählich immer müder fühlten, daß sie schlecht gelaunt und aus dem Gleichgewicht waren. Oft half es Ihnen sehr, wenn wir zusätzliche B_{12}-Quellen in ihren Ernährungsplan mit einarbeiteten und größere Mengen an anderen Nahrungsmitteln mit aufnahmen, die reich an Vitamin B und Mineralstoffen sind). Sorgen machen mir Kinder, die als Veganer erzogen werden oder die diese Ernährung selbst gewählt haben. Da sie noch kein Depot für dieses Vitamin angelegt haben, muß ihre Ernährung eine regelmäßige B_{12}-Quelle enthalten, zum Beispiel mit Spirulina-Algen angereicherte Mischgetränke. Es kann sein, daß sich einige Eltern und Kinder sogar gezwungen sehen, frische Eier oder Milch wieder mit aufzunehmen, um diesem Bedarf Rechnung zu tragen.

Letzten Endes bleibt es natürlich Dir überlassen, ob Du Fleisch ißt oder nicht.

Nudelsalat

Zubereitungszeit: 20 Minuten, für 4 Personen

SATTVISCH* ✿ ✷ ❤

2 Tassen Vollkorn-Nudeln aus Weizen oder Mais (glutenfreie Nudeln)

kochen. Während die Nudeln kochen, die folgenden Gemüse waschen und kleinschneiden oder raspeln:

1 Tasse frisches geraspeltes Gemüse: Karotten, Jicama oder Sommerkürbis (geht mit allen gut)
1 Tasse frisches kleingeschnittenes Gemüse: eine Tomate, einige Zuckererbsenschoten, eine dünne Zucchini in Scheiben, Senfgrün von braunem Senf und/oder Petersilie sind gut

In einem Edelstahldämpfeinsatz in einem Topf

1/4 Zwiebel, feingehackt (wahlweise)
1 Knoblauchzehe, zerdrückt (wahlweise)

über ungefähr 3 cm Wasser 1 bis 2 Minuten dämpfen. Wenn Du willst (sagen wir einmal, Du würdest *Vata* beruhigen, die Luft), dann kannst Du die in dünne Scheiben geschnittene Zucchini oder die Zuckererbsenschoten oder ausgepulte Erbsen zusammen mit dem Knoblauch und den Zwiebeln für diese paar Minuten mitdämpfen. Für *Pitta* oder *Kapha* ist das nicht notwendig, aber für *Vata* macht es das Gericht leichter verdaulich.
Wenn die Nudeln gar sind, abgießen und kaltes Wasser darüberlaufen lassen.

1/2 Tasse Orangen-Sesam-Salatsauce, S. 97

zubereiten und mit

1 Eßlöffel rohem Sesam-Tahin

mischen. Die Nudeln und das ganze Gemüse in eine Servierschüssel geben. Die Salatsauce und

1 Teelöffel frische Dillsamen
Salz nach Geschmack
1 Eßlöffel gehackte Walnüsse

darüber verteilen. Gut umrühren und servieren.

** Mit Weizennudeln: SATTVISCH, - Vata, - Pitta, + Kapha*
** Mit Maisnudeln: SATTVISCH, 0 Vata, etwas + Pitta, - Kapha*

**** Aufbauend in der Polarity-Therapie**

Abwandlung: Für ein Gericht für *** Rotationsdiät Tag 4** Maisnudeln verwenden, dazu Gemüse für **Tag 4** wie Brunnenkresse, Raukenkohl, Spargel und/oder Schalotten, den Dill weglassen und die Walnüsse durch Pistazien ersetzen. Auf S. 317 findest Du weitere Informationen über Rotationsdiät.

SATTVISCH, 0 Vata, + Pitta, 0 Kapha

**** Aufbauend in der Polarity-Therapie**

Lieblings-Bohnensalat auf italienische Art

Zubereitungszeit: 1 Stunde, für 6 Personen

SATTVISCH, + Vata, - Pitta, - Kapha ✿ ✱ ❤

1/2 Tasse trockene Kidneybohnen
1/2 Tasse trockene Navybohnen
4 1/2 Tassen Brühe, s. Vegetarische Brühe I S. 121
1 Lorbeerblatt
1 Prise Hing oder Mexikanisches Teekraut
1 ganze kleine Zwiebel (wahlweise)
1/2 Teelöffel ganze Koriandersamen
5 – 6 schwarze Pfefferkörner
1 Eßlöffel Oliven- oder Sesamöl

in einem Edelstahldampfkochtopf unter Druck bringen. Kochen, bis die Bohnen gar sind, bei Druck ungefähr 30 Minuten. Während die Bohnen kochen,

1 Tasse frischen Brokkoli, feingeschnitten
2 mittelgroße Karotten, längs halbiert oder geviertelt, in dünnen Scheiben
1/4 – 1/2 Tasse frisches rohes Grün von Senf oder Grünkohl
1 – 3 Tassen kleingeschnittene Zucchini
1 Eßlöffel frischen Schnittlauch oder rote Zwiebel, feingehackt (wahlweise)

waschen und vorbereiten. In einem großen Topf oder einer großen Pfanne

1 Eßlöffel Olivenöl extra virgin

erwärmen. Das Gemüse darin bei mittlerer bis geringerer Hitze andünsten, aber nicht länger als 5 Minuten. Wenn die Bohnen fertig sind, abgießen und zum Gemüse geben.

2 Eßlöffel krause Petersilie, feingehackt
2 Teelöffel frisches Basilikum, gehackt,
oder 1 Teelöffel getrocknetes
1 Teelöffel frischen oder getrockneten Oregano, gerebbelt
1/4 Teelöffel gemahlenen schwarzen Pfeffer
1/2 Teelöffel Salz
2 Eßlöffel frischen Zitronensaft
1 – 2 Eßlöffel Olivenöl extra virgin

zugeben und vermischen. Warm oder kalt servieren.

Anmerkungen: Für eine opulente Mahlzeit paßt dieser Salat gut mit einfachen Nudeln mit etwas Olivenöl und mit einem Raukenkohl-Tomaten-Salat. Für eine leichtere Mahlzeit kann man ihn gut so essen, mit ein paar Crackern und etwas Ghee. Die großzügigen Mengen an schwarzem Pfeffer, Basilikum und Oregano sind alle dazu gedacht, *Agni* zu unterstützen, so daß es für Deinen Körper leichter ist, die Bohnen zu verdauen.

Abwandlungen: Wenn Du das Gemüse eher dämpfst als dünstest, ist das ein Gericht, das **** aufbauend in der Polarity-Therapie** wirkt. Das Olivenöl erst zum Schluß zugeben, nicht mitkochen.

Mungsprossen-Salat: Wenn Du etwas suchst, das neutraler auf *Vata* wirkt, probiere es einmal mit **2 Tassen gekeimten Mungbohnen** anstelle der Kidney- und Navybohnen. Laß den Dampfkochtopf stehen und gib die gekeimten Bohnen einfach während der letzten Minute des Gemüse-Andünstens mit dazu. Deckel auflegen und etwa eine Minute dünsten, dann wie zuvor den Rest der Kräuter, die Zitrone und das Öl zugeben. Dieser Salat wirkt auch auf Pitta und Kapha beruhigend.

Sattvisch, 0 Vata, — Pitta, — Kapha

**** Reinigend in der Polarity-Therapie**

Gesamte Zubereitungszeit für diese Abwandlung: 10 – 15 Minuten.

Mandarinen-Jicama-Salat

Zubereitungszeit: 15 Minuten, für 4 Personen

Sattvisch, - Vata, 0 Pitta, 0 Kapha ✷ ❤

Die Salatsauce vorbereiten:

Saft von 2 Zitronen (ungefähr 1/3 Tasse)
2 Teelöffel kaltgeschleuderten Honig
1 Teelöffel gemahlenen Koriander
2 Eßlöffel Sesam- oder Sonnenblumenöl

vermischen.

2 Tassen Jicama

schälen und in sehr dünne Scheiben schneiden.

2 Tassen süße Mandarinen

schälen und in Spalten teilen. Ungefähr 1/2 Tasse der Salatsauce mit der Jicama und den Mandarinen vermischen. In eine hübsche Servierschüssel geben und mit

2 Eßlöffeln frische Korianderblätter, feingehackt
Salz nach Geschmack (wahlweise)

dekorieren. Servieren.

**** Reinigend in der Polarity-Therapie**, dazu Salz weglassen.

Bemerkungen: Um dieses Gericht noch beruhigender für *Kapha* und *Pitta* zu machen, mehr Jicama im Verhältnis zu den Mandarinen verwenden. Das ist ein altes mexikanisches Lieblingsgericht: leicht und wohlschmeckend. Wenn die Mandarinen sauer sind, wirkt der Salat immer noch hilfreich für *Vata*, aber die sauren Eigenschaften verstärken *Pitta* und *Kapha* und sollten deswegen für diese beiden Typen vermieden werden.

Frisches Karottenaspik

Zubereitungszeit: 20 Minuten plus 1/2 Stunde
zum Abkühlen, für 4 Personen
Sattvisch, - Vata, 0 Pitta, - Kapha ✸

2 Eßlöffel rohe Sonnenblumenkerne

in einer Pfanne bei geringer Hitze und ohne Deckel leicht anbräunen. Dabei gelegentlich umrühren. Es kann ungefähr 5 Minuten dauern. Vom Feuer nehmen.

1 1/2 Tassen rohe Karotten (ungefähr zwei mittelgroße Karotten), frisch geraspelt
1 Eßlöffel rohen Sellerie, feingehackt
1 Eßlöffel frische Petersilie, feingehackt

waschen und vorbereiten.

1 Tasse Wasser
2 Teelöffel Agar-Agar

in einem kleinen Topf verrühren. Zum Kochen bringen, dann die Hitze auf geringe Wärmezufuhr reduzieren und weitere 5 Minuten köcheln lassen. Vom Feuer nehmen und

1/4 Tasse frischen Zitronensaft
2 Teelöffel kaltgeschleuderten Honig

einrühren. Das Gemüse, die Sonnenblumenkerne und

1 Teelöffel getrockneten Estragon
1 Messerspitze getrockneten Kreuzkümmel
1/2 Tasse frischen Karottensaft

zugeben. Gut vermischen. Eine Form oder eine Edelstahlschüssel leicht anfeuchten und das Aspik hineingießen. Bis zum Erstarren abkühlen lassen, ungefähr 30 Minuten.

*** Rotationsdiät Tag 3**

**** Reinigend in der Polarity-Therapie**

Abwandlung: Anstelle der Sonnenblumenkerne kann man feingehackte rohe Walnüsse verwenden.
Sattvisch, - Vata, wenig + Pitta, 0 Kapha.

**** Reinigend in der Polarity-Therapie**

Bemerkungen: Dieses Gericht enthält pro Portion über 12 000 IE β-Karotin. Das ist gut für die Immunabwehr, stärkt die Leber und wirkt als Krebsvorbeugung.

Gelierter Himbeer-Kiwi-Salat

Zubereitungszeit: 15 – 20 Minuten, für 4 – 6 Personen
Sattvisch, 0 Vata, - Pitta, 0 Kapha ✸

3 Tassen ungesüßten Himbeernektar

in einem kleinen Topf zum Kochen bringen.

2 Teelöffel Agar-Agar

dazugeben, 5 Minuten lang köcheln lassen und dabei mehrmals umrühren, bis der Agar-Agar sich vollständig aufgelöst hat. In eine Edelstahlschüssel oder in eine Form geben und

3 frische Pfirsiche, geschält und in Scheiben
2 frische Kiwi, geschält und in Scheiben

darunterheben. Bis zum Erstarren abkühlen lassen (mind. 30 Minuten).

**** Reinigend in der Polarity-Therapie**

So wählt man Ananas aus

Am besten setzt Du Dir gar nicht erst in den Kopf, ein Gericht mit Ananas zu machen, bevor Du nicht eine wundervolle duftende Ananas in der Hand hast. Anders ausgedrückt, plane Dein nächstes Gericht mit Ananas nicht, bevor Du die entsprechende Ananas gesehen hast, denn es besteht die Wahrscheinlichkeit, daß Du keine findest, die es wert ist, daß man sich mit ihr abgibt. (Wie mit Avocados in nördlicheren Breitengraden kann es sein, daß in der Gegend einfach keine reife und richtig wohlschmeckende Ananas zu finden ist).
Wenn Du durch die Obst- und Gemüseabteilung Deines Einkaufszentrums läufst und Du plötzlich ein wundervolles Ananasaroma in die Nase bekommst, folge dem Geruch. Wenn die Frucht fest und nicht zu weich ist und recht gut riecht, sind Deine Aussichten vielversprechend. Mach noch einen anderen Test: Zieh eines der Blätter aus der Oberseite der Ananas heraus. Wenn das leicht geht, ist diese Ananas reif zum Essen. Wenn sie alle Prüfungen bis auf diese eine bestanden hat, wird sie nach ein paar Tagen Nachreifen zu Hause gut sein.
Um eine Ananas gleichmäßig nachreifen zu lassen, lagere sie mit der Oberseite nach unten. Wenn der untere Teil der Ananas anfängt, reif zu werden und zu duften, entwickeln sich auch die Zucker unterhalb dieses Teils, also an der Oberseite, gleichmäßiger und schneller, als wenn Du die Ananas auf ihren Boden stellst. Unter keinen Umständen solltest Du eines der Rezepte mit frischer Ananas in diesem Buch zubereiten, wenn Du nicht eine gute, süße Ananas hast. Deine Resultate können immer nur so gut sein wie die Frucht selber. Ananas werden im Ayurweda aufgrund ihres Säuregehaltes normalerweise gelegentlich gegessen und nicht ständig. Dieser Säuregehalt kann erhitzend wirken, was Du vermeiden solltest, wenn im Körper bereits Entzündungen vorliegen.

Gelierter Erdbeer-Ananas-Salat

Zubereitungszeit: 20 Minuten plus 1/2 Stunde
zum Abkühlen, für 4 Personen
Sattvisch, - Vata, - Pitta, wenig + Kapha (Ananassaft) ✱

1 Eßlöffel Agar-Agar
1 Tasse frischen Ananassaft (man kann auch Apfelsaft verwenden)

in einem kleinen Topf verrühren. Zum Kochen bringen, dann die Hitze herunterschalten und 5 Minuten köcheln lassen. Wenn der Agar-Agar sich in dem Saft aufgelöst hat, den Topf vom Feuer nehmen.

1 Tasse frische Erdbeeren
1 Tasse frische süße Ananas, geschält und kleingeschnitten.

Die Erdbeeren ganz lassen oder halbieren, wie Du willst, und die Ananas in Stücke von der Größe schneiden, die Du bevorzugst. Das Obst in die Agar-Agar-Lösung einrühren. In eine Form oder Schüssel füllen oder in Portionsschälchen. Bis zum Erstarren abkühlen lassen, 30 Minuten oder länger.

* **Rotationsdiät Tag 3**, wenn Ananas verwendet wird.

Sattvisch, wenig + Vata, - Pitta, 0 Kapha, wenn Apfelsaft verwendet wird.

** **Reinigend in der Polarity-Therapie**

Bemerkungen: Frische Minzeblätter machen sich gut als Dekoration.

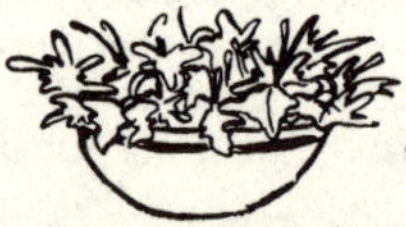

Salatbars

Eine frische Salatbar kann für alle Konstitutionen eine tolle Sache sein, wenn mit Bedacht ausgewählt wird. Vata-Menschen können sich an Lebensmittel halten, die sie gut verdauen können wie beispielsweise Avocado, ein paar Salatblätter, eine gute Salatsauce mit Sahne oder Öl und Zitrone, ein paar Nüsse und Körner, gedämpftes Gemüse. Pittas und Kaphas können sich mehr von den Bohnen aussuchen, viel grünen Salat, vielleicht noch eine gebackene Kartoffel. Wenn Du Dich einem verlockenden Büffet oder einem neuen Gericht gegenüber siehst, vertraue Deiner Kenntnis darüber, wieviel Dein Körper verträgt. Sich an diese weisen Worte zu erinnern, ist manchmal alles andere als leicht, aber Dein Körper wird es Dir jedes Mal danken!

Salattafel Superior

Zubereitungszeit: 10 – 45 Minuten, je nachdem,
was Du auftischst, für 6 – 8 Personen
Sattvisch, 0 Vata, - Pitta, - Kapha ✿ ✷ ❤ ❄

Stelle aus der folgenden Auswahl alles auf den Tisch,
was Deinen Gefallen findet:

4 – 8 Tassen frischen grünen Salat
Spinat, Raukenkohl oder Radicchio
Avocados, gewürfelt, in einer Schüssel
Sprossen, in Schüsseln
ein paar Kirschtomaten
1 Tasse gekochte Bohnen: gekeimte Mung-, Kidney- oder Limabohnen, was auch immer
geröstete Sonnenblumen- oder Kürbiskerne
Pinienkerne
Blumenkohl- oder Brokkoliröschen (kurz gedämpft)
frische Erbsen
grobgemahlenen schwarzen Pfeffer
2 oder 3 frisch angerührte Salatsaucen: Estragon-Petersilien-Sauce, Cremige Knoblauch-Salatsauce oder Orangen-Sesam-Sauce sind gute Alternativen

Einfach waschen, was gewaschen und/oder kleingeschnitten werden muß, und in hübschen Schüsseln mit Löffeln auf den Tisch stellen. Wenn unter Deinen „Mitessern" jemand dabei ist, dem überschüssige Luft eigen ist (*Vata*), wäre es eine gute Sache, den Blumenkohl, den Brokkoli und die Erbsen ein paar Minuten zu dämpfen.

An Salatsaucen kannst Du zubereiten, was Du brauchst, wobei Du die bereitwillige Hilfe der Anwesenden in Anspruch nimmst, soweit vorhanden.

Wenn Du ein wenig auftrumpfen willst, kannst Du das eine oder andere besondere Salatgericht zubereiten, wie zum Beispiel das „Karotten-Antipasto", den „Lieblings-Bohnensalat auf italienische Art" oder den „Wildreissalat". Aber wenn Du Dich beeilen mußt, dann bleib ruhig und halte das Ganze einfach.

*** * Aufbauend in der Polarity-Therapie**

Grundsauce mit Zitrone und Olivenöl

Zubereitungszeit: 5 – 10 Minuten, ergibt eine Tasse
SATTVISCH, 0 Vata, 0 Pitta, 0 Kapha
*(wenn mit grünem Salat gegessen)** ✿ ✸ ❤ ❄

In einer kleinen Schüssel

1/3 Tasse frisch gepreßten Zitronensaft (ungefähr 2 Zitronen)
1/3 – 1/2 Tasse Olivenöl extra virgin
1 Teelöffel kaltgeschleuderten Honig (wahlweise)
Salz und Pfeffer nach Geschmack

mit einer Gabel gut verrühren.

**SATTVISCH, - Vata, + Pitta, + Kapha (wenn ohne Beilagen gegessen, was unwahrscheinlich ist!)*

**** Reinigend in der Polarity-Therapie**

***Abwandlung:* 1 kleine zerdrückte Knoblauchzehe** hinzufügen.
SATTVISCH mit leicht RAJASISCHEN Eigenschaften, 0 Vata, + Pitta, 0 Kapha (mit grünem Salat)

**** Reinigend in der Polarity-Therapie**

Bemerkungen: Das ist das Grund-Duo, das ich immer in der Küche habe: ein paar biologische Zitronen und etwas Olivenöl extra virgin. Dann ist es einfach, ein paar frische oder getrocknete Kräuter unterzumischen, wie Estragon, Rosmarin, Salbei, Petersilie oder Oregano, so daß man eine Salatsauce herstellen kann, die „etwas mehr hermacht", wie mein Liebling Gord zu sagen pflegt.

Cremige Knoblauch-Salatsauce

Zubereitungszeit: 10 Minuten, für 4 Personen
RAJASISCH, 0 Vata, + Pitta, 0 Kapha (mit Salat) ✿ ❤ ❄

1 1/2 Eßlöffel Sesam-Tahin
1 1/2 Eßlöffel frischen Zitronensaft
1 – 2 Zehen Knoblauch, zerdrückt
2 – 4 Eßlöffel Wasser
2 – 3 Teelöffel erhitztes Sesamöl
1 Messerspitze frisch gemahlenen schwarzen Pfeffer

verrühren und servieren. Diese Sauce paßt gut zu einem einfachen Salat aus Buttersalat, Spinat und Avocadostücken.

*** Rotationsdiät Tag 4**, den Pfeffer weglassen, wenn Du eine strenge Rotation einhältst.

**** Reinigend in der Polarity-Therapie**, wenn Du das erhitzte Sesamöl wegläßt.

Estragon-Petersilien-Salatsauce

Zubereitungszeit: 10 Minuten, für 6 Personen

Sattvisch, 0 Vata, 0 Pitta, 0 Kapha (mit Salat) ✿ ✷ ❤ ❄

In einer kleinen Schüssel die folgenden Zutaten gut vermischen und dabei das Öl zuletzt zugeben:

1/4 Tasse frischen Zitronen- oder Limonensaft
1/2 Teelöffel Salz
1/4 Teelöffel gemahlenen schwarzen Pfeffer
1 Teelöffel frischen Estragon, feingehackt
1 Teelöffel frische Petersilie, feingehackt
1/2 Tasse kaltgepreßtes Olivenöl extra virgin, Sesam- oder Sonnenblumenöl geht auch gut

Du kannst die Zutaten auch in der Küchenmaschine verrühren. Ergibt 3/4 Tassen Salatsauce. Kann sofort verwendet oder bis zur Verwendung im Kühlschrank gelagert werden.

** **Reinigend in der Polarity-Therapie**, Salz weglassen.

Abwandlung: Das Rezept kann gut verwendet werden, um eine Salatsauce für * **Rotationsdiät Tag 3** herzustellen. 1/4 Tasse Reisessig statt der Zitrone verwenden, und Sonnenblumenöl einsetzen.

Rajasisch, 0 Vata, 0 Pitta, 0 Kapha (mit Salat)

** **Aufbauend in der Polarity-Therapie**

Abwandlung: Eine einfachere Sauce kannst Du herstellen, indem Du statt des frischen Estragon 1/2 Teelöffel getrockneten verwendest. Bei dieser Version kannst Du Salz, Pfeffer und Petersilie weglassen, wenn Du willst.

Sattvisch, 0 Vata, 0 Pitta, 0 Kapha

** **Reinigend in der Polarity-Therapie** ohne das Salz.

Cremige Pesto-Salatsauce

Zubereitungszeit: 10 Minuten
ergibt ungefähr 1 1/4 Tassen

Sattvisch, 0 Vata, 0 Pitta, 0 Kapha (mit Salat) ✿ ✷ ❤

1/4 Tasse rohe Walnüsse oder Pinienkerne

In einem Mixbecher oder mit der Küchenmaschine fein mahlen.

1 Tasse frische Basilikumblätter, zerkleinert
1 kleine Knoblauchzehe
1/4 Tasse frischen Zitronensaft
1/4 Tasse Olivenöl extra virgin
1/4 – 3/8 Tassen Wasser

zugeben und zusammen mit den Nüssen die Sauce glatt pürieren. Servieren.

** **Aufbauend in der Polarity-Therapie**

Mandel-Gurken-Salatsauce

Zubereitungszeit: 15 Minuten, für 3 Personen

Sattvisch, 0 Vata, 0 Pitta, wenig + Kapha (mit Salat) ✷ ❤

In einer kleinen schweren Pfanne

1/2 Tasse abgezogene Mandeln

anrösten, bis sie leicht gebräunt sind, ungefähr 3 – 4 Minuten bei mittlerer Hitze. Abkühlen lassen. 1/4 Tasse für die Dekoration zur Seite stellen. Die andere 1/4 Tasse in einem Mixbecher oder mit der Küchenmaschine zu einem feinen Pulver mahlen.

2 Eßlöffel – 1/4 Tasse Olivenöl extra virgin (je nach Geschmack)
1/4 Tasse frischen Zitronensaft
1/2 mittelgroße Gurke, geschält und in Scheiben geschnitten
1/4 Teelöffel Salz
1 – 2 Eßlöffel Wasser

zu den Mandeln geben und pürieren, bis die Sauce glatt ist. Diese Sauce ist am besten, wenn sie sofort verwendet wird. Paßt sehr gut zu „Frischem Spinat-Gurken-Salat", S. 76.

Abwandlung: Man kann **1 gedämpfte Knoblauchzehe** in die Mischung geben.

Leicht rajasisch, 0 Vata, wenig + Pitta, wenig + Kapha (mit Salat)

***Abwandlung für* * Rotationsdiät Tag 2:** Zubereiten wie im Grundrezept oben, den Zitronensaft weglassen. Statt dessen insgesamt 1/4 Tasse Wasser und 1/4 Teelöffel Vitamin-C-Kristalle verwenden. Die Idee, anstelle von Zitronensaft oder Essig in einer Salatsauce Vitamin C zu verwenden, stammt von Marjorie H. Jones in ihrem Buch *The Allergy Self-Help Cookbook*. Vitamin C gehört sicher nicht zu den traditionellen ayurwedischen Zutaten, aber es kann ein hilfreicher Ersatzstoff für diejenigen sein, die auf Zitrusfrüchte oder auf Essig negativ reagieren.

Estragon-Honig-Senf-Salatsauce

Zubereitungszeit: 10 Minuten, für 6 Personen

Sattvisch, 0 Vata, 0 Pitta, 0 Kapha (mit Salat) ✿ ✷ ❤ ❄

1 Teelöffel getrockneten oder 1 Eßlöffel frischen Estragon
1/4 Tasse frischen Zitronensaft
1/4 – 1/2 Teelöffel Salz
1/4 Teelöffel frisch gemahlenen schwarzen Pfeffer
1 Knoblauchzehe, zerdrückt
1 Messerspitze Senfpulver
2 Teelöffel kaltgeschleuderten Honig
1/2 Tasse Olivenöl – man kann auch Sonnenblumenöl nehmen

mit einem Mixer vermischen. Servieren.

Bemerkungen: Eines unserer Lieblingsrezepte.

Orangen-Sesam-Salatsauce

Zubereitungszeit: 10 Minuten
ergibt ungefähr 1 Tasse
Sattvisch, - Vata, 0 Pitta, 0 Kapha ✿ ✷ ❤ ❄

Saft 1/2 Orange
Saft 1/2 Zitrone
1 Teelöffel Orangenschale (biologisch, geraspelt)
1 Messerspitze frischen Rosmarin, feingehackt (wahlweise)*
1 Teelöffel Fruchtzucker oder Dattelzucker
Salz nach Geschmack

in einem Halblitergefäß vermischen.

1/3 – 1/2 kaltgepreßtes Sesamöl

gut einmischen. Servieren. Diese Sauce schmeckt mild und leicht süßlich.

* Den Rosmarin weglassen, wenn Du eine strenge Rotationsdiät einhältst. Ein Gericht für die *** Rotationsdiät Tag 4.**

**** Reinigend in der Polarity-Therapie**

Abwandlung: 1 Teelöffel Honig kann das Süßmittel ersetzen und Sonnenblumenöl das Sesamöl.
Sattvisch, 0 Vata, 0 Pitta, 0 Kapha

**** Reinigend in der Polarity-Therapie**

Die Gelassenheit von Vegetariern

Ich möchte für einen Augenblick auf das Thema „Fleischesser" eingehen. Dieses Leben ist eine Gelegenheit, alle Lebewesen zu respektieren und zu ehren, eingeschlossen solche, die nicht unserer Meinung sind. Ayurweda, wie es heute praktiziert wird, verfolgt eine vegetarische Linie. Die meisten ayurwedischen Ärzte in meiner Bekanntschaft sind seit ihrer Geburt Vegetarier. Fleisch, so wie es heute zubereitet wird, gärt in vielen Körpern und verlangsamt viele ayurwedische Heilvorgänge. Nach vegetarischen Richtlinien unter einem ayurwedischen Heilprogramm geht es Dir wahrscheinlich schneller besser. Trotzdem war Ayurweda in der Art, wie es früher praktiziert wurde, keine vegetarische Heilkunst. Viele unterschiedliche Tierarten werden im ayurwedischen Schrifttum für bestimmte medizinische Zwecke empfohlen. Und auch heute kommen einige Menschen wirklich besser zurecht, wenn ihre Ernährung etwas Fleisch enthält – der Dalai Lama ist wohl das bekannteste Beispiel. Außerdem gibt es heute in der Welt viele Orte, an denen es für die Leute wirtschaftlich und praktisch einfach besser ist, ein Huhn oder Ei zu essen, das sie in ihrem eigenen Garten gezogen haben, anstatt mehr schlecht als recht ausschließlich von Bohnen – hektarweise Bohnen – zu leben.

Ich möchte mich hier also sehr grundsätzlich für Toleranz aussprechen. Ich habe mit vielen Menschen und mit vielen Ernährungsweisen gearbeitet, und es ist mir noch nie aufgefallen, daß es anderen oder mir geholfen hätte, wenn man Leute wegen ihrer Eßgewohnheiten angefeindet hat. Damit will ich nicht die vielen erbärmlichen Praktiken billigen, die auf diesem Planeten und in dieser Zeit angewendet werden. Es ist eine Bitte an Dich als Leser, daß Du Dein Wissen mit so viel Gelassenheit, Humor und Ausgeglichenheit anwendest, wie Du nur aufbringen kannst.

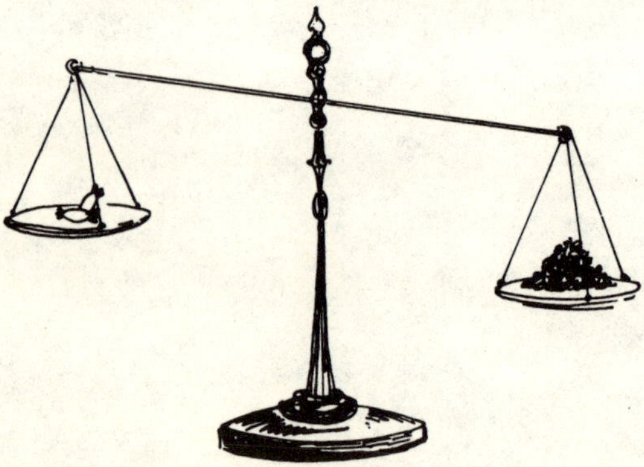

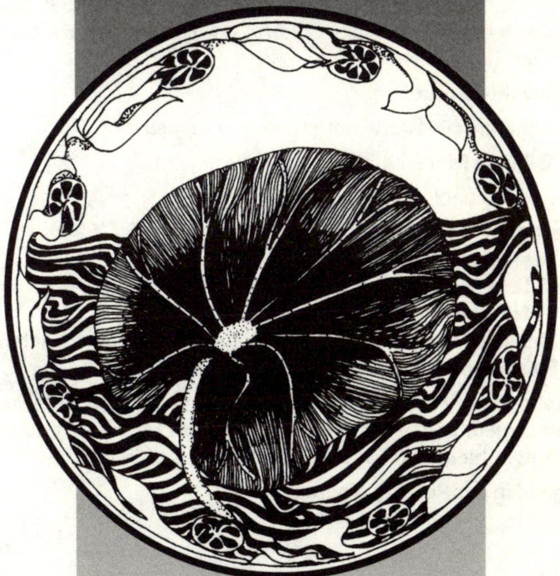

Suppen und Eintöpfe

Leichter Gurken-Gazpacho

Zubereitungszeit: 30 Minuten plus Abkühlzeit,
ergibt 3 – 4 Portionen/Tassen
Sattvisch, - Vata, - Pitta, 0 Kapha (mit zusätzlichem Cayenne-Pfeffer für Kapha) ✷

Einen Edelstahldämpfeinsatz in einen kleinen Topf mit Wasser einsetzen, zum Kochen bringen.

1 frische Lauchstange

waschen und in Ringe schneiden. Zusammen mit

1 Knoblauchzehe, zerdrückt

in den Dämpfeinsatz geben. Deckel auflegen und 5 Minuten dämpfen, um dem Gemüse etwas von seiner Schärfe zu nehmen. Vom Feuer nehmen, wenn das Gemüse gar ist.

3 kleinere Gurken

waschen, schälen, die Kerne entfernen und raspeln.

1/2 Tasse frische krause Petersilie

waschen und feinhacken. Zusammen mit dem

Saft 1 Zitrone
1 Tasse Gemüsebrühe
1/4 Tasse Olivenöl
1/2 Teelöffel Salz
1 Messerspitze oder weniger Cayennepfeffer, ganz nach Belieben
1 Messerspitze schwarzem Pfeffer, gemahlen

in den Topf geben. Wer will, kann die Suppe mixen, bis die Masse glatt ist. Das dauert ungefähr 20 – 30 Sekunden. Mit Salz und Pfeffer abschmecken. Nur soweit abkühlen, daß Du die Suppe kühl servieren kannst.

*** * Reinigend in der Polarity-Therapie**

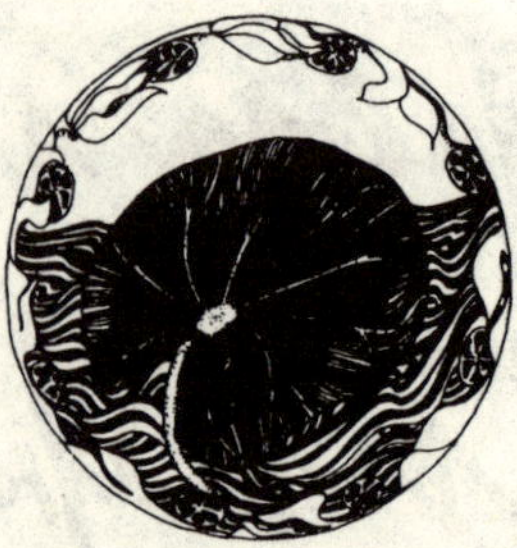

Die Elemente ehren

Ob wir es anerkennen oder nicht – mit jedem Bissen, den wir essen, gehen wir eine Verbindung mit unserem Planeten ein. Ohne die Energie und die Mitwirkung der Erde würden wir keine Nahrung erhalten. Vor einigen Jahren traf mich diese Erkenntnis wie ein Schlag. Wir waren hinaus aufs Land gezogen, als unsere Tochter geboren wurde, und wir hatten in unserem ländlichen Wohnort eine Menge Probleme mit dem Wasser. Von irgendwo auf unserem Stück Land kam eine wachsende Empfindung der Wut, die sogar ich fühlen konnte. Ich begann durch mein Malen und meine Träume ein Gespräch mit dem Land und erkannte schließlich, daß das Wasserelement sehr erzürnt über uns war. Wir hatten einen Brunnen gegraben und hatten uns das Wasser genommen, ohne einen Gedanken an Dank oder die Frage um Erlaubnis zu verschwenden. Für jemanden, der mit den wissenschaftlichen Anschauungen des Westens aufgewachsen ist, wie das bei mir der Fall war, kann das absurd und phantastisch klingen. Und doch war es unsere Realität, eine Wirklichkeit, die man vom ayurwedischen Standpunkt oder aus dem eigenen Inneren heraus leicht erkennen kann.

Verna Williamson, die frühere Vorsitzende der Siedlung Isleta Pueblo in New Mexico, hat kürzlich gesagt: „Das Umweltproblem ist ein sehr spirituelles Problem, und man muß das Wasser und all die natürlichen Ressourcen als Geister im spirituellen Sinne anerkennen. Die Indianer wissen das, und wenn nun diese Geister verletzt oder besudelt werden, dann wird damit der betreffende Geist erniedrigt. Wir alle bezahlen dafür, und deswegen ist es sehr wichtig, daß wir die Macht dieser Geister erkennen. Wir haben keine Kontrolle über diese Geister. Sie sind sehr mächtig, und wenn wir nicht wirklich darauf achten, wie wir sie behandeln, dann kann das ganz ernsthaft unser Ende bedeuten, denn die Geister lassen sich nur eine Zeitlang alles gefallen, und wir müssen sehr darauf bedacht sein, daß wir mit ihnen zusammenarbeiten. Sie sind sehr real – Indianer wissen das, und ich denke, insbesondere Leute aus den Pueblos, die lange Zeit im Untergrund gelebt haben, mit unserer Religion und mit unserem heiligen Glauben werden endlich offener in dieser Beziehung und beginnen, etwas von unserem Wissen mitzuteilen, weil wir denken, daß es sehr wichtig ist, daß die Welt die Spiritualität des Ganzen erkennt."*

(Mit freundlicher Genehmigung zitiert aus dem Katalog von „Seeds of Change" 1994, Bioneers Seeds of Change Conference in San Francisco 1993.)

**Anm. der Autorin: Verna Williamson spricht hier von den radioaktiven Abfällen und den Siedlungsabfällen, die in den Rio Grande gekippt werden, also in den Fluß, der ihre Siedlung versorgt.*

Brokkolicremesuppe

Zubereitungszeit: 10 Minuten, für 2 Personen (ergibt 3 Teller)
Sattvisch, 0 Vata, 0 Pitta, 0 Kapha ✿ ✷ ❤ ❄

In eine mittelgroße Pfanne einen Edelstahldämpfeinsatz und

1 Tasse reines Wasser

geben. Zum Kochen bringen.

1 kleinen Kopf Brokkoli, zerkleinert ungefähr 1 1/2 – 2 Tassen, ungefähr 2/3 des Stiels mitverwenden

waschen und grob zerkleinern.

1 Eßlöffel Lauch (grüne Teile) (wahlweise)

waschen und in Ringe schneiden. Wenn das Wasser kocht, den Brokkoli und den Lauch in den Dämpfeinsatz geben und den Deckel auflegen. Höchstens 3 – 5 Minuten dämpfen, bis der Brokkoli leuchtend grün ist.

2 Eßlöffel rohe Walnuß- oder Cashewstücke*
1/2 Teelöffel Salz

im trockenen Zustand im Mixbecher oder in der Küchenmaschine zu einem feinen Pulver mahlen. Zu dem gedämpften Gemüse und dem Kochwasser gießen und solange pürieren, bis die Mischung glatt ist. Mit

frisch gemahlenem weißem Pfeffer

servieren.

* Für ein Gericht für die * **Rotationsdiät Tag 4** Cashewkerne verwenden.

** **Aufbauend in der Polarity-Therapie**

Bemerkungen: Zusammen mit einigen heißen Mais-Tortillas oder „Blauem Maisbrot", S. 183, ist das eine sehr sättigende und schnelle Mahlzeit.

Herzhafte Gemüsesuppe

Zubereitungszeit: ungefähr 1 Stunde, für 4 Personen
Sattvisch, 0 Vata, - Pitta, - Kapha ✿ ❤ ❄

1/2 Tasse ungekochte Gerste

waschen und in einen großen Suppentopf geben.

8 – 10 Tassen reines Wasser
1 Teelöffel zerkrümelte Lorbeerblätter (2 bis 3 ganze Blätter)
1 Teelöffel Salz
1 – 2 Teelöffel Olivenöl extra virgin (weglassen, falls für *Kapha* erwünscht)

dazugeben. Den Topfinhalt bei starker Hitze zum Kochen bringen, dann auf mittlere Hitze schalten. Während alles köchelt,

2 biologische Karotten mitsamt Grün

zugeben. Das Karottengrün ganz zugeben, dann die Karotten würfeln. Wenn Du keine biologischen Karotten finden kannst, das Grün nicht mit verwenden.

2 Stangen Sellerie, feingehackt
1 Tasse (oder mehr) frische Petersilie, feingehackt
2 Eßlöffel Zwiebel, gehackt (wahlweise)
1 Knoblauchzehe, ungeschält
3 Tassen Kartoffeln oder Möhren (so frisch wie möglich), in Würfel geschnitten

zugeben. Die Suppe mit geschlossenem Deckel bei mittlerer Hitze ungefähr 50 Minuten kochen lassen. Das Karottengrün entfernen.

1 kleines Büschel frischen Spinat, gewaschen und zerkleinert
1 Teelöffel getrockneten Kerbel (wahlweise)
1/2 Teelöffel getrockneten Thymian
frisch gemahlenen schwarzen Pfeffer nach Geschmack

einrühren. Die Suppe noch einmal 5 Minuten köcheln lassen. Mit Ghee auf den Tisch bringen, vor allem für *Vata*.

**** Aufbauend in der Polarity-Therapie**

Bemerkungen: Wenn Du frische neue Kartoffeln hast, machen die aus diesem Gericht etwas ausgesprochen Leckeres. Eines unserer Lieblingsgericht für kalte, nasse Tage.

Abwandlung: *** Rotationsdiät Tag 1**: Wie oben beschrieben mit

Gerste, Wasser, Lorbeerblättern und Salz

anfangen. Zusammen mit

6 sonnengetrockneten Tomaten und
4 – 6 getrockneten Shiitaake-Pilzen

zum Kochen bringen. Die gewürfelten Kartoffeln zugeben, aber das übrige Gemüse weglassen. Die Suppe ungefähr 50 Minuten köcheln lassen. Dann

1 – 1 1/2 Teelöffel getrockneten Rosmarin
1/2 Teelöffel getrockneten Majoran
1 Messerspitze Cayennepfeffer (wahlweise)

einrühren. Wenn Du willst, kannst Du die Gewürze in einen Gewürzbeutel geben, so daß sie ihren Geschmack an die Suppe abgeben können, ohne daß danach die harten Rosmarinnadeln in der Suppe schwimmen. Die Suppe noch einmal 5 Minuten köcheln lassen. 1 – 2 Eßlöffel Ghee einrühren und servieren.

Etwas rajas und tamas, 0 Vata, 0 Pitta, - Kapha.

Ölmassage

Die Ölmassage ist eine der besten Methoden, um Vata *zu beruhigen. Ein wenig Sesamöl in Füße und Beine einreiben, bevor man zu Bett geht – das ist schon alles, was man machen muß. Kokosöl wirkt besonders beruhigend.*

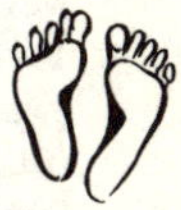

Minestrone

Zubereitungszeit: insgesamt 1 1/2 Stunden, für 4 – 6 Personen
Sattvisch, 0 Vata, 0 Pitta, - Kapha ✿ ❤ ❄

2/3 Tassen getrocknete Bohnen (Navy- oder Mungbohnen oder Kichererbsen sind gut)
8 Tassen reines Wasser
1 Prise Hing oder Mexikanisches Teekraut (wahlweise, unterstützt die Verdauung)
1 Lorbeerblatt

in einem Edelstahldampfkochtopf unter Druck bringen. Garkochen, ungefähr 30 Minuten. Man kann auch 2 Tassen vorgekochte Bohnen in ihrer Kochflüssigkeit plus 1 1/2 Liter Wasser verwenden.

2 Kartoffeln, in große Würfel geschnitten
1 Karotte, in kleine Würfel geschnitten
8 cm Lauch, feingeschnitten
2 Stangen Sellerie, feingehackt
1 Tasse frisches grünes Gemüse: Zucchini, Erbsen oder Fadenbohnen

waschen und zerkleinern. Wenn die Bohnen gar sind, das Gemüse dazugeben.

1 Tasse Rosenblüten-Tomaten-Grundsauce, S. 167
1/2 Tasse weißen Basmatireis, trocken, gewaschen
1 Teelöffel Salz
2 Teelöffel getrocknetes Basilikum
1/2 Teelöffel getrockneten Thymian

zugeben. Die Suppe köcheln lassen, bis alles weich ist, ungefähr 45 Minuten. Wenn Du mehr Brühe brauchst, noch Wasser zugeben. Heiß mit

frisch gemahlenem Pfeffer

servieren.

Ivys orientalische Suppe

Zubereitungszeit: 30 – 40 Minuten, für 4 Personen
Sattvisch mit rajasischem Anklang, - Vata, 0 Pitta, 0 Kapha ✿ ✷ ❤ ❄

4 Eßlöffel Ghee oder Sonnenblumenöl

in einem großen Suppentopf erwärmen.

5 cm frische Ingwerwurzel, geschält und geraspelt
4 – 6 Knoblauchzehen, zerdrückt (bei viel *Pitta* weglassen oder weniger nehmen)
1 – 2 Bündel Schalotten (grüne Zwiebeln), in dünnen Streifen (wahlweise)
(ungefähr 1/2 Tasse der zerkleinerten Schalotten für die Dekoration zurücklassen)

zum Öl geben und unter Rühren andünsten.

3 – 4 Tassen verschiedenes Gemüse, kleingeschnitten (um beim orientalischen Flair zu bleiben, solltest Du Gemüse auswählen wie Pak Choy, Chinakohl, Zuckererbsenschoten, weiße Rübe, Mungbohnensprossen oder Senfgrün von braunem Senf. Ein paar von diesen Gemüsesorten zu den üblichen wie Karotten, Sellerie, Zwiebeln, Spargel, Zucchini oder Blumenkohl geben. Pepperoni und Auberginen vermeiden).

Das Gemüse zum Öl geben, die harten Sorten zuerst und die weniger Kochzeit benötigenden Sorten wie die Erbsen, die Mungbohnensprossen und den Spargel gegen Ende.

1 1/2 – 2 Liter Wasser
1 Teelöffel frisch gemahlenen schwarzen Pfeffer
ungefähr 1/3 einer 250-g-Packung Nudeln: Udon-, Soba- oder normale Nudeln

zugeben und alles zum Kochen bringen. Köcheln lassen, bis das Gemüse und die Nudeln weich sind. Dabei gelegentlich umrühren. Platte herunterschalten.

1 Teelöffel Sesamöl

darüberträufeln.

4 Teelöffel Tamari oder Sojasauce (oder nach Geschmack)

einrühren. Mit den Schalotten und

1 Strauß frischer Brunnenkresse, ganz oder kleingehackt

dekorieren.

Abwandlung: 1/3 Tasse ungekochten Reis oder gelbes Dal statt der Nudeln verwenden.

Abwandlung: Für ein Gericht für *** Rotationsdiät Tag 4** Sonnenblumenöl benutzen, Sobanudeln aus 100 % Buchweizen oder Maisspaghetti und jegliches Gemüse, das für Tag 4 aufgeführt ist. Den Ingwer, den schwarzen Pfeffer und die Sojaprodukte (Tamari und Sojasauce) weglassen, wenn Du Dich streng an Tag 4 hältst.

Bemerkungen: Das ist eine wunderbare und schnelle Mahlzeit, die von Ivy Blank stammt, der Co-Direktorin des Ayurweda-Zentrums in Spirit Rest, Pagosa Springs, Colorado, USA. Ivy ist eine außergewöhnliche ayurwedische Köchin; sie hält in den gesamten Vereinigten Staaten Kurse für ayurwedisches Kochen ab. Normalerweise würde sie diese Suppe in großen Schüsseln als Hauptgericht servieren und direkt vor dem Servieren für *Vatas* noch etwas Ghee unterrühren.

Süßkartoffelsuppe

Zubereitungszeit: 1 Stunde, größtenteils unbeaufsichtigt, für 4 Personen
Sattvisch, - Vata, - Pitta, + Kapha ✿ ❤ ❄

3 große Süßkartoffeln

gut sauberbürsten. In einen großen Topf mit so viel kochendem Wasser geben, daß sie ganz bedeckt sind.

3 cm frische Ingwerwurzel, geschält und in Scheiben geschnitten

zugeben. Beides zum Kochen bringen, dann auf mittlere Hitze zurückschalten und kochen, bis die Kartoffeln weich sind, ungefähr 35 – 40 Minuten. In einem kleinen Topf

1 1/2 Tassen Sojamilch oder frische rohe Kuhmilch

zum Kochen bringen. 1 1/2 Tassen des Kochwassers von den Süßkartoffeln aufheben (den Rest des Kochwassers kann man gut als Suppengrundlage verwenden). Dieses Kochwasser, die heiße Milch, die gekochten Süßkartoffeln und den Ingwer mit einem Mixer zusammen mit

1/4 Teelöffel frisch gemahlenem Piment
1 Eßlöffel Ahornsirup (wahlweise)
Salz nach Geschmack

verrühren. Nach Belieben noch Milch oder Wasser zugeben, damit eine cremige Konsistenz erreicht wird. Die fertige Suppe pürieren, bis sie ganz klümpchenfrei ist. Heiß servieren mit frischem Salat und Brot.

**** Aufbauend in der Polarity-Therapie**

Abwandlung: **Yamssuppe.** Wenn Du statt der Süßkartoffeln echte Yams bekommen kannst (was weder in den Vereinigten Staaten noch in Europa leicht ist), kann man dieses Gericht für eine *** Rotationsdiät Tag 2** anpassen. Anstelle der Süßkartoffeln Yams verwenden, die Milch weglassen, dafür das gesamte heiße Kochwasser nehmen. Gewürz und Süßmittel wie oben angegeben verwenden.

Sattvisch, - Vata, - Pitta, mäßig + Kapha.

*** Rotationsdiät Tag 2**

**** Reinigend in der Polarity-Therapie**

Abwandlung: Zubereiten wie oben, den Ingwer weglassen und einfache Sojamilch verwenden. Die Suppe mit 1/4 Teelöffel Muskatblüte oder Muskat, 1 Teelöffel kaltgeschleudertem Honig (wahlweise) und Salz nach Geschmack vermischen.

Sattvisch, - Vata, - Pitta, mäßig + Kapha

*** Rotationsdiät Tag 3**

**** Aufbauend in der Polarity-Therapie**

Unser Körper und seine Botschaft

Manchmal kann es so aussehen, als ob Dein Körper Dich betrogen hätte, wenn er zusammenbricht oder nicht so leistungsfähig ist, wie Du es gern hättest. Ich glaube, daß da öfter ein lange anhaltender Zusammenbruch in der Kommunikation vorliegt. Wenn ein guter Freund oder ein Ehepartner zu Dir kommt und sagt: „Du, hör mal, das geht nicht, ich fühle mich so nicht wohl, wie Du mit mir umgehst," dann würdest Du – hoffentlich – zuhören. Aber wenn uns der Körper so ein Signal gibt, dann bekommen wir das oft nicht mit oder ignorieren es, teilweise deswegen, weil der Körper eine andere Sprache benutzt als die, die wir kennen.

Die chronisch verstopften Nebenhöhlen, die wehen Füße, der schmerzende Rücken – sie alle sagen: „He! Achte doch mal auf uns, hier ist etwas nicht in Ordnung, was können wir gemeinsam unternehmen, um die Situation zu verbessern?" Häufig reagieren wir auf solche Zeichen des Körpers, indem wir sie ignorieren und hoffen, daß sie vorbeigehen. Und manchmal tun sie das auch. Aber Du kannst Dir vorstellen, was passiert, wenn Du einen Partner oder einen Freund die ganze Zeit so behandelst. Der Körper ist da nicht anders. Die Enttäuschung, die Erschöpfung und das Ungleichgewicht häufen sich und werden oft noch schlimmer, wenn man sich nicht darum kümmert.

Ayurweda kann zwar häufig auch in schweren Fällen helfen, aber seine größte Stärke liegt in der Vorbeugung. Wenn Du Dich Deines Körpers annehmen und seine Botschaften ernst nehmen willst, stehen im Ayurweda viele Werkzeuge zur Verfügung, um Dir bei der Wiedererlangung Deiner Gesundheit und Deines Gleichgewichts zu helfen. Es ist unsere Aufgabe, auf das zu hören, was in unserem Körper vorgeht, auf unsere eigene direkte Verbindung zur Natur. Zunächst werden die Botschaften vielleicht sehr vorsichtig übermittelt, aber später kann es sein, daß der Körper auf „lautes Schreien" zurückgreifen muß, um Aufmerksamkeit zu erregen. Wie gut ist Deine Kommunikation mit Deinem Körper?

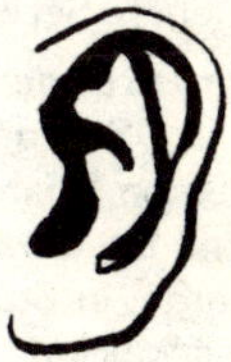

Arme-Leute-Spargelcremesuppe

Zubereitungszeit: 1 1/2 Stunden, größtenteils unbeaufsichtigt, für 4 Personen

Sattvisch, - Vata, - Pitta, - Kapha ✿ ✷ ❤

In einer Pfanne mit schwerem Boden einige Minuten lang

1 kleine Zwiebel, feingehackt (1 – 2 Eßlöffel)
2 Knoblauchzehen, zerdrückt
die Enden (nicht die Spitzen) von 500 g Spargel*
(ungefähr 2 Tassen)
1 – 2 Eßlöffel Olivenöl

zusammen schmoren.

1 Liter Wasser

zugeben. Deckel auflegen und ungefähr 1 Stunde köcheln lassen.

1/2 Tasse rohe Sonnenblumenkerne

in einem Mixbecher oder der Küchenmaschine zu einem feinen Pulver mahlen. Die Brühe allmählich in den Mixer mit den Kernen gießen und immer schluckweise einmixen. Gut pürieren und zurück zum Gemüse gießen. Wer will, kann nun das Ganze mit einem Mixer oder Pürierstab fein pürieren. In diesem Falle die Suppe am Schluß durch eine Mühle oder mit Hilfe eines Holzlöffels durch ein grobes Edelstahlsieb passieren.

1 Teelöffel Salz
frisch gemahlenen schwarzen Pfeffer nach Geschmack
1/4 Teelöffel gemahlenes Muskat, nach Möglichkeit frisch

zugeben. Servieren. Schmeckt warm oder kalt.

Bemerkungen: Das ist eine angenehm leichte Suppe, die ich mache, wenn ich die Spargelspitzen in einem anderen Gericht verwendet habe wie dem „Quinoa-Spargel-Pilaf", S. 125, oder dem „Thai-Pfannengericht", S. 150. Wenn Du etwas Gehaltvolleres möchtest, kannst Du 2 Tassen gedämpften Spargel in Stücken von 5 cm Länge dazugeben oder Milch anstelle eines Teils Wasser.

Abwandlungen: Du kannst daraus ein Gericht für *** Rotationsdiät Tag 4** machen, indem Du das Olivenöl durch Sesamöl und die Sonnenblumenkerne durch 1/2 Tasse gemahlene Cashewkerne ersetzt. Pfeffer und Muskat weglassen und statt dessen 1/2 Messerspitze Safran verwenden.

Sattvisch, - Vata, 0 Pitta, 0 Kapha

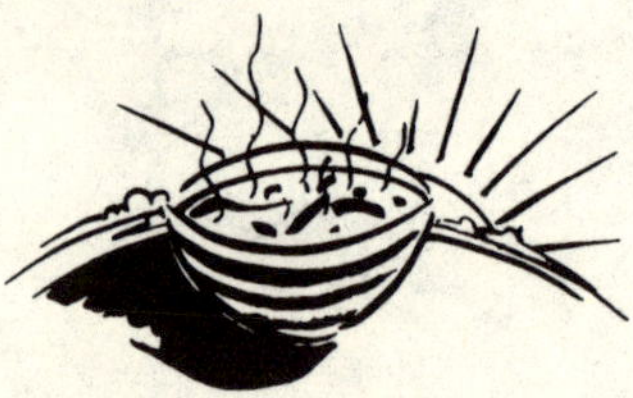

Sopa de Elote (frische Maissuppe)

Zubereitungszeit: 30 Minuten mit fertiger Brühe, für 4 Personen
*Sattvisch** ✱

4 Kolben Süßmais, frisch, roh

aus den Blättern schälen und den Mais mit einem scharfen Spickmesser vom Kolben lösen. Am besten schneidest Du die Körner direkt in eine Schüssel.

5 grüne Zwiebeln (Schalotten), kleingeschnitten
1/2 Büschel frische Korianderblätter, feingeschnitten (ungefähr 1/2 Tasse)

waschen. Die grünen Zwiebelspitzen und die Korianderblätter zur Verwendung als Dekoration zur Seite stellen. Die weißen Zwiebelschäfte werden gleich in der Suppe gebraucht. In einem 2-l-Topf bei mittlerer Hitze

1 Eßlöffel Olivenöl extra virgin oder Ghee

erhitzen. Die geschnittenen weißen Zwiebelschäfte in das Öl einrühren. Ungefähr 1 Minute rühren, dann

1 Eßlöffel Gersten- oder Vollkornweizenmehl

einrühren. Bei geringer Hitze einige Minuten erwärmen.

1 – 2 Tassen Gemüsebrühe, ich benutze „Vegetarische Gemüsebrühe II", S. 121

dazugießen und die Hitze auf mittel bis hoch schalten. Wenn die Brühe warm ist, die frischen Maiskörner zugeben und ungefähr 5 Minuten kochen. Nach und nach

2 – 3 Tassen frische Milch oder Sojamilch

dazurühren, bis Du die Konsistenz hast, die Du magst. Die Suppe zum Kochen bringen.

2 rote Chilischoten
oder 1/4 bis 1/2 Teelöffel gemahlenen roten Chili
1 Teelöffel frisch gemahlenen Koriandersamen
oder 2 Teelöffel gekauften

zugeben. Die Hitze reduzieren, bis die Suppe nur noch köchelt, und 10 – 15 Minuten kochen lassen. Mit dem gehackten Zwiebelgrün und den Korianderblättern garnieren. Servieren.

**Sattvisch, 0 Vata, - Pitta, etwas + Kapha (mit Kuhmilch)*
**Sattvisch, wenig + Vata, - Pitta, - Kapha (mit Sojamilch)*

Bemerkungen: Das ist eine köstliche und sättigende Suppe. Traditionsgemäß wird sie mit *queso fresco* (mexikanischem Käse) und manchmal mit Streifen von *chiles poblanos* (einer bestimmten Art roter Chili) serviert. Wenn Deine Verdauung gut ist und Du mit Schimmel oder Gärung keine Probleme hast, kannst Du gelegentlich etwas davon mit verwenden. Die Suppe schmeckt aber auch ohne diese Beilagen gut.

Ganz einfacher Bete-Borscht

Zubereitungszeit: ungefähr 50 Minuten,
größtenteils unbeaufsichtigt, für 2 Personen
SATTVISCH, - Vata, wenig + Pitta, - Kapha ❤ ❄

1 Liter Wasser

in einem großen Topf zum Kochen bringen.

3 mittelgroße Bete

gut waschen und in Scheiben schneiden. Falls frisches Grün dabei ist, aufheben. Die Bete zusammen mit

1 zweimarkstückgroßem Stück Ingwerwurzel, geschält

zum Kochen ins Wasser geben. Deckel auflegen und bei mittlerer Hitze ungefähr 45 Minuten köcheln lassen. Wer will, kann den Inhalt des Suppentopfes mit einem Mixer pürieren, bis die Suppe glatt ist.

1 Eßlöffel Olivenöl extra virgin
Salz und frisch gemahlenen schwarzen Pfeffer nach Geschmack

einmischen. Servieren.

* **Rotationsdiät Tag 2**, den Pfeffer weglassen, wenn Du eine strikte Rotation einhältst.

** **Reinigend in der Polarity-Therapie**, Salz weglassen.

Die Küchenausstattung

Die Ausstattung für das ayurwedische Kochen braucht nicht besonders toll oder teuer zu sein. Edelstahltöpfe, -pfannen und -serviergeschirr in der Größe oder in den Größen, die Du brauchst, werden überwiegend bevorzugt. Hitzebeständiges Glas-, Emaille- oder Gußeisengeschirr kann ebenfalls verwendet werden. Aluminium aller Art, als leichtes oder schweres Aluminium oder in Form von Legierungen, wird nicht empfohlen, weil es als schädlich für das Immunsystem, das Verdauungssystem und das Nervensystem erachtet wird. Wirf Deinen alten Aluminiumreistopf raus und hol für die nächste Mahlzeit einen Edelstahlsuppentopf aus dem Schrank! Indische Geschäfte sind oft eine gute Bezugsadresse für haltbare Edelstahlplatten.

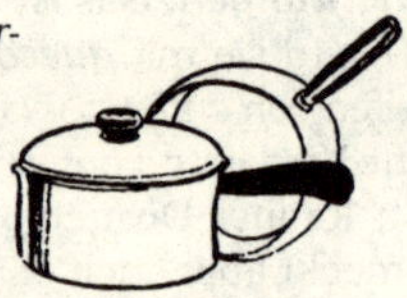

Ziehen von Sprossen

Jüngere ayurwedische Ärzte aus meinem Bekanntenkreis empfehlen die Verwendung von Sprossen als wichtigen Teil des ayurwedischen Kochens. Auch wenn Du noch nie vorher Bohnen angekeimt hast, ist das wahrscheinlich wesentlich leichter, als Du Dir vorgestellt hast. Bohnen keimen zwar unterschiedlich rasch, aber sie haben eine natürliche Neigung zum Keimen und Sprossen – schließlich sind es Samenkörner. Um Sprossen aus Mungbohnen zu ziehen, weichst Du eine Tasse oder weniger ganze Mungbohnen (für eine einzelne Person nur ungefähr 1/3 Tasse) über Nacht in mehreren Tassen reinen Wassers ein. (Ganze Mungbohnen kann man in Naturkostläden oder Asienläden in Großpackungen kaufen). Am Morgen das Wasser von den Bohnen abgießen. Dazu kann man sie gut in ein Drahtsieb oder in einen Seiher geben. Das Einweichwasser kann zum Kochen verwendet werden, wenn man will. Die Bohnen im Seiher mit frischem Wasser durchspülen, etwas abtropfen lassen und dann bei Raumtemperatur in ein abgedecktes, flaches Gefäß geben. Eine Auflaufform oder eine Schüssel, die mit einem Teller abgedeckt wird, sind gute Möglichkeiten, solange sie kein Licht an die Bohnen lassen. Du willst diese Samenkörner bis zum Auskeimen vor der Sonne schützen, gerade so, als ob sie in der Erde lägen. Ein- oder zweimal am Tag die Körner in den Seiher geben und durchspülen. Man kann sie für Suppen und in anderen Rezepten benutzen, sobald sie einen Keimling zeigen (nach ungefähr zwei oder drei Tagen). Du kannst so viel davon verwenden, wie Du willst, und den Rest weiterwachsen lassen, wobei Du immer noch ein- oder zweimal am Tag durchspülen mußt.

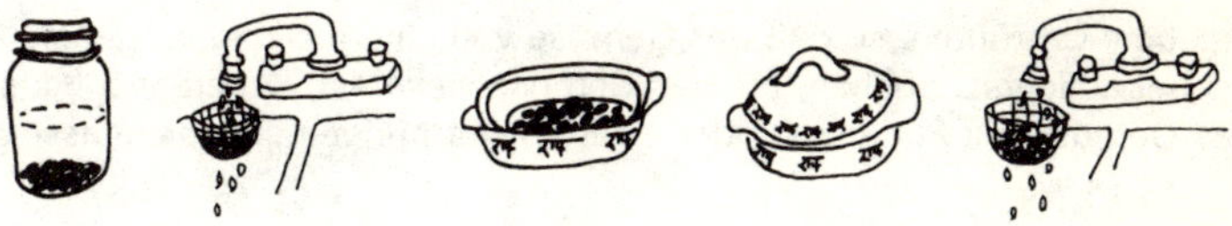

So kannst Du ganz einfach aus einer Portion ganzer Mungbohnen eine Quelle frischer, eiweißhaltiger Sprossen machen, wobei Du bis zu einer Woche lang jeden Tag vielleicht eine Handvoll verwenden kannst. Mit anderen Bohnen, Erbsen und Linsen kann man es genauso machen. Manche keimen besser als andere, und einige muß man öfter durchspülen als Mungbohnen, bis zu dreimal am Tag.
Wenn Du gern mit kleineren Samen wie zum Beispiel Luzerne experimentieren willst, kann man in Naturkostläden einfache Netze kaufen, die man auf größere Gläser aufsetzen kann und die gut funktionieren.

Du mußt nur daran denken, Deine Körner dunkel zu halten, bis sie anfangen zu keimen.
Das Keimen oder Sprossen erhöht die Verdaulichkeit von Hülsenfrüchten und anderen Körnern erheblich. Es erhöht auch ihren Gehalt an Vitamin C und dem Vitamin-B-Komplex. Außerdem kann dadurch die Kochzeit für Hülsenfrüchte auf die Hälfte verringert werden.
Ironischerweise empfehlen die alten Schriften, gekeimtes Getreide nicht zu verwenden. Das Auskeimen wurde gedanklich damit verbunden, daß ein Sack Getreide „schlecht", also naß wurde, dann spontan zu keimen anfing und schließlich schimmelte. (Das kann passieren. Du mußt aufpassen, daß Du Deine Sprossen frisch und gut durchgespült ziehst). Absichtliches Keimen ist aber etwas anderes und wird im Ayurweda immer häufiger benutzt, um den Nährwert von Lebensmitteln zu erhöhen.

Lucianos Zucchinisuppe

Zubereitungszeit: 15 – 20 Minuten, für 2 – 4 Personen
Sattvisch, - Vata, - Pitta, 0 Kapha ✷ ❤

2 mittelgroße Zucchini

waschen. Mit einem Löffel *alle* Kerne gründlich entfernen, aber auch den allerletzten. Die Zucchini in Würfel schneiden.

1/2 kleine Zwiebel

kleinschneiden. Die Zucchini und die Zwiebel in eine Gußeisenpfanne geben und bei mittlerer Hitze

1 Eßlöffel Olivenöl extra virgin

zugeben. Umrühren, so daß das Gemüse von einem Ölfilm umgeben wird. Deckel auflegen. Kochen, bis das Gemüse weich ist, ungefähr 5 Minuten. Das Gemüse mit Pürierstab oder einem Mixer pürieren, bis die Masse glatt ist.

Salz und Pfeffer nach Geschmack

hinzufügen. Servieren.

Bemerkungen: Als ich diese Suppe zum ersten Mal gemacht habe, hatten mein Partner und ich einen dieser Momente, die eine Beziehung oder wenigstens einen Abend belasten können. Während ich die Farbe bewunderte, besaß Gord die Dreistigkeit, die Suppe beim ersten Anblick als „grünen Schleim" zu bezeichnen. Danach vertilgte dieser geschmacklose Barbar dann zwei große Schüsseln voll. Und jetzt entscheide selbst!

„Calabacitas-Eintopf": siehe Beilagen, S. 203.

Siehe auch: „Amaverminderndes *Dal*", S. 127.

Mungsprossen-Suppe

Zubereitungszeit: 15 Minuten plus 3 Tage zum Ziehen der Sprossen, für 4 Personen

Sattvisch, 0 Vata, - Pitta, 0 Kapha ✿ ✷ ❤ ❄

1 1/2 Tassen frische gekeimte Mungbohnen
3 Tassen Wasser
1 Prise Mexikanisches Teekraut oder Hing
3 – 5 cm frische Ingwerwurzel, feingehackt

in einem schweren Topf kochen, bis alles weich ist. Bei den gekeimten Bohnen dauert das 10 – 15 Minuten. Die heiße gekochte Mischung zusammen mit

1/2 Tasse frischen Korianderblättern, feingehackt
1 Teelöffel gemahlenem Kreuzkümmel
1/2 Teelöffel Salz
2 – 4 Eßlöffeln Olivenöl extra virgin (die geringere Menge für *Kapha*, die größere für *Vata*)

gut pürieren (Mixer oder Pürierstab). Den Pürierschritt kann man auch weglassen. Heiß servieren.

**** Reinigend in der Polarity-Therapie**

Suppe aus halbierten Mungbohnen

Zubereitungszeit: 1 Stunde, für 4 Personen

Sattvisch, - Vata, - Pitta, wenig + Kapha ✿ ✷ ❤ ❄

1 Tasse trockene halbierte Mungbohnen
6 Tassen oder mehr Wasser
1 Prise Mexikanisches Teekraut oder Hing
3 – 5 cm frische Ingwerwurzel, feingehackt

in einem schweren Topf kochen, bis alles weich ist. Mit den halbierten Mungbohnen kann das bis zu einer Stunde dauern, mit den gekeimten Bohnen 5 – 10 Minuten. Die heiße gekochte Mischung zusammen mit

1/2 Tasse frischen Korianderblättern, feingehackt
1 1/2 Teelöffel gemahlenem Kreuzkümmel
1/2 – 1 Teelöffel Salz
3 Eßlöffeln kaltgepreßtem Olivenöl

gut pürieren, wenn man will. Heiß servieren.

**** Aufbauend in der Polarity-Therapie**

Bemerkungen: Diese Suppen habe ich zum ersten Mal gekocht, als mein Vater in Neumexiko *Pancha Karma* machte. Die Ölmenge kann erhöht werden, wenn das aus therapeutischen Gründen nötig ist, ohne daß der Geschmack der Suppe darunter leidet.

Äquinox-Suppe

Zubereitungszeit: 45 Minuten, für 4 Personen
*Sattvisch, wenig + Vata, - Pitta, - Kapha** ❤

1 Tasse getrocknete schwarze Mitla-Bohnen, gewaschen
1 1/2 Liter Wasser
1 großen Lorbeerblatt

zusammen in einen Dampfkochtopf geben. Bei mittlerer bis großer Hitze unter Druck bringen. Platte auf mittlere Hitze zurückschalten und garkochen, ungefähr 30 Minuten. Während die Bohnen kochen, das folgende Gemüse waschen und vorbereiten:

1/2 mittelgroße Zwiebel, kleingehackt
2 kleine Knoblauchzehen, zerdrückt
3 kleine frische Karotten, in dünnen Scheiben
1/2 Tasse frische Purpurfadenbohnen, in 3 cm langen Stücken
1/2 Bündel frisches Senfgrün (oder ähnliches), kleingehackt

In einem großen Suppentopf

2 Eßlöffel kaltgepreßtes Olivenöl

erwärmen. Die Zwiebel und den Knoblauch 1 oder 2 Minuten andünsten, dann das frische Gemüse hinzufügen und umrühren, bis es weich ist, ungefähr 5 – 10 Minuten. Wenn die Bohnen fertiggekocht sind, die Bohnen mitsamt dem Kochwasser in das Gemüse gießen und zusammen 5 – 15 Minuten köcheln lassen. Unmittelbar vor dem Servieren

1 Büschel (ungefähr 1 Tasse) frischen Raukenkohl (wahlweise)
frisch gemahlenen schwarzen Pfeffer nach Geschmack
1 Teelöffel Salz

dazugeben. Heiß servieren. Der Kontrast zwischen glänzend schwarzen Bohnen, leuchtend orangeroten Karotten und dunklem Gemüsegrün ergibt ein sehr gefälliges Bild.

* *Vatas* sollten beim Aufsetzen der Bohnen 1 Eßlöffel Öl zugeben, um die besten Ergebnisse zu erzielen.

Abwandlung für die Polarity-Therapie: Das Gemüse direkt bei den Bohnen mitkochen, anstatt es vorher anzudünsten, ansonsten dem obenstehenden Rezept folgen. Das Öl (wahlweise) direkt vor dem Servieren zugeben zusammen mit dem Salz, dem Raukenkohl und dem Pfeffer. Zubereitungszeit: 1 Stunde. Schmeckt als eigenständiges Gericht oder mit „Einfachem Basmatireis".

Sattvisch, wenig + Vata, - Pitta, - Kapha

**** Aufbauend in der Polarity-Therapie**

Bemerkungen: Bevor Du Dich mitder Suche nach schwarzen Mitla-Bohnen selbst verrückt machst, solltest Du wissen, daß sie in normalen Geschäften selten, vielleicht gar nicht zu finden sind. Das ist eine wundervoll rauchig schmeckende Bohnenart, die im Südwesten der USA und rund um Oaxaca in Mexiko (wo man sie gelegentlich im *mercado* in Stoffsäcken finden kann) angebaut wird. Sie ist nicht zu verwechseln mit schwarzen Schildkröten-Bohnen (black turtle beans), die ziemlich ähnlich aussehen, bei denen es sich aber um eine gänzlich andere Hülsenfrucht handelt. Du kommst am einfachsten an schwarze Mitlabohnen, indem Du sie selber anbaust. Samen für schwarze Mitlas und für die purpurfarbene Louisiana-Stangenbohne (Louisisana Purple Pod Pole Bean), eine hübsche Purpurfadenbohne, die ich in diesem Gericht verwende, kann man oft im Frühjahr bekommen, wenn man Mitglied der Seed Savers Exchange ist (Anschrift im Anhang). Das ist eine Organisation, die rund um den Globus viele seltene Samen erhält, vor allem vom amerikanischen Kontinent. Diese Leute leisten großartige Arbeit. (Anm. d. Übers.: auch in Deutschland gibt es Saatgutbanken, die ebenfalls teilweise privat betrieben werden. Zu erfragen z. B. bei Gartenbau-Instituten von Universitäten oder in interessierten Gärtnereien.)

Beruhigende Suppe

Zubereitungszeit: 1 Stunde, für 4 Personen
Sattvisch, 0 Vata, 0 Pitta, 0 Kapha ✿ ✷ ❤ ❄

In einem Suppentopf zum Kochen bringen:

1/4 Tasse ganze getrocknete Bohnen
1/2 Tasse Mungbohnensprossen
1 Tasse braunen Langkornreis
1 Messerspitze Mexikanisches Teekraut oder Hing
1 – 2 Eßlöffel Sesamöl
3 cm frische Ingwerwurzel, feingehackt
2 kleine Knoblauchzehen, zerdrückt
8 Tassen reines Wasser

Platte auf mittlere bis geringe Hitze zurückschalten und ohne Deckel etwa 50 Minuten lang kochen lassen. Bei Bedarf noch Wasser zugeben.

1 Tasse frische kleingehackte krause Petersilie
1/2 Tasse Zucchini, kleingeschnitten
1/2 Teelöffel getrockneten Oregano
2 Teelöffel getrocknetes Basilikum

unterrühren. Solange kochen, bis das Gemüse weich ist. Mit Ghee servieren.

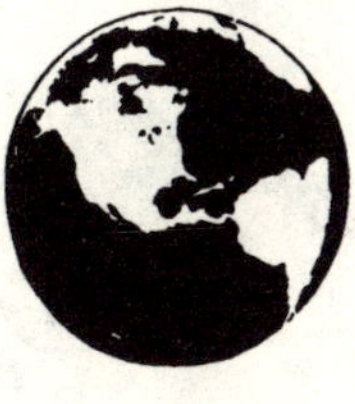

Milder Eintopf mit grünem Chili

Zubereitungszeit: 1 Stunde oder ein bißchen mehr, für 4 Personen
SATTVISCH mit RAJASISCHEM Einschlag, + Vata, 0 Pitta, - Kapha ✿ ❤ ❄

In einen großen Suppentopf mit

8 – 10 Tassen reinem, kochendem Wasser

1/2 Tasse ungekochten braunen Basmatireis, gewaschen
1/2 Tasse ungekochte Limabohnen, gewaschen

geben und ca. 30 Minuten bei geringer Hitze kochen lassen. Die Platte kurzfristig noch einmal hochschalten und

2 Eßlöffel Zwiebeln, kleingeschnitten
2 Tassen neue Kartoffeln, gewaschen und gewürfelt
1 mittelgroße Tomate, kleingeschnitten
2 getrocknete, lange, grüne mexikanische Chilischoten
1 Tasse grünes Blattgemüse: Spinat, junger Kohl, zerkleinert
1 Teelöffel getrockneten Oregano
1 Messerspitze Thymian
1 Knoblauchzehe, für *Pitta* ungeschält, ansonsten zerdrückt

in den Topf geben. Platte auf mittlere Hitze zurückdrehen und kochen lassen, bis die Bohnen und die Kartoffeln weich sind.

Salz und Pfeffer nach Geschmack

**** Aufbauend in der Polarity-Therapie**

Bemerkungen: Also gut, seien wir ehrlich. Da, wo ich herkomme, im Norden von New Mexiko, würde man das nicht einmal annähernd als Chilieintopf betrachten. Eine nette milde Suppe, ja sicher. Guter Geschmack, ja. Aber Chilieintopf? Nein. Noch 10 frische grüne Chilischoten zulegen, die anrösten und häuten und den Eintopf mit 6 Knoblauchzehen mehr und mit 3 großen Zwiebeln köcheln lassen, dann kommst Du der Sache allmählich näher. Außerdem gehört in keinen mir bekannten Chilieintopf irgendwelches Grünzeug (wie zum Beispiel Blattgemüse) außer den grünen Chilischoten. Aber diesen traditionellen neumexikanischen RAJASISCHEN Eintopf solltest Du nur essen, wenn Du ein *Kapha* bist. Dieses ganze scharfe Zeugs macht allen anderen schwer zu schaffen. Um das Ganze etwas weniger *vata*verstärkend zu machen, kann man die Limabohnen über Nacht einweichen und den Eintopf mit einem Klecks Ghee oder einem Spritzer Olivenöl servieren. Er würde trotzdem *Vata* noch etwas aus dem Gleichgewicht bringen (mäßig + *Vata*).

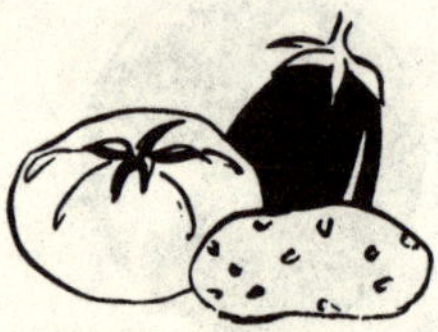

Das Kochen

Die geschickte ayurwedische Köchin Usha Lad empfiehlt, den Topf möglichst immer ohne Deckel vor sich hin köcheln zu lassen, so daß er sein überschüssiges Vayu, *die Luft, an die umgebende Luft abgeben kann. Langsames Kochen unterstützt die Abgabe von* Vayu *aus dem Gericht, wie Melanie Sachs in ihrem Buch* Ayurweda – natürlich schön und gesund *treffend herausstellt. Das ist vor allem dann hilfreich, wenn Du mit luftigen Nahrungsmitteln kochst wie mit Hülsenfrüchten und wenn Du für luftige Typen kochst wie für* Vatas. *Außerdem unterstützt es die leichtere Verdaulichkeit mit weniger überschüssigem „Wind" für alle Typen. Gleichzeitig können sich die verschiedenen Geschmackseigenschaften während des Köchelns vermischen und vereinen.*
Ich habe häufig das Kochen im Dampfkochtopf als eine schnellere und energiesparende Alternative bei der Zubereitung von Speisen empfohlen, die lange gekocht werden müssen. Kochen im Dampfkochtopf kann hilfreich sein, um die sich langsam bewegende Erde, Kapha, positiv zu beeinflussen. Beim Kochen mit dem Dampfkochtopf läßt Du das Ventil solange neben dem Herd liegen, bis die erste Dampfwolke durch die Öffnung kommt. Dann schraubst Du das Ventil auf. Auch das trägt dazu bei, überschüssiges Vayu *zu verteilen. Trotzdem wirken langsamere Kochmethoden beruhigender auf das Luft-Element. (Vom westlichen Standpunkt aus muß man den Kompromiß eingehen, daß dafür mit dem Dampf einige wasserlösliche Vitamine verloren gehen).*

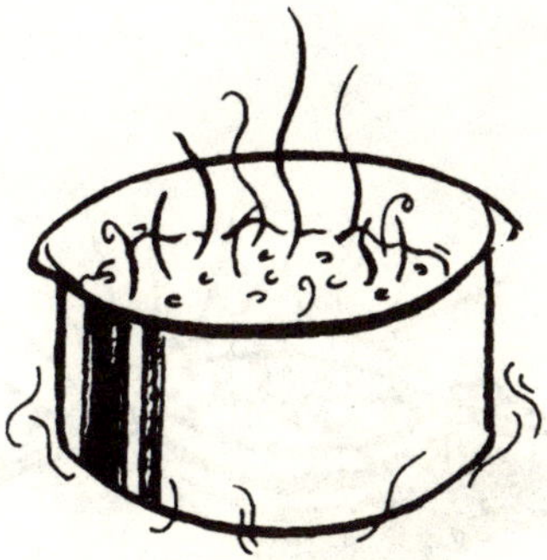

Schnelle Suppe aus schwarzen Bohnen

Zubereitungszeit: 15 Minuten, für 3 – 4 Personen
Sattvisch, fast schon rajasisch (so viel Zitrone),
+ Vata, 0 Pitta, 0 Kapha ✿ ❤ ❄

In einem mittelgroßen Topf

1 1/2 Tassen gekochte schwarze Bohnen
1 1/2 Tassen reines Wasser
2 Eßlöffel Zwiebeln, feingehackt

zum Kochen bringen. Danach Platte herunterschalten und ohne Deckel nur noch köcheln lassen. (Dadurch kann etwas von dem überschüssigen *Vayu*, dem Luftelement, aus den Bohnen entweichen). Nach ungefähr 10 Minuten

1 kleine Knoblauchzehe, zerdrückt (wahlweise)
1 Messerspitze Kreuzkümmelsamen
1/2 Teelöffel Salz

einrühren. Direkt vor dem Servieren

1 kleine Tomate, kleingeschnitten
1/3 Tasse frischen Zitronensaft
1 Eßlöffel Olivenöl extra virgin

einrühren. Mit

frischen Korianderblättern, feingehackt (wahlweise)

garnieren.

**** Aufbauend in der Polarity-Therapie**

Bemerkungen: Schmeckt gut mit Avocado-Tacos. Das „Schwarze-Bohnen-Ful" in dem Buch *Sundays at Moosewood Restaurant* war der Anfang für die Idee zu diesem Gericht. (Anm. d. Übers.: Ful ist arabisch für Brei.)

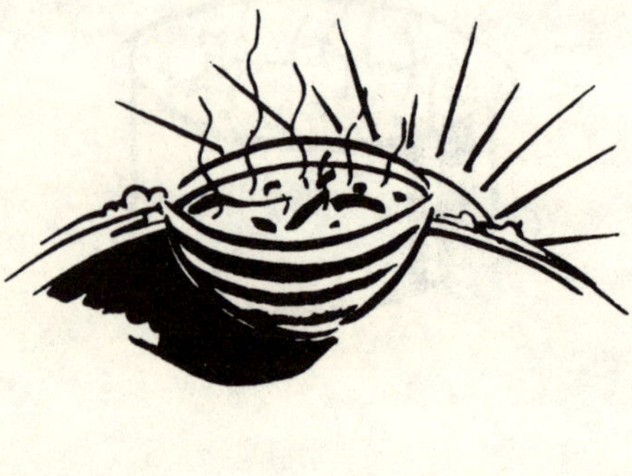

Suppe aus halbierten Erbsen

Zubereitungszeit: 1 1/2 Stunden, größtenteils unbeaufsichtigt,
ür 3 – 4 Personen
Sattvisch, 0 Vata, - Pitta, - Kapha ✿ ❤ ❄

1 Tasse getrocknete halbierte Erbsen
1 1/2 – 2 Liter Wasser (oder mehr, nach Bedarf)
1 große Karotte, in Scheiben geschnitten
3 cm frische Ingwerwurzel, geschält und fein zerkleinert
1/2 Teelöffel ganze Kreuzkümmelsamen
1/2 Teelöffel Kurkuma

in einem mittelgroßen Topf zum Kochen bringen. Platte auf mittlere Hitze herunterschalten und ohne Deckel weichkochen, eine Stunde oder länger. Bei Bedarf mehr Wasser zugeben. Wenn alles gut und suppig ist,

1 Teelöffel Salz
frisch gemahlenen schwarzen Pfeffer nach Geschmack

zugeben.

**** Aufbauend in der Polarity-Therapie**

Bemerkungen: Das eine unorthodoxe, aber recht geschmackvolle und gut verdauliche Version unserer Standarderbsensuppe. Schmeckt mit „Schmetterlingskeksen", S. 175, und einem leichten Salat.

Brühe für Okra-Gerichte

Zubereitungszeit: 1/2 Stunde oder länger, ergibt knapp 2 Liter
Sattvisch, - Vata, - Pitta, - Kapha ✿ ✷ ❤ ❄

Knapp 3 Liter Wasser
1 kleine ganze Zwiebel
3 Stangen Sellerie
2 Lorbeerblätter
1/2 Teelöffel trockene Thymianblätter
1 Teelöffel Salz
2 Tassen Gemüse zusätzlich, das können Karotten, Spinat, Petersilie sein (nichts aus der Kohl-Familie!)
1 ungeschälte Knoblauchzehe

in einem großen Suppentopf zum Kochen bringen. Deckel auflegen, Platte herunterschalten und 1/2 Stunde oder länger köcheln lassen. Je länger Du das Ganze kochen läßt, desto besser schmeckt es später. Wenn alles gar ist, das Gemüse und die Lorbeerblätter herausnehmen (das ergibt einen guten Beitrag zum Komposthaufen), und die Brühe ist fertig zur Verwendung.

**** Aufbauend in der Polarity-Therapie**

„Mein Lieblings-Cajun-Okragericht": siehe Hauptgerichte, S. 126.

Küchenherde

Ich erinnere mich, wie ich eines Morgens in meinem Zimmer im 36. Stock eines staatlich geförderten Hotelhochhauses in Neu-Delhi in der Morgendämmerung aufwachte und hinaus auf die Erde blickte. Dort, weit unten, hatten Menschen in dem Schatten, den die Westwand des Wolkenkratzers warf, bereits angefangen, die Kochfeuer für ihre heutige Morgenmahlzeit aus Tschai und Getreide zu machen. Die Wände ihrer niedrigen Hütten bestanden aus Pappkartons, und ich war nicht sicher, welchen Brennstoff sie verwendeten. Aber der Rauch der Kochfeuer stieg zu mir hoch, ein Zeugnis für die verschiedenen Möglichkeiten für uns Menschen, Essen zu erhitzen.

In Amerika und den europäischen Ländern hat man normalerweise die Wahl zwischen Gas- und Elektroherden und ab und zu einmal einem Holzgrill, des Geschmackes wegen. Wenn nicht viel in der Kasse ist, kann man mit einer einzigen elektrischen Kochplatte gut zurechtkommen. Für die Umweltbewußten sind elektrische Herde den Gasherden vorzuziehen, weil die letzteren für ihre schädlichen Nebenprodukte und für Undichtigkeiten berüchtigt sind. Aber wieviele gute Köche wissen: auf einem Gasherd macht das Kochen viel mehr Spaß, weil er auf die Regelung der Temperatur so schnell reagiert, wie das kein Elektroherd kann. Und vom Standpunkt des Energieverbrauches gesehen sind Gasherde meistens wirtschaftlicher. Wenn Du Dich für das Kochen auf einem Gasherd entscheidest, ist es wichtig, daß er mit einer geeigneten Lüftung ausgestattet ist (Abzugshaube und Ventilator). Ich bin erstaunt darüber, wieviele Gasherde man in diesem Land sehen kann, die über keinerlei Abzugshauben oder Ventilatoren verfügen. Wenn Du einen Gasherd hast, muß er auch in einem Raum stehen, der von den Schlafräumen der Familie gut abgeschlossen ist. Wenn es in Deiner Familie chronische Atemwegsprobleme gibt, sind Undichtigkeiten an den Gasinstallationen eine mögliche Ursache.

Für wirklich sauberes, energiesparendes Kochen bei niedrigen Kosten befinden sich Solarherde rund um den Globus auf dem Vormarsch. Dabei kann es sich um das primitivtechnische Äquivalent der Kochkiste handeln: Du kannst Deinen Eintopf morgens hineinstellen und ihn Stunden später wieder herausholen. Eine Adresse für weitere Informationen über Solarkocher einschließlich einer Anleitung, wie man sich seine eigene Solarkochkiste baut, findest Du im Bezugsquellenverzeichnis.

Vegetarische Brühe I

Zubereitungszeit: 30 Minuten oder länger, ergibt 1 1/2 Liter
Sattvisch, 0 Vata, - Pitta, - Kapha ✿ ✷ ❤ ❄

2 Liter reines Wasser
2 Stangen Sellerie
1 kleine Lauchstange
1 mittelgroße Tomate (wahlweise)
1 Teelöffel Salz
1 Süßkartoffel

in einem Suppentopf zum Kochen bringen. Deckel auflegen, Platte auf mittlere Hitze herunterschalten und 1/2 Stunde oder länger köcheln lassen. Alle Gemüsereste herausnehmen. Danach kann man sie in jeglichem Rezept verwenden.

*** * Aufbauend in der Polarity-Therapie**

Vegetarische Brühe II

Zubereitungszeit: 45 Minuten oder länger, ergibt knapp 2 Liter
Sattvisch, 0 Vata, 0 Pitta, - Kapha ✷ ❤

1 Maiskolben
1 kleine Zwiebel
1 ungeschälte Knoblauchzehe
1 große Karotte
1 Lorbeerblatt
1/2 Teelöffel Kreuzkümmelsamen
1 Teelöffel Salz
2 Kartoffeln (wahlweise)
2 Stangen Sellerie (wahlweise)
2 1/2 Liter Wasser

in einem großen Suppentopf zum Kochen bringen. Platte auf mittlere bis geringe Hitze herunterschalten und zugedeckt köcheln lassen, bis es appetitlich riecht. Das ist die Grundbrühe für die „Sopa de Elote“, S. 109.

*** * Aufbauend in der Polarity-Therapie**

Bemerkungen: Wenn Du mit einer vegetarischen Fertigbrühe anfängst, brauchst Du für eine Brühe, die in etwa mit der eben aufgeführten vergleichbar ist, nur 1/2 Teelöffel Kreuzkümmelsamen zuzugeben.

Was hat Kochen mit dem Wetter zu tun?

Bei Wetterveränderungen solltest Du Dich umstellen, Dich anpassen. Dein Körper (der Mikrokosmos) bewegt sich innerhalb eines größeren Makrokosmos, der Umwelt. Wenn es einen plötzlichen Wetterumschwung gibt, zum Beispiel einen unerwarteten Schneesturm im späten Frühjahr, werden an Deinem Körper oft Zeichen der Anpassung an diese Veränderung offensichtlich. Es kann sein, daß Dir plötzlich verstopfte Nebenhöhlen auffallen, Müdigkeit, Kopfschmerzen oder grippeähnliche Symptome (wenn nicht, ist es auch gut). Dein Dosha *reagiert auf die Veränderung des Gleichgewichts und sucht die Gesundheit. Kein Grund zur Aufregung. Denk zurück und erinnere Dich, was Du gegessen und wie Du gelebt hast, sieh Dir die Veränderungen an, und dann paß Dich entsprechend an. In dem Beispiel, das ich gerade angeführt habe, ist* Kapha *vorherrschend: kaltes nasses Wetter, verstopfte Nebenhöhlen, Schwere. Du kannst Dein* Kapha *jetzt mehr pflegen, als Du es normalerweise tun würdest, indem Du leichtere, trockenere, warme frische Speisen ißt. Zu solchen Zeiten finde ich die Reinigende Polarity-Diät (siehe Anhang VI, S. 336) hilfreich.*

In ähnlicher Weise kannst Du angepaßt reagieren, wenn plötzlich eine heiße trockene Periode oder kühles und windiges Wetter vorherrscht; dabei mußt Du dann jeweils Dein Pitta- *oder Dein* Vata-Dosha *unterstützen. Diese Wetterumschwünge rufen bei Deinem Körper meistens eine stärker ausgeprägte Reaktion hervor, wenn sie zum Zeitpunkt des Wechsels der Jahreszeiten auftreten, wie das oft der Fall ist. Das ist eine gute Gelegenheit, zu einem tieferen Gleichgewicht zu kommen, die Du ergreifen kannst, wenn Du willst.*

Um mich etwas präziser auszudrücken: Ich verwende bei heißem Wetter mehr kühlende Korianderblätter, Safran und Minze. Du kannst mehr frischen scharfen Ingwer benutzen, um Dich bei kaltem Wetter aufzuwärmen. Wenn das Wetter feucht ist, wähle ich trocknendere Nahrungsmittel wie Gerste, Quinoa und Amaranth aus. Wenn es trocken ist, fällt meine Wahl eher auf die „schmierenden" Stoffe wie Ghee oder zusätzliches Öl. Was Du benutzt, wird von Deinem Geschmack und von Deiner Konstitution abhängen.

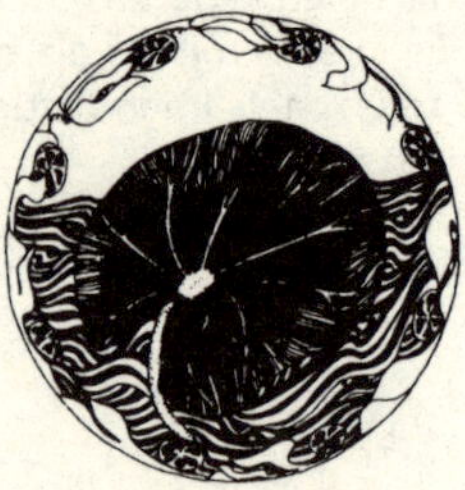

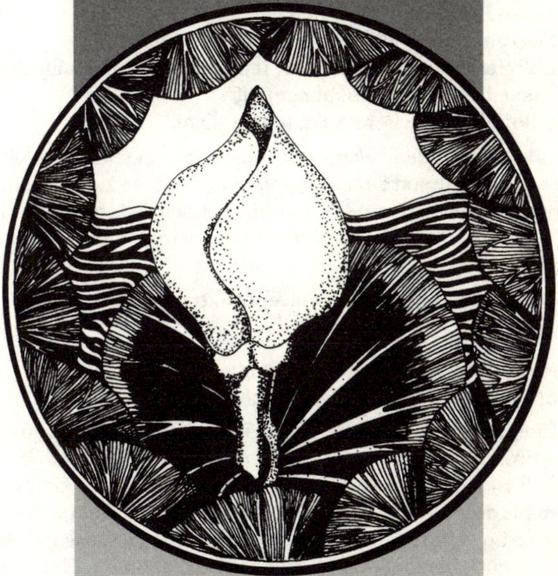

Hauptgerichte

Paella

Zubereitungszeit: 50 Minuten, für 4 Personen

SATTVISCH, - Vata, 0 Pitta, 0 Kapha ✿ ✷ ❤ ❄

1 Tasse ungekochten braunen Basmatireis

waschen. Mit

1/2 Teelöffel Salz
2 1/2 Tassen reinem Wasser

zum Kochen bringen. Deckel auflegen und auf niedrige Hitze schalten. Ungefähr 45 Minuten lang garkochen.

1 Tasse Brokkoli in Röschen
2 Eiertomaten in Würfeln (kann man weglassen)
1 Eßlöffel rote Paprikaschote, feingeschnitten (wahlweise)
1 Tasse frische Erbsen, ausgepult
2 Eßlöffel frische Petersilie, feingehackt

waschen und vorbereiten. Wenn der Reis noch ungefähr 20 Minuten zum Garwerden braucht, kann Du anfangen, das Gemüse zu dünsten. Wenn der Reis heiß und das Gemüse gerade fertig gekocht ist, bietet die Paella den frischesten Anblick. In einer großen Pfanne bei mittlerer bis geringer Hitze

1 Eßlöffel Ghee
1 Teelöffel kaltgepreßtes Olivenöl extra virgin

erwärmen.

1 Messerspitze ganze Kreuzkümmelsamen
1 große Knoblauchzehe, zerdrückt

zufügen. Einige Minuten lang dünsten lassen. Dann das Gemüse zugeben: zuerst den Brokkoli, dann Tomaten, Paprikaschote, Erbsen. (Nachdem Du den Brokkoli zugegeben hast, schaltest Du die Platte für ein paar Minuten auf mittlere bis große Hitze, so daß er etwas „anbrät", dann wieder auf mittel bis niedrig herunterschalten.) Aufpassen, daß das Gemüse mit dem Öl und den Kräutern gut überzogen ist. Weichkochen, dann die Platte abschalten. Den Reis unter das Gemüse rühren, sobald er fertig ist, dabei die Petersilie und

1/4 Messerspitze Safran
1 Messerspitze Cayennepfeffer (oder weniger)

zugeben. Servieren.

Schnelle Abwandlung: Anstelle des braunen Basmatireises kann weißer verwendet werden, was die Zubereitungszeit um etwa 30 Minuten verkürzt, so daß es bis zum Essen 20 Minuten dauert. Manchmal gebe ich noch 2 Eßlöffel rohe Cashewstückchen und/oder etwas frischen Raukenkohl dazu, wenn ich das Gemüse dünste; dadurch schmeckt es etwas anders.

SATTVISCH, - Vata, 0 Pitta, 0 Kapha

Quinoa-Spargel-Pilaf

Zubereitungszeit: 20 Minuten, für 4 – 6 Personen
Sattvisch, - Vata, - Pitta, - Kapha ✿ ✱ ❤

1 Tasse trockene Quinoa

gut durchspülen. Das ist wichtig, weil sie einen natürlichen seifigen Rückstand enthält, der bei einigen Menschen zu Verdauungsproblemen führen kann. Die Quinoa in einem kleinen Topf zusammen mit

2 Tassen Wasser
1/2 Teelöffel Salz

zum Kochen bringen. Platte auf niedrige Hitze zurückschalten, Deckel auflegen und garkochen, ungefähr 15 Minuten.

250 – 500 g Spargel, in 3 cm langen Stücken
1 große Karotte, in Halbmonden
1 Eßlöffel frischen Rosmarin, feingehackt
oder 1 Teelöffel trockenen
1 Eßlöffel Zwiebel, feingehackt
1 Teelöffel frisches Bohnenkraut, feingehackt
oder 1/2 Teelöffel getrocknetes (wahlweise, schmeckt aber gut)

waschen und feinhacken. Während die Quinoa kocht, in einer großen Eisenpfanne

2 Eßlöffel kaltgepreßtes Olivenöl

erwärmen. Zwiebel und Rosmarin zugeben und andünsten, bis die Zwiebel durchsichtig zu werden beginnt. Jetzt ist es Zeit, die Karotte dazuzugeben. Bei mittlerer Hitze in der geschlossenen Pfanne dünsten lassen, bis sie weich ist, ungefähr 5 Minuten. Den Spargel dazugeben, Deckel auflegen und weitere 2 – 3 Minuten dünsten, bis er zart, aber immer noch etwas knackig ist. Wenn die Quinoa fertig ist, vorsichtig zu dem Gemüse in der Pfanne geben und eine Gabel benutzen, um sie aufzulockern. Das frisch gehackte Bohnenkraut unterrühren. Servieren. Sehr gut mit „Einfachen Azukis", S. 143.

Abwandlung: **Polarity-Version:** Gemüse, Zwiebel und Rosmarin mit der Quinoa kochen. Olivenöl und Bohnenkraut zugeben, nachdem die Quinoa fertig ist, und mit einer Gabel auflockern. Besser verträglich für die Leber als die obige Version.

Sattvisch, - Vata, - Pitta, - Kapha

**** Aufbauend in der Polarity-Therapie**

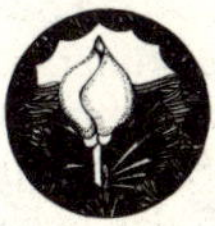

„Liebe die Menschen. Diene den Menschen. Gib den Menschen zu essen."
Neem Karoli Babas Antwort auf die Frage, welche Art von spirituellem Handeln er vorrangig empfiehlt.

Mein Lieblings-Cajun-Okragericht

Zubereitungszeit: 1 3/4 Stunden, wenn Du die Brühe zubereiten mußt. Sonst unter 1 Stunde, größtenteils unbeaufsichtigt, ergibt knapp 3 Liter
Sattvisch, 0 Vata, 0 Pitta, 0 Kapha ✷ ❤ ❄

Brühe für Okragerichte, S. 119

zuerst zubereiten. Dann in einem großen Topf mit schwerem Boden

1 Eßlöffel Öl (Oliven-, Sesam- oder Sonnenblumenöl sind gut)

erwärmen.

1 Eßlöffel Mehl (Vollkornweizenmehl, Gersten- oder Quinoamehl geht gut)

einrühren. Das Mehl in dem Öl bei mittlerer bis geringer Hitze und unter gelegentlichem Rühren anschwitzen lassen, bis es bernsteinfarben ist. Dann

1 kleine weiße Zwiebel, feingehackt
1 große Paprikaschote, rot, gelb oder grün, kleingeschnitten

einrühren. Bei mittlerer Hitze köcheln lassen, bis die Zwiebel und die Paprika weich, aber nicht braun sind. Die Brühe in den Topf gießen und das Gemüse, das Du in der Brühe verwendet hast, in den Komposteimer werfen, wenn Du einen hast.

1 Stange Sellerie, feingehackt
3 frische Tomaten, kleingeschnitten
30 frische Okras, in Scheiben von Bleistiftdicke
1/3 Tasse gekochten Basmatireis

zugeben. Ungefähr 45 Minuten bei mittlerer Hitze kochen, bis Gemüse und Reis sich gut vermischt haben und weich sind.

1/2 Teelöffel getrockneten Thymian
1 Messerspitze Cayennepfeffer
2 Eßlöffel frische Petersilie, feingehackt
Salz nach Geschmack

unterrühren. In vorgewärmten Suppentassen servieren, zusammen mit:

gemahlenen Sassafras-Blättern nach Geschmack. Dieses Gewürz ist nicht teuer und oft in Feinkost- oder Fischgeschäften erhältlich. Eine Prise pro Suppentasse schmeckt gut.

Anmerkungen: Hier kannst Du mit Farben spielen, wenn Du gerade Lust dazu hast. Wenn Du ein paar gelbe Tomaten hast, kombiniere sie einmal mit roter Paprika und grüner Okra oder umgekehrt. Das ist ein Gericht fürs Auge! Es ist eine prima Mahlzeit für mehrere Leute, serviert mit heißem „Blauem Maisbrot“ oder „Süßkartoffelplätzchen“, einem einfachen Salat und „Cremiger Knoblauch-Salatsauce“. Mit „Beerigem Kuchen“ als Nachtisch? Oder Du läßt Du Deine Gäste nach dem Essen ausruhen und sich unterhalten und servierst etwas später „*Tschai*“ und „Beutelmelone mit frischen Himbeeren“.

Eine andere sehr leckere Suppe, die man ausgezeichnet als Hauptmahlzeit einsetzen kann, ist „**Ivys orientalische Suppe**“, S. 104.

*Ama*verminderndes *Dal*

Zubereitungszeit: 3 Tage zum Sprossenziehen,
30 Minuten bis 1 Stunde für die Suppe, für 5 – 6 Personen
*Sattvisch** ✿ ✷ ❤ ❄

2 – 3 Tassen gekeimte Mungbohnen
3 – 4 Tassen Wasser

in einen Dampfkochtopf geben. Unter Druck bringen und ungefähr 2 Minuten kochen. Oder die Bohnen mit dem Wasser in einem großen Topf mit Deckel kochen, bis sie weich sind. Bohnen und Wasser mit einem Mixer zu einem Püree verarbeiten. Zur Seite stellen. In einem Edelstahlsuppentopf

1 1/2 Eßlöffel Ghee oder Olivenöl

erhitzen.

5 – 6 cm frische Ingwerwurzel (1 – 2 Eßlöffel), geschält und feingehackt
1 – 3 Knoblauchzehen, zerdrückt (bei viel *Pitta* weglassen)
1/2 – 1 Teelöffel Kreuzkümmelsamen
1 Teelöffel Koriandersamen
1/2 – 1 Teelöffel Gelbwurz
1/2 Teelöffel frisch gemahlenen schwarzen Pfeffer
je 1 Messerspitze Fenchelsamen, Hing, Zimt und Kardamom

zugeben. Schwenken, bis alles mit Fett überzogen ist und das Aroma bemerkbar wird. Zu den Gewürzen und dem Öl

2 – 3 Tassen kleingeschnittenes Gemüse (Brokkoli, Karotten, Blattgemüse, Sprossen, grüne Bohnen oder Spargel gehen gut)

geben und gut verrühren. 2 Minuten lang mischen, dann weitere

1 – 1 1/2 Liter Wasser

zufügen, wieder gut verrühren, aufkochen und auf kleiner Hitze zugedeckt köcheln lassen, bis das Ganze gar ist. Das Bohnenpüree in den Topf zu dem Gemüse geben, gut umrühren, die Suppe zum Kochen bringen, auf kleiner Hitze 5 Minuten köcheln und eventuell Wasser zufügen, wenn die Suppe zu stark eindickt. Abschmecken mit

1/2 Teelöffel Salz oder nach Geschmack.

Anmerkungen: Dieses Rezept stammt von Ivy Blank und basiert auf einem Gericht, das Dr. Smita und Dr. Pankaj Naram, Bombay, zubereiten. Diese Bohnensuppe ist speziell zuVermindern von *Ama* entwickelt und gibt dem Verdauungstrakt bei Krankheit, bei Wiedergenesung oder bei einer verjüngenden Therapie Ruhe. Die Mungbohnen sind von Natur aus kühlend, doch wirken sie durch die beigefügten Gewürze und den Ingwer wärmend. Die Menge der Gewürze und die Art des Gemüses können/kann individuell abgestimmt werden. Man kann auch einen Stengel Kombu zugeben, um Gase zu vermindern und Spurenminerale zuzufügen. Die Suppe kann als Hauptgericht mehrmals in der Woche gegessen werden, um dem Verdauungssystem eine Erholungspause zu geben.

☞

Beachte: Wenn Du dieses Gericht während einer *Pancha-Karma-Therapie* einsetzt, solltest Du für gute Ergebnisse das Öl oder Ghee auf 5 – 6 Eßlöffel erhöhen. Während dieses Vorgangs werden größere Mengen an „Schmierstoffen" gebraucht.

* *- Vata, - Pitta, - Kapha (ohne Knoblauch)*

* *- Vata, + Pitta, - Kapha (mit Knoblauch)*

(Abdruck mit Genehmigung aus *Die Ayurveda-Küche*, Amadea Morningstar mit Urmila Desai, Heyne 1991.)

Ein *Kichadi*

Zubereitungszeit: ungefähr 45 Minuten bis 1 Stunde,
für 2 – 3 Personen
Sattvisch, - Vata, - Pitta, - Kapha ✿ ✷ ❤ ❄

1/2 Tasse Basmatireis
1/2 Tasse gekeimte Mungbohnen

gut waschen. Zusammen mit

1 Liter reinem Wasser
1 Teelöffel – 2 Eßlöffel geraspelter frischer Ingwerwurzel, die geringere Menge bei hohem *Pitta*
1 Lorbeerblatt
1 Prise Hing oder Mexikanischem Teekraut
1/4 Teelöffel Kreuzkümmelsamen
1/2 – 1 Teelöffel Koriandersamen
1 gehäuften Teelöffel getrocknetem Oregano

in einen mittelgroßen Topf geben. Zum Kochen bringen, dann auf mittlere Hitze herunterschalten. Deckel auflegen und kochen. Oder ohne Deckel kochen und bei Bedarf Wasser zugeben. Während die Bohnen und der Reis kochen, die folgenden Zutaten waschen und vorbereiten:

1 Karotte, gewürfelt
1 zarte Zucchini, gewürfelt
1/2 Tasse Brokkoli, kleingeschnitten
2 Eßlöffel Petersilie, feingehackt
1 Knoblauchzehe, zerdrückt (wahlweise)

Die gewürfelte Karotte sofort zu der kochenden Mungbohnen-Reis-Mischung geben. Zucchini, Brokkoli, Petersilie und Knoblauch zugeben, nachdem das *Kichadi* ungefähr eine halbe Stunde gekocht hat. Wenn alle Zutaten weich und gar sind, den Topf von der Platte nehmen und

1 Eßlöffel Ghee oder Olivenöl extra virgin (wahlweise)
Salz nach Geschmack

zugeben. Umrühren. Kann mit

frischen kleingehackten Korianderblättern

als Garnierung obenauf serviert werden.

**** Aufbauend in der Polarity-Therapie**

Bemerkungen: *Kichadis* (Aussprache: Ki-cha-rie, mit einer leichten Mischung aus „r"- und „d"-Lauten) sind das Grundnahrungsmittel der ayurwedischen Heilung und können immer gekocht werden, wenn Dir danach ist. Je suppiger sie sind, desto leichter verdaulich sind sie. Du kannst immer noch Wasser dazutun, um die Konsistenz zu erreichen, die Du brauchst. Es ist vergleichsweise leicht, *Kichadis* so anzupassen, daß sie für ein bestimmtes *Dosha* möglichst beruhigend sind. Wenn Du zum Beispiel vor allem mit *Vata* arbeitest, nimmst Du mehr Wasser, so daß das *Kichadi* ziemlich suppig ist, kochst es eine gute Stunde oder länger und garnierst es großzügig mit Ghee und frisch gemahlenem, schwarzem Pfeffer. Für *Pitta* nimmst du weniger Ingwer, hältst Dich bei dem schwarzen Pfeffer zurück und erhöhst die Menge an Koriandersamen und -blättern ein wenig. Auch hier nimmst Du die längere Kochzeit (das hilft, *Pitta* zu beruhigen). Für *Kapha* verwendest Du die größte Menge an Ingwer, großzügig schwarzen Pfeffer, mehr von allen Gewürzen, die Dir zusagen, eine etwas kürzere Kochzeit (finde heraus, was Du am besten verträgst) und die kleinstmögliche Menge an Ghee oder Öl und Salz.
Wenn Du merkst, daß Du dieses Rezept magst, findest Du viele Abwandlungen in *Die Ayurveda-Küche* (Morningstar und Desai) oder auch, möchte ich wetten, in Deiner eigenen Kreativität und in Deiner Küche. *Kichadis* kann man morgens gleich als erstes machen und sie als Mittags- oder Abendmahlzeit essen. Es ist eine einfach zuzubereitende Mahlzeit in einem Topf, die für alle *Doshas* leicht verträglich ist.
Wenn Du andererseits monatelang schön brav morgens und abends *Kichadis* gegessen hast und etwas „*kichadi*müde" geworden bist, möchtest Du vielleicht einmal etwas Urlaub von diesem ehrwürdigen Grundnahrungsmittel machen. Wie wäre es, wenn Du einige der anderen ayurwedischen Rezepte ausprobierst, die ich Dir anbieten kann?

***Abwandlung für* Rotationsdiät Tag 3:** Den Basmati und die gekeimten Mungbohnen waschen wie oben angegeben. Zusammen mit dem

Wasser
Hing
Kreuzkümmel
Koriander
1/4 Teelöffel frisch gemahlenem schwarzem Pfeffer
1 Eßlöffel Sonnenblumenöl

in einen Topf geben. Kochen wie oben. Als Gemüse

Karottenscheiben
Süßkartoffelwürfel
Pastinaken und/oder frische Erbsen

verwenden. Das Ghee oder Olivenöl am Ende weglassen und, wenn Du willst, mit frischen, feingehackten Korianderblättern garnieren. Salz nach Geschmack.

Sattvisch, - Vata, - Pitta, - Kapha

*** Rotationsdiät Tag 3**

Die therapeutische Verwendung von Ghee

Kühe werden in Indien als heilige Wesen verehrt. Ihre Milch und ihre Butter, in geklärter Form als Ghee, werden im Ayurweda wie Muttermilch betrachtet, unbedingt notwendig für Gesundheit und Wohlergehen. Um das zu erreichen, müssen sie rein sein. Viele Bewohner des Westens sind besorgt, daß die Verwendung von Ghee ihren Cholesterinspiegel erhöht oder ihrer Ernährung unnötig Fettmengen hinzufügt. Bei der Verwendung innerhalb einer ayurwedischen Lebensführung ist das recht unwahrscheinlich. Bei Fehlverwendung könnte es stimmen. Zur Erklärung: Ghee hilft, anders als Butter, das gesunde Fließen von Flüssigkeiten durch den Körper zu unterstützen. Butter kann blockieren, Ghee entfernt Blockaden. Kein anderer Stoff stimuliert den Fluß von Körperflüssigkeiten so wie Ghee. Kaltgepreßtes Olivenöl stimuliert speziell den Fluß von Verdauungsenzymen und Gallenflüssigkeit aus Leber und Gallenblase und kann daher dort Blockaden verringern. Aber Ghee tut das im ganzen Körper.

Gleichzeitig stärkt Ghee Ojas, *unser Polster an Lebensenergie, das unserem Wohlergehen und unserem Immunsystem zugrunde liegt.*

Durch Ojas *ernährt Ghee auch* Tejas, *das Feuer unseres Geistes. Auf diese Weise werden Intelligenz, Energie, Selbstvertrauen, Verständnis und Gedächtnis verstärkt.*

Ghee wirkt verjüngend auf Vata *und* Pitta *und stärkt in Maßen auch* Kapha. *Eine Anleitung, wie man Ghee zubereitet, findest Du auf S. 210.*

Heutzutage erscheint es wichtig, als Hauptzutat für Ghee wann immer möglich Butter zu nehmen, die biologisch ist. Es ist nicht nötig, Ghee im Kühlschrank zu lagern; es kann sogar seine positive Wirkung etwas verlangsamen, wenn Du dort aufbewahrst.

In der Praxis gibt es viele Möglichkeiten, Ghee therapeutisch einzusetzen. In Das Ayurweda-Heilbuch *beschreibt Dr. Vasant Lad viele davon in ausgezeichneter Weise. Man kann einen Klecks Ghee auf einen kleinen Finger geben und es vor dem Zubettgehen und vor dem Aufstehen sanft in die Nasengänge einmassieren. Dieses* Nasya *säubert die Nasengänge und Nebenhöhlen, damit werden Gefühle klarer und das Sehvermögen kann sich verbessern. Als einfaches Abführmittel, das besonders gut für* Vata *ist, kann man Ghee in einem Verhältnis von ein bis zwei Teelöffeln pro Tasse heißer Milch einnehmen, wieder beim Zubettgehen. Zusammen mit Speisen genossen, stimuliert Ghee* Agni *(das Verdauungsfeuer) und all die anderen Verdauungssäfte und Enzyme.*

Äußerlich angewendet, als medizinisches Süßholz-Ghee oder Ghrita, *ist es ganz besonders gut für die Wundheilung. In* Das Ayurweda-Heilbuch *beschreibt Dr. Lad, wie man Süßholz- und Kalmuswurzel-*Ghritas *selbst herstellen kann. In der ayurwedischen Praxis gibt es viele medizinische Ghees. Zum Beispiel wird Ghee mit einem bitteren Kraut wie Berberitze kombiniert, um* Pitta, *Fieber und Leberkongestion zu lindern. In Kombination mit* Shatavari *wird es zur Verbesserung der Fruchtbarkeit einge-*

setzt. Mit den entsprechenden Kräutern kann Ghee sogar benutzt werden, um Dickdarmentzündung und Magengeschwüre zu lindern.
Es ist wichtig zu verstehen, daß Ghee innerhalb eines ayurwedischen Programms verschrieben und angewendet wird. Eine glückliche und weise Person wird normalerweise ein- oder zweimal pro Jahr Pancha Karma *(das ayurwedische Reinigungsprogramm) durchführen, beim Wechsel der Jahreszeiten oder wann immer es empfohlen wird. Das unterstützt – zusammen mit einer gesunden Lebensführung, entspanntem ausgewogenem Essen und einem gewissen Maß an Aufmerksamkeit für die Gemeinschaft und für geliebte Menschen – das innere und äußere Gleichgewicht. Und doch ist dieser ganze Lebensstil für uns als westliche Menschen in gewissem Maße neu. Wenn wir etwas frisches Ghee zu unserem Reis,* Kichadi *oder gedämpften Gemüse zugeben oder zu heißer frischer Milch, hilft uns das wahrscheinlich. Wenn wir Ghee unserer Tiefkühlhauptmahlzeit zugeben, hilft uns das wahrscheinlich nicht (obwohl Ghee in dem Ruf steht, Gifte abzuschwächen!) Auch das tägliche Zubereiten von reichhaltigen Desserts mit Ghee hat vermutlich nicht den erwünschten Effekt. Wir müssen es mit gesundem Menschenverstand und mit Besonnenheit einsetzen, innerhalb seines Wirkungsbereiches. Wie immer liegt das ganz bei uns.*

Nori-Rollen

Zubereitungszeit: 1 Stunde oder weniger,
ergibt 7 Nori-Rollen oder 35 – 42 Stücke
Sattvisch, - Vata, - Pitta, 0 Kapha ✿ ✱ ❤ ❄

1 Portion Einfachen Basmatireis, S. 209

zubereiten. Von der Platte nehmen, wenn er fertig gekocht ist. 10 Minuten stehen lassen, bevor Du den Deckel abnimmst.

1 1/2 Eßlöffel frischen Zitronensaft
2 Eßlöffel Sirup aus braunem Reis

mischen. Wenn der Reis abgekühlt ist, rührst Du diese Mischung mit einer Gabel gründlich unter den Reis und zerdrückst den Reis dabei etwas. Den Reis auf Raumtemperatur abkühlen lassen. Während dieser Zeit

2 Karotten, 2 Gurken, 2 Stangen Sellerie, 1 Avocado (wahlweise) und ein 5 cm langes Stück Ingwerwurzel, geschält (wahlweise)

waschen und in feine Streifen schneiden. Die Karotten- und Ingwerstücke 5 Minuten dämpfen, das übrige Gemüse bleibt roh. Die Avocado kann in größere Stücke geschnitten werden als der Rest.

1/2 Tasse rohe Sesamkörner

in einer kleinen Pfanne anrösten. Zum Abkühlen auf die Seite stellen.

1 Packung Sushi Nori, 7 Blätter

aufmachen. Wenn sie nicht vorgetoastet sind, toastest Du sie einen ☞

Augenblick lang, indem Du sie mit jeder Seite 1 oder 2 Sekunden über eine offene Flamme hältst. Wenn du eine Sushi-Matte aus Bambus hast, kannst Du ein Blatt Nori darauf legen. Ansonsten geht es ganz gut, wenn man „in der Luft arbeitet“, indem man auf einem hölzernen Schneidbrett arbeitet und die Blätter mit den Händen aufrollt.

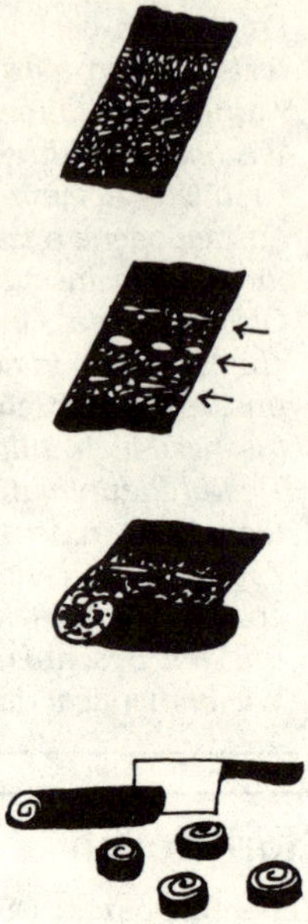

Wichtig: Eine kleine Schüssel

kaltes Salzwasser

bereitstellen. Damit kannst Du Dir die Hände anfeuchten, damit der Reis bei der Arbeit nicht an ihnen klebenbleibt. Also, die Hände naß machen und mehrere große Löffel voll Reis auf das Noriblatt geben. Den Reis mit den feuchten Händen gleichmäßig verteilen und andrücken und das ganze Noriblatt mit einer Schicht von 3/4 bis 1 cm Dicke bedecken, wobei 3 bis 5 cm auf der Dir abgewandten Seite frei bleiben (siehe Zeichnung).
Die Gemüsefüllung in zwei oder drei Reihen anordnen (siehe Zeichnung). Gerösteten Sesam locker über die gesamte Oberfläche streuen. Dann die Dir zugewandte Schmalseite einklappen (siehe Zeichnung) und immer weiterrollen, wobei Du in etwa dieselben Bewegungen vollführst, als wenn du einen Schlafsack oder ein Zelt aufrollen wolltest. Am Ende der Reisschicht die letzten 3 oder 5 cm nacktes Nori anfeuchten und weiterrollen, wobei der Druck Deiner Hand und der Rolle das Ganze schließen.

Die Rolle mit einem scharfen Messer in 5 oder 6 Stücke schneiden (siehe Zeichnung). Mit den anderen Noriblättern wiederholen. Das Sushi auf einer Platte anrichten und mit

Dip, S. 220

servieren. Obwohl der Vorgang, eine Nori-Rolle herzustellen, recht schwierig ist, haben Kinder oft Spaß an der Herstellung und am Essen. Man muß ihnen genug Platz geben, damit sie ein paar eigene „Baumstämme“ machen können.

Abwandlung: Für ein Gericht für * **Rotationsdiät Tag 3** den einfachen Basmatireis wie üblich zubereiten. 1/4 Teelöffel Tamarinde und 2 Eßlöffel kaltgeschleuderten Honig mischen und unter den Reis rühren, nachdem er abgekühlt ist. Für die Füllung Gemüse für Tag 3 verwenden: Karotten, Sellerie, Tofu, Korianderblätter und/oder Jicama; den Ingwer weglassen. Die Karotte wie beschrieben dämpfen, das übrige Gemüse bleibt roh. Den Tofu kann man in streichholzgroße Stücke schneiden und ihn in Sonnenblumenöl und Tamari oder Sojasauce leicht andünsten, bevor man ihn auf die Rollen gibt. Den Sesam weglassen, ansonsten zubereiten wie beschrieben. Mit einem Dip für * **Rotationsdiät Tag 3** servieren, S. 220.

Gefüllte Kohlblätter

Zubereitungszeit: insgesamt 50 Minuten, für 4 – 6 Personen
Sattvisch, mäßig + Vata, wenig + Pitta, - Kapha ❄

Backofen auf 150 °C vorheizen.

1 kleinen Kohlkopf, Weiß- oder Rotkohl

ungefähr 10 Minuten lang dämpfen. Die Blätter lange genug dämpfen, daß sie leicht zu bearbeiten sind, aber nicht auseinanderfallen. Zur Seite stellen.

1 Portion *Kasha* mit Lauch, S. 208
und
1 Portion Cremige Grüne Sauce, S. 217

zubereiten. Eine Auflaufform von 23 x 33 cm Länge leicht einfetten, Edelstahl oder Glas geht gut. Die Kohlblätter vorsichtig von dem Kopf abzupfen, dabei die besten Blätter für die Rouladen aufheben und kleinere Stücke verwenden, um den Boden der Form auszulegen. Dadurch kleben die gefüllten Blätter nicht an.

1 Eßlöffel der *Kasha*-Lauch-Füllung auf jedes Kohlblatt geben. Die Enden einklappen und entlang der Mittelrippe schön sauber aufrollen. In der Auflaufform aufreihen und die Cremige Grüne Sauce über das Ganze gießen. Ohne Deckel 20 – 25 Minuten backen.

Geröstete Sesamkörner

als Garnierung verwenden. Man kann den Kohlkopf auch aushöhlen und ihn wie ein kleines Nest mit *Kasha* füllen. Das ist eine andere Art, diese Mahlzeit anzurichten. Wenn Du Rotkohl verwendest, hast Du den Kontrast zwischen dunkelroten Blättern und waldgrüner Sauce. Oder Du kannst mit dem Weißkohl ein ganz grünes Gericht herstellen.

*** Rotationsdiät Tag 4**

Da nur 3 % aller Amerikaner (und auch nur 3,3 % aller Deutschen, Anm. d. Übers.) dem Rest der Bevölkerung als Nahrungsmittelproduzenten dienen, haben die meisten von uns herzlich wenig Ahnung von der Realität: Wie werden unsere Nahrungsmittel angebaut? Offensichtlich gärtnern Tausende von uns. Aber viele von uns haben überhaupt keine Verbindung zu diesem lebenswichtigen Austausch mit der Natur, mit der Quelle unserer Nahrungsmittel. Als ich heute morgen im Hühnerstall die Eier eingesammelt habe, war ich erstaunt darüber, wie sie wie von Zauberhand in dem Strohnest erscheinen, sogar in der Kälte. Sie entstammen der Erde, *nicht irgendeinem Karton! Bemerkenswert.*

Korianderblätter-Quiche

Zubereitungszeit: 1 1/2 Stunden, größtenteils unbeaufsichtigt
ergibt eine Quiche von 24 cm Ø
MÄSSIG RAJASISCH * ✿ ✷ ❤ ❄

1 *Kapha*-Boden (24-cm-Kuchenboden), S. 258

vorbereiten und backen. Den Backofen auf 170 °C herunterschalten, nachdem der Boden fertig ist. In einem kleinen Topf

2 Eßlöffel Olivenöl oder Ghee

erhitzen.

3 Eßlöffel Zwiebel, feingehackt
1 Knoblauchzehe, zerdrückt

darin andünsten, bis alles weich, aber nicht braun ist. Mit einer Gabel

1 Eßlöffel Vollkornweizen- oder Gerstenmehl

unter das Öl rühren. Langsam

1/2 Tasse Reismilch, Sojamilch oder frische rohe Kuhmilch

zugeben. Bei geringer Wärmezufuhr unter häufigem Rühren kochen, bis das Ganze eindickt (ungefähr 5 Minuten).

1/2 Teelöffel Salz
1 Messerspitze Cayennepfeffer

einrühren.

2 unbefruchtete Eier, vorzugsweise*
1/2 Tasse Milch (wie vorhin)
230 g festen Tofu
1/2 Teelöffel frischen Zitronensaft
1 Tasse frische Korianderblätter, feingehackt und nicht zusammengedrückt

in einem Mixbecher verschlagen. Diese Zutaten unter die Cremesauce heben, zusammen mit

1 reife Avocado, in Würfeln (wahlweise)

In den ***Kapha*-Boden** gießen und 45 Minuten lang bei 170 °C backen oder so lange, bis die Masse schnittfest ist und nichts am Messer klebenbleibt. Kann man heiß oder kalt servieren. Besonders gut, nachdem sie eine Weile abgekühlt ist.

* *- Vata, 0 Pitta, 0 Kapha* (bei Verwendung von Soja- oder Reismilch, ohne Avocado)

* *- Vata, wenig + Pitta, + Kapha* (bei Verwendung von Kuhmilch und Avocado)

* ***Anmerkung:*** Eine Henne wird in Abwesenheit eines Hahnes weiterhin Eier legen. Diese nährstoffreichen unbefruchteten Eier sind natürlicher Teil ihres biologischen Zyklus, und beim Verzehr muß man kein Leben zerstören. Aus diesem Grunde wähle ich unbefruchtete Eier, wann immer ich sie bekommen kann.

Bratkartoffeln

Zubereitungszeit: 30 Minuten, für 2 – 4 Personen
Rajasisch, 0 Vata, wenig + Pitta, wenig + Kapha ✿ ✷ ❤ ❄

12 kleine neue Kartoffeln, geviertelt oder in Würfeln
1 Eßlöffel Zwiebel, feingehackt
1 Teelöffel frischen Rosmarin, feingehackt

waschen und kleinschneiden. Das Gemüse in einer schweren Bratpfanne von 23 oder 26 cm Durchmesser bei mittlerer Hitze mit

1 1/2 Eßlöffeln Olivenöl extra virgin

andünsten. Gelegentlich umrühren. Deckel auflegen und 10 – 15 Minuten dünsten lassen.

6 frische unbefruchtete Eier
Salz und Pfeffer nach Geschmack

verschlagen.

1 Eßlöffel frische Petersilie, gewaschen und feingehackt
1 Tasse frischen Spinat, Raukenkohl oder jungen Grünkohl, gewaschen und gehackt

Wenn die Kartoffeln in der Pfanne weich sind, die Eier darübergießen. Das Blattgemüse unterrühren, Deckel auflegen. Bei niedriger Hitze braten, bis die Oberfläche der Eier fest ist. Einen Teller über die Pfanne legen und die Pfanne umdrehen, so daß die Bratkartoffeln daraufgleiten (siehe Zeichnung). Sofort servieren.

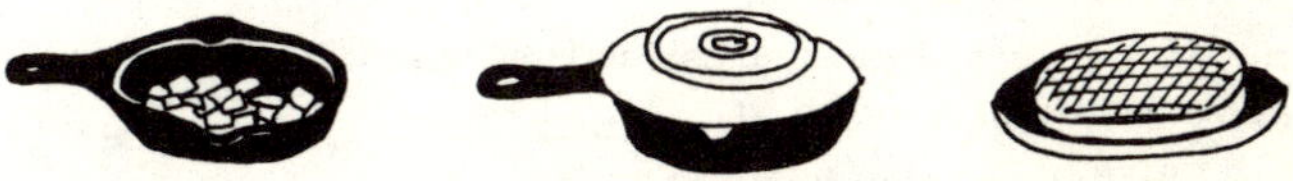

Anmerkungen: Das ist ein leichtes Hauptgericht, zu dem man noch eine Beilage reichen sollte, zum Beispiel einen Salat oder gedämpftes Gemüse.

Schmackhafte Gemüsequiche

Zubereitungszeit: 1 1/4 Stunden, ergibt eine Quiche von 24 cm Ø
*Sattvisch, - Vata, - Pitta, 0 Kapha** ✿ ❤ ❄

1 Gersten- oder Vollkornweizenboden, S. 257

vorbereiten und 30 Minuten lang im Kühlschrank abkühlen lassen, während Du die Füllung mit dem gewaschenen Gemüse vorbereitest.

3 Tassen rohe, gewürfelte, geschälte Süßkartoffeln, (2 große)
2 Tassen grüne Bohnen, französisch geschnitten (siehe Zeichnung)
1 Eßlöffel Zwiebel oder Lauch, feingehackt
2 Eßlöffel Sellerie, feingeschnitten
1 1/2 Eßlöffel frische Ingwerwurzel, geschält und geraspelt oder sehr klein gehackt

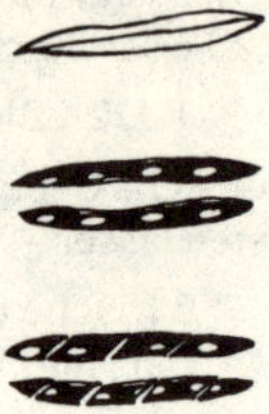

Zwiebel, Sellerie, Ingwer in einer großen Pfanne mit

1 Eßlöffel Sesamöl

andünsten.

1 1/2 Tassen Sojamilch oder frisch abgekochte rohe Kuhmilch (eine halbe Tasse mehr abkochen, wird später im Rezept gebraucht)

in die Pfanne gießen. Diese Füllung bei mittlerer Hitze erwärmen. Die Süßkartoffeln, die grünen Bohnen und

1/2 Teelöffel Salz
1/4 Teelöffel Zimt
1/2 Teelöffel Currypulver

unterrühren. Deckel auflegen und bei mittlerer Hitze 20 – 30 Minuten köcheln lassen, bis das Gemüse weich ist.

2 Eßlöffel rohe abgezogene Mandeln

fein hacken. Für den Guß zur Seite stellen.

1/2 Tasse Milch (wie vorhin)
1 Teelöffel Pfeilwurzelstärke (kann durch Maisstärke oder Mehl ersetzt werden)

in einer Tasse verrühren.

1 Eßlöffel frische Petersilie, feingehackt

waschen und hacken. Den Backofen auf 170 °C vorheizen. Wenn der Boden abgekühlt ist, in einer Springform (24 cm Ø)in Form drücken. Fünf- oder sechsmal einstechen und zur Seite stellen. Milch, Pfeilwurzelstärke und Petersilie zum Gemüse geben, sobald es fertig ist. Die Füllung in den ungebackenen Boden geben und die Oberfläche mit den gehackten Mandeln und

1 Eßlöffel rohen Sesamsamen

bestreuen. Ungefähr 20 bis 30 Minuten backen, bis alles gar ist. Heiß servieren.

* Dieses Rezept ist mit Sojamilch und Gerstenmehl am neutralsten für *Kapha* und mit Kuhmilch und Vollkornweizenmehl am beruhigendsten für *Vata. Pitta* wird von beiden Varianten beruhigt.

Knoblauch und Zwiebeln

Diese schmackhaften Geschöpfe. Wieviel ist zu viel? Knoblauch und Zwiebeln werden zwar in der kommerziellen ostindischen Küche freigiebig verwendet, aber in ayurwedischen Speisen werden sie seltener verzehrt. Knoblauch wird als rajasisch *und manchmal als* tamasisch *angesehen. Zwiebeln sind* tamasisch, *und beides verstärkt* Pitta. *Eine ganze Reihe von Jahren hatte ich ziemlich feste Ansichten über diese beiden und habe sie bei jeder Gelegenheit vermieden. Dann bemerkte ich, daß andere gute ayurwedische Köche, die ich schätze, sie in kleinen Mengen verwendeten. (In dem Jahr hatten wir auch eine ganz gute Knoblauchernte, also war die Versuchung groß, die Meinung zu ändern.) Eine vernünftige Faustregel für jemanden mit* Pitta-*Konstitution und* sattvischer *Ernährung, der ein bißchen davon essen möchte, wären etwa eine mittelgroße Zwiebel pro Woche und eine oder zwei Knoblauchzehen (oder weniger, wenn man will).* Kaphas *könnten sich bei sattvischer Ernährung ohne Probleme etwa ebenso viel Zwiebeln und 4 oder mehr Knoblauchzehen leisten (wieder nur, wenn man will).* Vatas *könnten etwas weniger Zwiebel zu sich nehmen, gekocht, je nachdem, wie sehr sie Zwiebel mögen, und vielleicht 2 oder 3 Knoblauchzehen, wenn sie welche wollen. Wenn der Knoblauch in Öl erhitzt wird, verstärkt dies seine medizinischen Eigenschaften. Knoblauch kann ein hilfreiches Verjüngungsmittel sein, vor allem für* Vata.

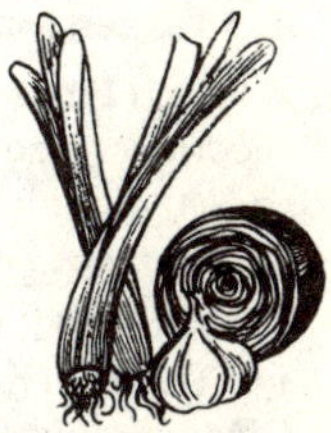

Ich habe festgestellt, daß ich anstelle der Zwiebel immer häufiger Lauch verwende, wenn ich ihn bekommen kann. Er hat einen milderen, süßeren Geschmack und wirkt daher weniger durcheinanderbringend auf Pitta *als normale Zwiebeln. Schalotten sind in ihrer Dynamik dem Lauch ähnlich.*

Die Aktivitäten an einem bestimmten Tag können die Wahl der Menge dieser Gemüse ebenfalls beeinflussen. Wenn Du ruhig, leicht oder geistig arbeitest, merkst Du vielleicht, daß Du weniger davon verwendest als bei herausfordernder Arbeit oder anstrengenden körperlichen Aktivitäten wie Bauen, Sport oder Kellnern.

Die Berücksichtigung der Vorlieben von Kindern im Haushalt kann einen Koch oder eine Köchin auch in eine mehr sattvische *Richtung drängen!*

Dories Molé-Enchiladas

Zubereitungszeit: 1 1/4 Stunden, für 4 – 6 Personen bei 12 Enchiladas
*SATTVISCH, - Vata, wenig + Pitta, + Kapha** ✿ ❤ ❄

Molé-Sauce (ergibt knapp 2 Liter)

Bei geringer Hitze

1 kleine Zwiebel, kleingehackt
2 Knoblauchzehen, zerdrückt

in

2 Eßlöffeln Sonnenblumenöl

dünsten, bis alles weich ist.

1 Teelöffel gemahlene rote Chili
1 Teelöffel Kakao

einrühren. Während die Chilis kochen, in einem Mixbecher oder mit der Küchenmaschine

2/3 Tassen rohe Kürbiskerne

zu einem feinen Pulver mahlen. Die gemahlenen Kerne in die Sauce geben und bei niedriger Hitze noch einmal 10 – 15 Minuten köcheln lassen. Jetzt ist es an der Zeit, die folgenden Zutaten in die Sauce zu geben:

2 Eßlöffel Sesam-Tahin
1 Maistortilla, mit den Händen zerbröselt
1/4 Teelöffel Kreuzkümmelsamen
1 Messerspitze Zimt
1/4 Tasse biologische Rosinen

Gut verrühren. Ja, ich gebe es zu, das ist eine äußerst ungewöhnliche Zutatenliste. Aber sie ergibt eine sehr gute Sauce. Sofort

ungefähr 2 Liter kochendes Wasser
1 Teelöffel Sucanat

in kleinen Schlucken unter ständigem Rühren dazugießen. Die Sauce ungefähr eine Stunde köcheln lassen und dabei je nach Belieben gelegentlich oder häufiger umrühren. Heiß über Enchiladas (siehe unten) servieren.

Enchilada-Füllung

3 mittelgroße Zucchini und/oder Kürbis, gewürfelt

dämpfen. Mit

1/2 Tasse rohen Pinienkernen
Salz nach Geschmack

mischen. Eine Pfanne bei großer Hitze eine Minute lang erwärmen. Nacheinander

12 Maistortillas, blau oder gelb

in der Pfanne heiß machen, zusammen mit

1 Tropfen Öl.

Eine Tortilla in die heiße Pfanne geben, wenden, sobald sie heiß und weich ist, und einige Sekunden später herausnehmen. Wenn Deine Tortillas nicht heiß und weich werden wollen, mußt Du die Pfanne länger erhitzen, bevor Du die Tortillas hineingibst. Wenn die Tortillas hart werden, läßt Du sie zu lange in der Pfanne (oder Du hast alte). Manchmal hilft es, wenn man beim Braten einen Tropfen Wasser auf die Oberfläche einer harten Tortilla gibt, um sie aufzuweichen.

Die heiße Tortilla für jede Person auf einen anderen Teller geben. Einen Eßlöffel der Molé-Sauce und dann einen gehäuften Eßlöffel der Enchilada-Füllung daraufgeben. Die Tortilla aufrollen, dasselbe mit ein oder zwei weiteren Tortillas machen, dann großzügig Molé-Sauce über die Tortillas geben. Sofort servieren. Dasselbe mit dem Rest der Enchiladas. Genießen!

* *Kaphas* können die Sauce mit mehr Wasser verdünnen, um sie beruhigender für ihre Konstitution zu machen.

Bemerkungen: **Süßkartoffelpüree**, S. 197 ergibt eine andere gute, ungewöhnliche Enchilada-Füllung, mit gerösteten Sesamkörnern bestreut. Die Molé-Sauce ist auch über Reis, gedämpftem Gemüse oder Eiern köstlich. Großer Dank geht an meine Freundin Dolores Chiappone für dieses Rezept.

Salz

Ein wenig Salz regt das Verdauungsfeuer, Agni, *positiv an. Kleine Salzmengen werden in manchen ayurwedischen Heilkräutermischungen für die Verdauung eingesetzt. Steinsalz wird im Ayurweda wegen seiner Fähigkeit,* Agni *zu verbessern, am meisten geschätzt und zu diesem Zweck meistens in Kräuterzubereitungen eingesetzt. Man kann es oft in indischen Läden finden.*

Zuviel Salz kann Geschwüre, hohen Blutdruck und andere Zustände hervorrufen, die mit viel Pitta *verbunden sind. Dosenkost enthält oft Salzmengen, die einen fassungslos machen, ebenso wie Fast Food und Speisen in Restaurants. Dieses Übermaß kann sowohl* Pitta *als auch* Kapha *etwas verstärken. Frische Speisen, die richtig zubereitet sind, enthalten oft nur 10 % des Salzes in ihren Dosenentsprechungen. Wenn Du merkst, daß Du einen Hang zum Salzstreuer hast, könntest Du an Zinkmangel leiden. Zink wird für die Schärfe der Geschmackswahrnehmung gebraucht. Wenn wir nicht so gut schmecken können, verwenden wir oft zum Ausgleich mehr und mehr Salz oder Gewürze. Ein Ernährungsspezialist kann hier helfen, indem er die Zinkversorgung ermittelt, denn das ist ein Mineral, von dem man leicht sowohl zuviel als auch zuwenig haben kann.*

Gemüsebratlinge

Zubereitungszeit: 1 1/2 Stunden, größtenteils unbeaufsichtigt
ergibt 16 Bratlinge
SATTVISCH, wenig + Vata, 0 Pitta, 0 Kapha ✿ ✷ ❤ ❄

1 1/3 Tassen ungekochten braunen Basmatireis
1/4 Tasse Vollkornteff (wahlweise)
3 Tassen Wasser

in einem mittelgroßen Topf zum Kochen bringen. Platte auf geringere Hitze herunterschalten, Deckel auflegen und ungefähr 40 Minuten kochen. Dann

1 Tasse gekeimte Mungbohnen

dazugeben. Deckel auflegen und die letzten 5 Minuten kochen. Zur Seite stellen. Backofen auf 170 °C vorheizen. In einer großen Küchenschüssel

1/3 Tasse zartes Lauchgrün, sehr fein zerkleinert
2 Stangen Sellerie, sehr fein zerkleinert
1/2 Karotte, fein geraspelt
1 Knoblauchzehe, zerdrückt

mit

2 Teelöffeln getrocknetem Oregano
1 Teelöffel frischem Salbei, feingehackt
4 Teelöffeln getrocknetem Basilikum
2/3 Tassen feingemahlenen Kürbiskernen
2/3 Tassen feingemahlenen Mandeln
2 – 4 Eßlöffeln feingehackter Petersilie
1 Teelöffel Salz

vermischen. Die Reis-Bohnen-Mischung gründlich unter die übrigen Zutaten rühren, sobald sie fertig ist. 2 Backbleche leicht einfetten. Den Teig zu Bratlingen formen und 30 – 35 Minuten backen. Oder in einer leicht gefetteten oder antihaftbeschichteten Pfanne braten und dabei wenden, sobald sie goldbraun sind.

Anmerkungen: Das ist unser Lieblings-Bratling, zu dem uns ein Artikel von Bharti Kirchner über Gemüsebratlinge in der Ausgabe der *Vegetarian Times* (08/1993) inspierierte. Der Küchenchef Jim Watkins vom Café Flora in Seattle hatte einen köstlich klingenden Gemüse-Nuß-Bratling mit Fenchel, der uns dazu veranlaßte, an unserer eigenen ayurwedischen Version herumzubasteln.

Abwandlung: Ein Bratling für *** Rotationsdiät Tag 2**: Zubereiten wie oben, mit den Zutaten: 2 Tassen gekochte Hirse, 1/2 Tasse geröstete und gemahlene Mandeln, 1 Tasse rohe geraspelte Zucchini, 1 Eßlöffel Olivenöl extra virgin, 3/4 Teelöffel Salz, 1 Teelöffel Gelbwurz. Zu Bratlingen formen und bei 170 °C 30 Minuten lang backen.
SATTVISCH, + Vata, wenig + Pitta, 0 Kapha

Anmerkungen: Diese Variation ist ein ziemlich fader, aber eßbarer Bratling. Extra ausgelegt für die Rotationsdiät bei Allergien. Weitere Informationen über Rotationsdiäten: siehe S. 317.

Santa-Fe-Pintobohnen

Zubereitungszeit: Mit Dampfkochtopf 45 Minuten, ohne Dampfkochtopf 9 – 10 Stunden, kann im Tontopf zubereitet werden, für 6 – 8 Personen

*Sattvisch, + Vata, - Pitta, - Kapha** ✿ ✷ ❤ ❄

1 1/2 Tassen trockene Pintobohnen

verlesen und waschen, wenn möglich über Nacht einweichen. Die Bohnen zusammen mit

1 1/2 Litern reinem Wasser
1/4 – 1/2 mittelgroßen Zwiebel, feingehackt (die kleinere Menge für *Pitta* verwenden)
1 – 2 Knoblauchzehen, zerdrückt (für *Pitta* weglassen)
1/2 – 2 Teelöffeln Chilipulver (die kleinere Menge für *Pitta* verwenden)
1 Lorbeerblatt
1/2 Teelöffel getrocknetem Oregano oder 2 Teelöffeln frischem, feingehackt
1/2 Teelöffel getrocknetem Basilikum oder 2 Teelöffeln frischem, feingehackt
1/2 Teelöffel ganzen Kreuzkümmelsamen
1 Messerspitze Hing oder Mexikanischem Kreuzkraut
1 Stengel Kombu (wahlweise)

in einen Dampfkochtopf geben. Unter Druck bringen und bei mittlerer Hitze 30 Minuten lang oder bis zum Weichwerden kochen. Oder die Bohnen mindestens 4 Stunden einweichen und dabei mehrmals durchspülen, um die gaserzeugende Raffinose in der äußeren Schicht der Bohne zu entfernen. Die Bohnen in einen großen Topf mit frischem Wasser geben und zum Kochen bringen, zwei Minuten kochen. Die Bohnen abgießen, dabei das Kochwasser verwerfen und 1 1/2 Liter frisches Wasser zugeben. In diesem Wasser 2 Stunden stehen lassen. Alle oben genannten Zutaten hinzufügen und in einem Topf oder Tontopf ohne Deckel zum Kochen bringen. Deckel auflegen und Hitze auf mittel bis niedrig schalten. Bedeckt 3 – 4 Stunden kochen lassen oder so lange, bis die Bohnen ziemlich weich sind.

Wenn die Bohnen weich sind, egal mit welcher Methode,

1 Teelöffel Korianderpulver
1 Teelöffel Krauser Minze oder Yerba Buena, wenn möglich frisch
Salz nach Geschmack, ungefähr 1 Teelöffel

unterrühren. Bei mittlerer Hitze weitere 10 Minuten (ungefähr) kochen. Umrühren, servieren.

Anmerkungen: Dieses Gericht schmeckt mit heißen Mais- oder Weizentortillas und Ghee oder mit Maisbrot und mit einem frischen Gemüse oder Salat. Man sollte das Salz erst zum Ende dazugeben, weil sonst die Bohnen zäh werden. Hing oder Mexikanisches Teekraut, Kombu und Kreuzkümmel helfen *Vata* deutlich bei der Verdauung dieses Gerichtes. Krause Minze oder Yerba Buena zusammen mit dem Koriander unterstützt die Verdauung und kühlt für *Pitta* die anderen Kräuter und Gewürze. Ausgezeichnet für *Kapha*. Eines meiner „amerikanischen" Lieblingsgerichte. Ich bin froh, daß mein Freund Juan Morgan mir diese Art, Bohnen zu kochen, vor mehr als 20 Jahren beigebracht hat.

* Gut eingeweicht und mit Ghee oder Öl serviert, ist dieses Gericht in kleinen Mengen gut verträglich für *Vata*. *Vatas* können es wahrscheinlich mit Reis leichter essen als mit Mais.

Gekochte Pinquitobohnen

Zubereitungszeit: 1 Stunde, für 3 – 4 Personen
Sattvisch, + Vata, - Pitta, - Kapha ✿ ✷ ❤ ❄

In einen Edelstahldampfkochtopf

1 Tasse trockene Pinquitobohnen
1/2 mittelgroße Zwiebel, gehackt
1 Knoblauchzehe, zerdrückt
2 cm frische Ingwerwurzel, geschält und feingeraspelt oder feingehackt
2 Tassen Apfelsaft
2 Tassen Wasser
1/4 Teelöffel rotes Chilipulver

geben, unter Druck bringen und bis zum Weichwerden kochen, 30 Minuten oder länger. Abkühlen lassen und

1 Eßlöffel kaltgeschleuderten Honig
1 Teelöffel Salz

einrühren. Servieren.

**** Aufbauend in der Polarity-Therapie**

Anmerkungen: Das ist ein gutes, leichtes Hauptgericht aus gekochten Bohnen. Man kann anstelle der Pinquitos auch Navybohnen verwenden. Aber wenn Du sie bekommen kannst, sind Pinquitobohnen wundervoll! Vielleicht kannst Du Dir Samen besorgen, wenn Du selbst welche anbauen willst.

Es ist erstaunlich, welcher Unterschied zwischen frisch getrockneten und älteren trockenen Bohnen besteht. Als ich dieses Rezept zum ersten Mal gemacht habe, kamen die Bohnen direkt aus ihren getrockneten Hülsen und brauchten knappe 20 Minuten zum Garwerden. Ein Jahr später habe ich Bohnen aus derselben Ernte in demselben Rezept verwendet, die fast eine Stunde gebraucht haben, bis sie weich waren! Ohne äußerlichen Unterschied.

Wenn Du die Bohnen keimst, bevor Du sie kochst, egal, wie alt sie sind, sind sie leichter verdaulich, leichter und kochen schneller. Weitere Informationen findest Du bei ***Das Ziehen von Sprossen***, S. 111. Frische Bohnen keimen schneller.

Einfache Azukis

Zubereitungszeit: 20 Minuten mit vorgekochten Bohnen, 1 Stunde ohne, für 3 – 4 Personen

EIN WENIG TAMASISCH (mit den Pilzen), 0 Vata, - Pitta, - Kapha ✿ ❤ ❄

1 Tasse trockene Azukibohnen
(oder 2 Tassen vorgekochte Azukibohnen verwenden)

über Nacht einweichen oder keimen lassen, wenn es geht. Um die Bohnen von Anfang an zuzubereiten, gibst Du die trockenen Azukis und alle unten aufgeführten Zutaten in einen Dampfkochtopf und bringst sie unter Druck:

6 trockene Shiitaake-Pilze oder 1 – 2 frische
1/4 Tasse Hijiki, trocken
1 Eßlöffel kaltgepreßtes Sonnenblumenöl
1 1/2 – 2 Liter Wasser
Salz und Pfeffer nach Geschmack

30 Minuten lang kochen. Von der Platte nehmen und

einige Tropfen geröstetes Sesamöl (wahlweise)

einrühren. Servieren.

Abwandlung: Wenn Du mit vorgekochten Bohnen arbeitest, gießt Du 1 Tasse kochendes Wasser in eine feuerfeste Schüssel mit den getrockneten Pilzen und dem Hijiki. 15 Minuten stehen lassen. Während des Einweichens die Azukis in einen Topf geben und zusammen mit dem Sonnenblumenöl und Salz und Pfeffer, soweit nötig, erhitzen. (Es kann leicht sein, daß Salz und Pfeffer nicht nötig sind, wenn die Bohnen bereits gesalzen oder gewürzt sind.) Wenn die Pilze und der Tang dick genug geworden sind, um kaubar und schmackhaft zu sein, kann man sie zu den Azukis geben und zusammen bei mittlerer bis niedriger Hitze etwa 5 Minuten köcheln. Geröstetes Sesamöl zugeben, umrühren, servieren.

Abwandlung: Für ein Gericht für *** Rotationsdiät Tag 3** die Shiitaake-Pilze und das geröstete Sesamöl weglassen.

SATTVISCH, 0 Vata, - Pitta, - Kapha

Abwandlung: **Polarity-Version:** Anstatt das Öl zuzugeben, während die Bohnen kochen, wird es erst zugefügt, wenn sie gar sind. Das ist besser für die Leber, aber manchmal nicht so wirkungsvoll, wenn man Gasbildung verhindern will, vor allem für *Vata*.

EIN WENIG TAMASISCH, 0 Vata, - Pitta, - Kapha

**** Aufbauend in der Polarity-Therapie**

Bemerkungen: Das ergibt eine gute Kombination mit **Quinoa-Spargel-Pilaf,** S. 125. Außerdem ist es eine gute, schnelle Mittagsmahlzeit für einen Herbst- oder Wintertag. Wenn Du ein unbestreitbar SATTVISCHES Essen haben willst, mußt Du die Shiitaake-Pilze weglassen.

Wildreissalat: Siehe Salate, S. 82. Das ergibt eine gute Hauptmahlzeit, warm oder kalt.

Pestopizza

Zubereitungszeit: 3/4 – 1 Stunde, für 2 – 3 Personen

Sattvisch, - Vata, + Pitta, + Kapha ✿ ✷ ❤ ❄

Pizzaboden, S. 146

zubereiten. Während der Boden backt, kann man die Sauce mischen:

Pestosauce, S. 163

Zur Seite stellen und den

Belag

vorbereiten:

2 Tassen zarte Zucchini, gewaschen und in dünne Scheiben geschnitten
1/2 rote Paprikaschote, waschen und in dünne Streifen (wahlweise) geschnitten

Wenn der Boden gar ist, die Hitze auf 170 °C herunterschalten. Die Pestosauce dünn über den gesamten Boden verteilen. Die Zucchinischeiben und die Paprikastreifen obenauf verteilen. Zurück in den Ofen schieben und weitere 15 – 20 Minuten backen. Heiß servieren.

Bemerkungen: Dieses Gericht schmeckt sehr gut.

Rosenblütenpizza

Zubereitungszeit: 3/4 – 1 Stunde, für 2 – 3 Personen

Wenig rajasisch, 0 Vata, mäßig + Pitta, 0 Kapha ❤ ❄

Pizzaboden, S. 146

zubereiten. Während der Boden backt, kann man die Sauce zubereiten:

Rosenblütensauce

6 mittelgroße Tomaten, frisch
2 Eßlöffel rote Zwiebel, feingehackt (wahlweise)

waschen und kleinschneiden. Zusammen mit

1 Eßlöffel Olivenöl
1 Knoblauchzehe, zerdrückt

in einen Topf geben und bei mittlerer Hitze zu einer Sauce einkochen lassen. In Italien würde man ein feines Passiersieb benutzen, um die Kerne aus den Tomaten zu entfernen. Wenn Du eins hast und Dir das so lieber ist: das Entfernen der Kerne hilft, die Wirkung der Tomaten auf *Vata* zu mildern. Ich schiebe normalerweise beim Schneiden so viele Kerne zur Seite, wie ich kann. Die Tomatensauce sollte eingekocht sein, kurz nachdem der Boden aus dem Ofen kommt. Wenn die Tomaten soweit eingedickt sind, werden sie zusammen mit

1 gehäuften Eßlöffel biologischen Rosenblütenblättern, getrocknet

1 Eßlöffel (oder mehr) frischem, feingehacktem Oregano oder 2 Teelöffeln getrocknetem
1/4 Teelöffel getrocknetem Majoran
1/4 Teelöffel getrocknetem Thymian
Salz und Pfeffer nach Geschmack

einige Sekunden lang mit dem Mixer püriert. Zur Seite stellen.

Belag

Für den Belag werden

4 Kirschtomaten
1/2 rote Paprikaschote
5 cm Lauch, die weiße Knolle

gewaschen. Die Kirschtomaten in dünne Scheiben schneiden, ebenso den Lauch. Die Paprika in lange dünne Streifen schneiden.

1/2 reife Avocado (wahlweise)

in Würfel schneiden. Die Sauce in den gebackenen Boden gießen und über die gesamte Oberfläche verteilen. Sie wird dünn bedeckt sein. Den Belag nach Belieben verteilen. Wenn die Kinder gerade greifbar sind, haben sie bestimmt Spaß am Mithelfen. Die Pizza wieder in den Ofen stellen und bei 210 °C 10 - 12 Minuten backen. Ergibt eine runde Pizza von etwa 30 cm Ø.

Anmerkungen: Das ist eine gute, einfache Pizza, deren Rezept ich von meiner Mutter und meiner Schwester habe, Margie und Cindy Noren. Der Boden ist ohne Hefe und kann auch bei einer strikt hefefreien Diät verwendet werden. Die Rosenblüten beruhigen die ansonsten erhitzenden und sauren Eigenschaften der Tomaten ganz erheblich. Und es ist eine Möglichkeit für jemanden, der ein ayurwedisches Programm einhält, mit Pizza zu experimentieren. Wie die Pestopizza kann man sie so zubereiten, daß sie für Menschen mit Reaktionen auf Weizen und/oder Milchprodukte geeignet ist. So macht es Spaß, zu Hause zu essen!

Abwandlung: *** Rotationsdiät Tag 1**: Den Pizzaboden für *** Rotationsdiät Tag 1**, S. 146 und eine halbe Portion Rosenblüten-Tomaten-Grundsauce für *** Rotationsdiät Tag 1** verwenden. Als Belag können die folgenden Gemüse dienen: Kirschtomaten, Paprikaschoten, Avocado, Pilze oder jegliches Gemüse für Tag 1.

Wenig rajasisch, 0 Vata, mäßig + Pitta, 0 Kapha.

Pizzaboden

Zubereitungszeit: 20 Minuten, ergibt einen Boden von 30 cm Ø

*Sattvisch** ✿ ✷ ❤ ❄

Backofen auf 210 °C vorheizen. In einer Schüssel

2 Tassen Gersten- oder Vollkornweizenmehl
3/4 Teelöffel Salz
1 Teelöffel aluminiumfreies Backpulver

vermischen. Mit einer Gabel

2/3 Tassen Sojamilch oder frisch abgekochte rohe Kuhmilch
1/4 Tasse Sonnenblumenöl

einrühren. Die Mischung wird sich zu einem Ball zusammenklumpen. Den Teig auf eine bemehlte Oberfläche bringen (zum Beispiel Deinen sauberen Küchentisch) und ihn ein dutzendmal leicht durchkneten. Eine runde Edelstahl-Pizzapfanne von ca. 30 cm Durchmesser leicht einfetten und den Teig in der Pfanne verteilen, dabei mit den Fingern eine Kante hochdrücken. In den Backofen stellen und 15 – 20 Minuten backen.

** - Vata, - Pitta, + Kapha (mit Vollkornweizenmehl und Kuhmilch)*

** 0 Vata, - Pitta, - Kapha (mit Gerstenmehl und Sojamilch)*

Abwandlung: Gericht für *** Rotationsdiät Tag 1**: Egal welches Mehl verwenden, frische Kuhmilch und Walnußöl. Backen wie üblich.

Polenta

Zubereitungszeit: 45 Minuten, für 4 Personen, reichlich

Sattvisch, + Vata, + Pitta, - Kapha ✿ ❤ ❄

In einem großen Topf

1 1/4 Liter Wasser
1 Teelöffel Salz

zum Kochen bringen. Platte herunterschalten, so daß das Wasser nur noch köchelt, und langsam nach und nach

1 1/2 Tassen Polenta (grobgemahlenes Maismehl)

einrühren. Ein langstieliger Löffel ist hier wirklich hilfreich, damit alles möglichst sauber bleibt. Wenn die ganze Polenta im Topf ist, immer weiter rühren. Die Polenta wird anfangen, dicker und dann trocken zu werden.

1 Teelöffel Krause Minze (wahlweise)

darüberstreuen. Weiterrühren! Nach 20 – 30 Minuten Rühren (das ist ein italienisches Gericht, das die Frauen zusammen mit Freundinnen zubereiteten; es wurde in großen Töpfen über einem Gemeinschaftsherd gekocht, und man konnte sich dabei unterhalten) wird die Polenta so dick sein, daß sie sich von den Seiten des Topfes löst, während Du mit dem Löffel rührst. Die Polenta in eine Auflaufschüssel oder auf ein Holzbrett gießen. Zu einem

5 cm hohen Klumpen formen. Das geht am besten mit nassen Händen und vorsichtiger Berührung. 10 – 15 Minuten ruhen lassen oder so lange, bis die Polenta ziemlich fest wird. In Scheiben von 2 – 3 cm Dicke schneiden und mit „Pestosauce“, S. 163 oder „Leichter Basilikumsauce“, S. 162 oder „Rosenblüten-Tomaten-Grundsauce“, S. 167 servieren. Man kann die Polenta wieder aufwärmen, indem man sie 15 Minuten lang bei 170 °C in den Backofen stellt.

* **Rotationsdiät Tag 4**, die Minze weglassen

** **Aufbauend in der Polarity-Therapie**

Bemerkungen: Polenta wird in vielen Reformhäusern oder in italienischen Läden in Großpackungen verkauft. Normales Maismehl sollte man nicht verwenden, es ist zu fein gemahlen.

Nachtschattengewächse

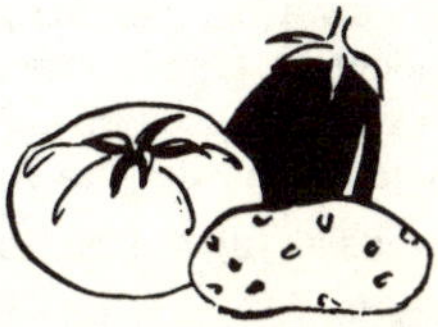

Die Familie der „tödlichen Nachtschattengewächse“, wie sie genannt wird, beinhaltet Tomaten, Kartoffeln, Auberginen, Paprikaschoten, Chilis und Tabak. Die ayurwedische Küche scheut sich eher davor, diese Nahrungsmittel auf irgendeiner regelmäßigen Basis zu verwenden. Wenn man sie sieht, wird es eher für eine gelegentliche Betonung sein als für den Hauptteil einer Mahlzeit. Die meisten Nachtschattengewächse tendieren zu scharfem oder saurem Vipak *(mit Ausnahme der Kartoffel), und die Familie wirkt verstärkend auf das* Vata- *und* Pitta-Dosha. *Es wäre günstig, wenn man Mahlzeiten mit Nachtschattengewächsen nicht öfter als ein- oder zweimal pro Monat auf den Tisch bringt. (Gute Beispiele sind mein Lieblings-Cajun-Okragericht, bei dem das Schwergewicht auf den Okras und nur wenig Betonung auf den Tomaten liegt, oder Bratkartoffeln oder Rosenblütenpizza oder Spaghettisauce für Feinschmecker.) Wenn Dir Pizza oder Tomatensaucen zur Gewohnheit geworden sind, könnte Dir eine solche Begrenzung extrem vorkommen. Wenn Du Deine Haltung in diesem Punkt ändern willst, könntest Du versuchen, Deinen Tomaten- und Chilikonsum langsam herunterzuschrauben, bis Du an einen Punkt kommst, der sowohl mit Deiner Gesundheit als auch mit Deinen Vorlieben vereinbar ist.*

Im Ayurweda ist das die „1/4-1/4-1/4-Methode“: Du gehst um 1/4 von dem herunter, was Du bisher gewohnt bist, bis Dir das gut und normal vorkommt. Dann gehst Du wieder um 1/4 herunter und so weiter, bis Du Deine richtige Menge ißt oder trinkst.

Blumenkohl mit Cashew-Cremesauce

Zubereitungszeit: 20 Minuten, für 4 – 6 Personen

Sattvisch, mäßig + Vata, 0 Pitta, 0 Kapha ✿ ✷ ❤ ❄

1 mittelgroßen Kopf frischen Blumenkohl

waschen. Zum Dämpfen *im Ganzen* in einen Topf mit

1 Tasse Wasser

geben. Deckel auflegen und bei mittlerer Hitze weichkochen, etwa 15 – 20 Minuten. In einem Mixbecher oder mit der Küchenmaschine

1/2 Teelöffel gemahlenen Koriander*
1/2 Teelöffel Steinsalz
1 Tasse rohe Cashewkerne

fein mahlen. Wenn der Blumenkohl gar ist, 1/2 Tasse des Kochwassers in den Mixbecher mit den gemahlenen Nüssen geben und glattmixen. Du kannst mehr heißes Wasser zugeben, wenn es nötig ist, bis Du die Konsistenz hast, die Du möchtest. Den Blumenkohl in einer Servierschüssel und mit der Cashewsauce übergossen im Ganzen auf den Tisch bringen. Zum Auflegen in Stücke schneiden, wie eine Torte.

* **Rotationsdiät Tag 4**. Den Koriander weglassen, wenn Du eine strikte Rotation befolgst.

** **Aufbauend in der Polarity-Therapie**

Es gibt ein altes buddhistisches Sprichwort: „Du kannst die Fahnen flattern sehen, aber den Wind siehst Du nicht." Das ist ein Ansatz, um zu einem tieferen Verständnis für Karma *zu kommen, so wie ich es in meinem Alltagsleben verstehe. Auf einem mehr körperlichen Niveau kann dieser Ausdruck auch beschreiben, wie Ayurweda mit den Funktionen unseres Körpers verbunden ist. Wir wissen vielleicht nicht immer, was da gerade nicht in Ordnung ist, aber oft vermuten wir, daß es etwas aus dem Gleichgewicht geraten ist, bevor es deutlich zutage tritt. Oder um ein drastisches und einfaches Beispiel zu bringen: wenn Du von einem Lebensmittel, das* Vata *aus dem Gleichgewicht bringt, oder von einer* vatastörenden *Mischung zuviel ißt, selbst wenn Du gar nicht weißt, was es genau ist, dann wird Dein Körper es Dich wissen lassen, indem er die Flagge „Blähungen" schwenkt.*

Bohnen-Fadennudeln mit Zuckererbsenschoten

Zubereitungszeit: 15 Minuten, für 2 – 3 Personen
*SATTVISCH AN DER GRENZE ZU RAJASISCH, - Vata, 0 Pitta, 0 Kapha** ✱ ❤

1 Packung (ca. 100 g) Bohnen-Fadennudeln (Saifun)

in einen mittelgroßen Topf oder eine feuerfeste Schüssel geben. So viel kochendes Wasser über die Nudeln gießen, daß sie völlig bedeckt sind. 10 – 15 Minuten einweichen lassen. Während die Fadennudeln einweichen,

2 Teelöffel Miso*
1 Tasse kochendes Wasser

mischen. Zur Seite stellen. In einer großen Pfanne

2 Eßlöffel Sonnenblumenöl

erhitzen.

1 – 2 Knoblauchzehen, zerdrückt

dazugeben und eine Minute andünsten.

1/3 Tasse rohe Sonnenblumenkerne

dazugeben und bei niedriger Hitze noch einige Minuten dünsten lassen.

1 1/2 Tassen frische Zuckererbsenschoten (ca. 150 g)
3 Tassen frische Bohnensprossen (ca. 115 g)

waschen und die Enden der Zuckererbsenschoten abschneiden. Das Gemüse in das Öl einrühren. Deckel auflegen und weichkochen, 5 Minuten oder weniger bei mittlerer Hitze. Platte abschalten. Die Misobrühe dazugießen, dann die Fadennudeln. So gut verrühren, wie es geht, das Ganze wird etwas ungebärdig sein.

1 Messerspitze frisch gemahlenen schwarzen Pfeffer

zufügen.

* Je weniger Miso und Knoblauch Du verwendest, desto *sattvischer* ist das Gericht.

* Für ein Gericht, das sich streng an **Rotationsdiät Tag 3** hält, den Knoblauch weglassen und dafür sorgen, daß Du ein Miso auf der Basis von Bohnen und Reis verwendest.

SATTVISCH mit einem Anklang ans *Rajasische, - Vata, 0 Pitta, wenig + Kapha*

Anmerkungen: Gutes, leichtes, schnell zubereitetes Gericht. Wenn Du nicht gerade einen spärlichen Appetit hast, wirst Du hier noch einen anderen Gang brauchen, wie gedämpfter **„Brokkoli mit Knoblauch“**, S. 201, oder gedämpften Mangold.

Thai-Pfannengericht

Zubereitungszeit: 30 Minuten, für 3 – 4 Personen

Sattvisch, - Vata, 0 Pitta, - Kapha ✿ ✸ ❤ ❄

Einfachen Basmatireis, S. 209*

zubereiten. Während der Reis kocht, das Gemüse waschen und kleinschneiden:

200 g frischen Spargel in Stücken von 2 – 3 cm
1 Tasse Chinakohl in feinen Streifen
1 mittelgroßes Büschel frischen Spinat, gut gewaschen und kleingeschnitten
1 Tasse frische Korianderblätter, locker abgemessen, dann vermust
1/2 Tasse Gurke, geschält und in feine Streifen geschnitten
2 Eßlöffel frische Ingwerwurzel, geschält und sehr fein geschnitten (weniger nehmen, wenn Du willst)
2 Knoblauchzehen, zerdrückt

Wenn der Reis so aussieht, als sei er bald fertig, mit dem Pfannengericht anfangen: In einer großen Pfanne

2 Eßlöffel Sesamöl

erhitzen. Bei hoher Temperatur den Knoblauch und den Ingwer zufügen und verrühren. Ungefähr 1 Minute später Spargel, Chinakohl und Spinat einrühren. Rühren, bis der Spinat ein wenig welk wird.

3/4 Tasse Kokosmilch

dazugießen und gut verrühren. Wenn der Spinat fertig ist, das Pfannengericht vom Herd nehmen und Korianderblätter und Gurke einrühren. Heiß auf Reis servieren.

Anmerkung: Wenn Du Dich an thailändische Gebräuche halten willst, müßtest Du langkörnigen thailändischen Jasminreis verwenden.

Reste

„Was sind Reste?“ habe ich eines Tages ganz vorsichtig bei Dr. Sunil Joshi angefragt und natürlich gehofft, er würde irgendwelche Nachlässigkeiten, die ich mir in dieser Richtung angewöhnt hatte, gutheißen. „Reste sind Essen, das über Nacht gestanden hat“, antwortete er fest und zerstörte alle meine Hoffnungen. In Erwiderung meines fragenden Blickes fügte er hinzu: „(Denk darüber nach ...) ein Essen bleibt über Nacht stehen, in der Zeit der Kühle und Dunkelheit, das ist die beste Zeit für Schleim und Vergärung“ (oder etwas Entsprechendes). „Essen, das am selben Tag zubereitet worden ist, zum Beispiel morgens, und das bis abends gegessen wird, das ist frisch.“

Ich habe eine Weile gebraucht, um mich an diese Betrachtungsweise zu gewöhnen. Als Amerikanerin war ich so sehr an die „phantasievolle Verwertung von Resten“ gewöhnt. Und doch, nachdem ich eine Weile lang auf diese frischere Art gegessen habe, stelle ich erstaunt fest, daß Essen, das einen Tag oder länger im Kühlschrank verbracht hat, nun deutlich unattraktiv ist.

Ich möchte Dir gern ganz praktische Hilfe anbieten, wie Du zu einer frischeren Essensweise kommen kannst. Die lange Liste von Tiefkühlgerichten in Amerika beweist es den vielen Menschen von uns, die anders essen.

Einige Möglichkeiten, frisch zu essen

1. Koche Dein Essen selbst; fang damit an, wenn Du Zeit hast. Wenn ich tagsüber zu Hause bin, mache ich oft eine Mahlzeit aus nur einem Gericht, die für Mittag- und Abendessen reicht. Es hilft auch, wenn man sich angewöhnt, kleinere Portionen zuzubereiten, so daß weniger Reste bleiben, die uns in Versuchung führen.

2. Lebe mit einem „frischen“ Koch zusammen oder stell Dir einen an und geize nicht mit Anerkennung.

3. „Gemeinschaftsmahlzeiten“: Teile Dir Mahlzeiten mit Freunden, wobei immer ein anderer für die Zubereitung zuständig ist.

4. Such Dir in der Nachbarschaft ein gutes Feinkostgeschäft, das wenigstens einige frische Mahlzeiten ohne Konservierungsstoffe anbietet.

5. Finde heraus, ob es in der Gegend einen ayurwedischen oder vegetarischen Koch gibt, der für Geld oder gegen Naturalien frische Mahlzeiten zubereitet.

6. Such Dir für einen Teil Deiner Ernährung einen Markt- oder Gemüsestand aus, der frische, eßfertige Produkte anbietet: Avocados, gemischtes Salatgemüse, Pfirsiche, Äpfel, Beeren, was auch immer.

7. Alles einfach und leicht halten (sieh Dir einmal die Vorschläge für Mittagessen, S. 71, an, dort findest Du Anregungen.)

Sobanudeln mit Knoblauch und Gemüse

Zubereitungszeit: 20 – 25 Minuten, für 2 – 4 Personen
SATTVISCH, 0 Vata, wenig + Pitta, 0 Kapha ✿ ❤ ❄

Zum Nudelkochen einen großen Topf mit Wasser aufsetzen. (Deckel auflegen verkürzt die Kochzeit und spart Energie.)

1/2 mittelgroße Zwiebel

in Ringe schneiden. Die Zwiebel bei geringer Hitze mit

2 Eßlöffeln kaltgepreßtem Sesamöl
1 großen Knoblauchzehe, zerdrückt

andünsten, bis sie weich ist, aber nicht braun.

1 1/2 Tassen Rotkohl, feingeschnitten
1 1/2 Tassen Chinakohl, feingeschnitten

waschen und kleinschneiden. Den Rotkohl in das Öl einrühren und zugedeckt bei mittlerer Hitze kochen, bis er fast gar ist, ungefähr 6 – 8 Minuten. Den Chinakohl und

1 Teelöffel Salz

zufügen. Deckel auflegen und weitere 2 – 3 Minuten kochen. Von der Platte nehmen, wenn alles gar ist. In das kochende Wasser

1 Packung (250 g) Sobanudeln aus 100 % Buchweizen

geben. Die Kochanleitung auf der Packung befolgen. Normalerweise beträgt die Kochzeit 10 Minuten in kochendem Wasser. Wenn die Nudeln gar sind, werden sie mit kaltem Wasser durchgespült. Mit dem gedünsteten Gemüse in eine große Servierschüssel geben. Mit

1/8 – 1/2 Tasse gemahlenem, geröstetem Sesam
1 Messerspitze frisch gemahlenem, weißem Pfeffer (wahlweise)

garnieren.

* **Rotationsdiät Tag 4**, den Pfeffer weglassen, wenn Du eine strikte Rotation einhältst.

Micheles Feiertags-Kürbis

Zubereitungszeit: gemächliche 2 Stunden, für 3 – 4 Personen
*Sattvisch, - Vata, 0 Pitta, mäßig + Kapha** ✿ ❤ ❄

Den Backofen auf 170 °C vorheizen. In einem Topf

1/2 Tasse Mischung aus Wildreis und braunem Basmatireis
1 1/2 Tassen Wasser

zum Kochen bringen. Auf niedrige Temperatur schalten, Deckel auflegen und 45 Minuten lang kochen oder bis zum Garwerden. Während der Reis kocht,

1 Kürbis von 1 1/2 – knapp 2 kg

waschen. Längs durchschneiden und mit

ungefähr 1 Tasse Wasser

in eine Auflaufform von 23 x 30 cm mit Deckel geben. Eine Stunde lang im Backofen backen oder so lange, bis er durch und durch weich ist. Wenn er gar ist, Kürbis aus dem Ofen holen und etwas abkühlen lassen. Die Kerne herausholen und den Kürbis vorsichtig aus der Schale löffeln, ohne sie zu beschädigen (die Ganzheit der Schale bewahren, wie Michele sagen würde). Den Kürbis in einer Schüssel zur Seite stellen.

1 Eßlöffel Sonnenblumen- oder Walnußöl
2 Eßlöffel Zwiebeln, gehackt
2 herzhafte Knoblauchzehen, zerdrückt

zusammen dünsten, bis alles durchsichtig wird.

350 g Pilze in Scheiben (wahlweise)
2 mittelgroße Karotten, geraspelt

dazugeben. Weitere 3 Minuten andünsten.

1 Bund frischen Spinat, gehackt

dazugeben. Noch einmal 1 Minute andünsten und gelegentlich umrühren. Den Kürbis und den gekochten Reis unter das dünstende Gemüse mischen.

1 Eßlöffel getrocknetes Dillkraut
1/2 Tasse getrocknete Preiselbeeren („wahlweise, aber lecker")
1/4 – 3/4 Tassen rohe gehackte Walnüsse

zugeben. Gut umrühren. Die Mischung in die ausgehöhlte Kürbisschale füllen und in einer Form mit Deckel noch einmal 20 – 30 Minuten bei 170 °C backen. Heiß servieren und den Kürbis ganz auf den Tisch bringen. Gut mit gemischtem Salat und einer der Öl-Zitronen-Salatsaucen.

* Ohne die Pilze völlig Sattvisch, mit den Pilzen tamasisch.

Bemerkung: Ein wunderbares Feiertags-Gericht, dessen Zutaten sich bestens vertragen.

Mittelöstlicher Oliventopf

Zubereitungszeit: 40 Minuten, für 3 – 4 Personen
Mäßig RAJASISCH (mit den Oliven), 0 Vata, mäßig + Pitta, wenig + Kapha ✿ ❤ ❄

1/4 Tasse trockene Quinoa

gut durchspülen. Mit

3/4 Tasse trockener Hirse, gespült
2 Tassen Wasser
1/2 Teelöffel Salz

in einen mittelgroßen Topf geben. Zum Kochen bringen, auf niedrige Temperatur zurückschalten und Deckel auflegen. Garkochen, ungefähr 30 Minuten. Während das Getreide kocht,

115 g schwarze Oliven (1/2 Tasse)

fein hacken und zur Seite stellen.

1 Teelöffel frische Ingwerwurzel
1 kleine Zwiebel*

schälen und fein hacken. In einer großen Eisenpfanne

2 – 3 Eßlöffel Olivenöl oder Ghee

erhitzen. Ingwer und Zwiebel zum Öl geben und bei mittlerer Hitze dünsten, bis die Zwiebel glasig ist.

1 Teelöffel Paprikapulver*
1/4 Teelöffel gemahlene Nelken

gleichmäßig in die Zwiebelmischung einrühren. Zur Seite stellen, bis das Getreide fertig gekocht ist. Wenn Quinoa und Hirse fertig sind, zu der Zwiebel und den Gewürzen in der Pfanne rühren und gut mischen. Die Oliven und

frisch gemahlenen schwarzen Pfeffer* und Salz nach Geschmack

dazugeben. Servieren!

* Das ist ein Gericht für *** Rotationsdiät Tag 2**. Wenn Du eine strikte Rotationsdiät einhältst, solltest Du die mit einem Sternchen gekennzeichneten Zutaten weglassen und statt des Ghee Olivenöl verwenden.

Sojaprodukte

Viele stark verarbeitete Sojaprodukte sind inzwischen in der vegetarischen Küche weit verbreitet. Wie sind sie aus ayurwedischer Sicht zu beurteilen? Nehmen wir einmal Sojamilch. Wie bei jeder anderen Milch ist sie frisch am besten. Das Unternehmen „The Farm" in Tennessee war Vorreiter für viele ungewöhnliche und wundervolle Methoden, Soja zu verwenden, und sein Kochbuch (The Farm Vegetarian Cookbook, 1978) *bietet eine gute Anleitung zum Selbermachen von Sojamilch, wenn Du Ambitionen in dieser Richtung hast. Aber was ist mit Soja-*

milch aus der Tüte oder Flasche? Sie kann die Auswahl enorm erweitern, insbesondere für Menschen mit einer Milchallergie, wenn man sie für einfache Gerichte verwendet wie das gelegentliche Müsli oder zum Backen. Soweit ich das ermitteln kann, ist Sojamilch aus der Packung geringfügig rajasisch, *je nach Marke. Sie bringt* Vata *mäßig aus dem Gleichgewicht, wirkt beruhigend auf* Pitta *und neutral oder leicht verstärkend auf* Kapha. *Wenn Du frische Kuhmilch verträgst und bekommen kannst, ist sie die bessere Wahl für* Vata *und* Pitta. *Wenn nicht, kann Sojamilch hilfreich sein.*

Sojakäse bietet gegenüber tierischem Käse in bezug auf Verdaulichkeit oder Gesundheit nur wenige Vorteile. Sein größter Vorteil ist offensichtlich, daß man Käsegeschmack genießen kann, ohne sofort krank zu werden, wenn man gegenüber Milchprodukten überempfindlich ist. Aber auf lange Sicht ist Sojakäse schwer, fettig und erzeugt Ama. *Wenn Du ihn verwendest, solltest Du Dir nicht einbilden, daß er Dir womöglich hilft, Deinen Körper besser zu reinigen, als das normaler Käse könnte. Und Menschen, die auf Milcheiweiß reagieren, bietet er überhaupt keine Vorteile, denn die Sojakäse, die derzeit in Amerika handelsüblich sind (die ich also gefunden habe), enthalten alle Kasein, Milcheiweiß. Sie sind einfach nur laktosefrei, milchzuckerfrei. Das bedeutet, daß sie eine Alternative für Menschen sind, die keine Laktose verdauen können, aber für diejenigen, die Milcheiweiß nicht vertragen, sind sie immer noch ein Problem.*

Sojaeis ist wie Kuhmilcheis kalt, schwer und gut geeignet, um im Körper Ama *zu erzeugen, giftige Abfallstoffe. Sowohl Soja- als auch Kuhmilcheis hat die potentielle Nebenwirkung, Entzündungen im Darm hervorzurufen, weil sie von Natur aus* rajasisch *sind. Auch hier gilt, daß Soja eine Alternative ist, wenn Du unheimlich Lust auf Eis hast und weißt, daß Du Kuhmilchprodukte nicht gut verträgst. Aber eine reinigende Alternative aus ayurwedischer Sicht? Nein. Nur einfach eine andere Möglichkeit. Dasselbe gilt für die meisten anderen neuen Sojaprodukte, die auf den Markt kommen, wie saure Sojasahne, Sojaweichkäse und so weiter.*

Ghee, Sesambutter oder frische kaltgepreßte Öle würde man im Rahmen eines heilenden Programmes als bessere Alternativen betrachten als eine Qualitäts-Sojamargarine. Eine kleine Menge einer guten Sojamargarine wäre gelegentlich in Ordnung, aber die zuerst genannten Lebensmittel sind vorzuziehen.

Sojabohnen selbst haben die Eigenschaften „kühl“ und „schwer“, so daß sie eine Herausforderung für die Verdauung sein können, wenn man sie einfach nur gekocht ißt. Man sollte sie nie roh essen (wie bei Sprossen), weil die rohen Bohnen Enzyme enthalten, die spezifisch den Verdauungsprozeß beim Menschen hemmen. (Ob eine verlängerte Keimdauer diese Enzyme inaktiviert oder verändern kann, weiß ich nicht.) (Anm. d. Übers.: Doch, 60 – 80 % der keimhemmenden Enzyme in Hülsenfrüchten werden beim Keimen inaktiviert.) Im Laufe der Jahrhun-

derte haben die Menschen gelernt, mit dieser problematischen Eigenschaft bei der Verdauung von Sojabohnen umzugehen, so daß sie die Vorteile nutzen können, die diese reichhaltige Proteinquelle bietet. Man hat sie fermentiert und verarbeitet, um sie leichter und einfacher verzehrbar zu machen. Einige dieser Produkte, zum Beispiel Tamari, Sojasauce und Miso, würde man aus ayurwedischer Sicht im Normalfall als rajasisch, den Geist aktivierend, betrachten. Sie werden zur gelegentlichen Verwendung empfohlen, wenn sie frei von Konservierungsstoffen sind. (Weitere Betrachtungen über **Miso** findest Du auf S. 60.)
Tofu ist nicht fermentiert, sondern mit Bittersalzen zum Gerinnen gebracht, ungefähr so, wie man aus geronnener Milch mit Hilfe von Zitrone oder anderen Gerinnungsmitteln Panir macht. Frisch kann er als sattvisch betrachtet werden. In der Packung gekauft ist er höchstwahrscheinlich rajasisch.
Frisch zubereitetes Sojajoghurt (siehe Glossar) ist nur wenig rajasisch. Wenn man es stehenläßt, wird es rajasisch oder tamasisch.
Andere Lebensmittel aus Soja wie Tempeh werden als tamasisch betrachtet, weil es in ihnen von Schimmelkulturen wimmelt, und stehen im Ayurweda in keinem hohen Ansehen. Texturiertes Sojaprotein wird ebenfalls für tamasisch gehalten, weil es stark verarbeitet, trocken und eine Herausforderung für Agni, das Verdauungsfeuer, ist. Es ist eine übliche Zutat für handelsübliche Gemüsebratlinge und Fleischstreckmittel.
Wenn man die Meinungen ayurwedischer Therapeuten über Soja zusammenfaßt, beinhaltet sein Ruf die ganze Skala von wunderbar bis furchtbar – je nach Lehrmeinung. Nehmen wir Tofu. Einige Therapeuten betrachten ihn als leicht, einfach verdaulich und sattvisch. Viele behalten im Auge, daß er einige rajasische Eigenschaften hat. Manche sind der Meinung, daß er tamasisch oder anderweitig unverdaulich ist. Wie mir ein ayurwedischer Arzt einmal gesagt hat: „Meine Mutter hat mir gesagt, ich soll das Zeug (Soja) ja nicht anrühren. Das ist Futter für Esel und Pferde. Willst Du ein Esel sein? Dann iß Soja!“ Man sieht also, welche Leidenschaften diese kleine Pflanze entfacht (was mich auf den Gedanken bringt, daß sie vielleicht doch etwas Rajas hat?) Wenn Du auf Milchprodukte reagierst und trotzdem nicht gern Soja verwenden möchtest, empfiehlt Ayurweda Sesam- oder Nußmilch (siehe bei Getränken), die leicht zuzubereiten ist.
Es kann eine Weile dauern, bis es möglich ist, zwischen den kulturellen und verdauungsmäßigen Einflüssen von Soja zu unterscheiden. Ich empfehle weiterhin die gelegentliche Verwendung von Sojamilch, Tofu, Miso, Tamari, Sojasauce und gekochten Sojaprodukten und halte mich bei den stärker verarbeiteten Sojaprodukten ziemlich zurück.

Gefüllter Kürbis mit Oliven

Zubereitungszeit: 1 1/2 Stunden, größtenteils unbeaufsichtigt, für 4 – 6 Personen

Wenig rajasisch, 0 Vata, 0 Pitta, wenig + Kapha ✿ ❤ ❄

Backofen auf 170 °C vorheizen.

1 Kürbis (Butternut-Kürbis) von knapp 1,5 kg (oder 3 Kürbisse à 500 g)

waschen und längs durchteilen. Pro Person rechnet man 250 g Kürbis. Den Kürbis mit der Schnittseite nach unten auf ein Backblech mit ungefähr

1 Tasse Wasser

legen. Zum Backen in den Ofen schieben, bis er weich ist, ungefähr 1 Stunde. Während er backt,

Mittelöstlichen Oliventopf, S. 154

zubereiten. Wenn der Kürbis fertig ist, nimmt man ihn aus dem Ofen und entfernt die Kerne. Den größten Teil des Wassers vom Blech abgießen (ergibt eine gute Suppengrundlage) und jeden Kürbis mit der Schnittseite nach oben auf das Blech legen. Die Olivenmischung gleichmäßig auf den Kürbishälften aufhäufen. Bei 170 °C 10 – 15 Minuten backen.

*** Rotationsdiät Tag 2**

Anmerkung: Zu dieser Mahlzeit kann man sich gut Freunde einladen. Ich mache den Salat und die Salatsauce, während der gefüllte Kürbis die letzten 10 Minuten im Ofen warm wird.

Wie steht's mit Pilzen?

Im traditionellen ayurwedischen Kochen genießen Pilze keine hohe Wertschätzung, weil sie normalerweise auf sich zersetzender Substanz wachsen. Aus diesem Grund werden sie bei den tamasischen *Lebensmitteln eingereiht. Auch in einer strengen schimmelfreien oder Candida-Diät würde man sie meiden, weil sie zu den Fungi gehören. In anderen Teilen der Welt, vor allem in China und Japan, werden Pilze zu therapeutischen Zwecken verwendet. Vor allem Shiitaake-Pilze werden als stärkend und belebend für das Immunsystem geschätzt. Pilze enthalten reichlich von der Aminosäure Methionin, was eine ausgezeichnete Ergänzung zu methioninarmen Bohnen oder Tofu ergibt. Sie erhöhen die Gesamt-Proteinwertigkeit von Hülsenfruchtgerichten. Pilze haben im allgemeinen wenig Kalorien und sind reich an Methionin und Zink. Aber in Indien werden sie nicht alltäglich verwendet.*

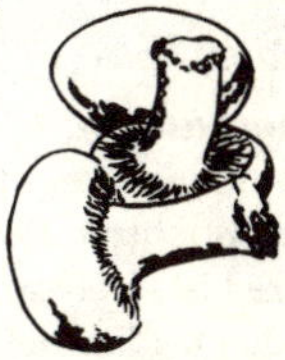

Vegetarisches Stroganoff

Zubereitungszeit: 15 Minuten plus 2 Stunden (oder länger) Einweichzeit, für 2 – 4 Personen

Tamasisch (die vielen Pilze), - Vata, - Pitta, 0 Kapha ✿ ✷ ❄

In eine mittelgroße feuerfeste Schüssel

45 g getrocknete Shiitaake-Pilze
1/3 Tasse rohe Mandeln, vorzugsweise abgezogen

geben.

2 Tassen kochendes Wasser

darübergießen. Mit einem Deckel oder Teller abdecken. Einige Stunden stehen lassen, bis die Pilze gut und dick sind. Wenn Du willst, kannst Du das Essen morgens vor der Arbeit oder der Schule vorbereiten und das Gericht direkt vor dem Essen fertig machen. 1/2 Stunde vor dem Essen die Pilze aus der Flüssigkeit nehmen und fein schneiden. Die Mandeln und das verbliebene Einweichwasser (ungefähr eine Tasse voll) in einen Mixbecher gießen. (Jetzt kannst Du die Mandeln schälen, wenn Du willst.) Die Nüsse und das Wasser bei niedriger Geschwindigkeit einige Sekunden, dann bei hoher Geschwindigkeit etwa 20 Sekunden lang pürieren, so daß Mandelmilch entsteht. Diese in die Einweichschüssel zurückgießen, die geschnittenen Pilze und

1 Messerspitze frisch gemahlenes Muskat
1 Messerspitze frisch gemahlenen schwarzen Pfeffer

hineinrühren. Zur Seite stellen.

1 Pfund Tofu, kompromißlos biologisch bevorzugt

abspülen und gut ablaufen lassen. Trockentupfen und in 2 cm lange Stücke schneiden. In einer großen Eisenpfanne

1 – 2 Eßlöffel Ghee

erhitzen.

1 Eßlöffel feingehackte Zwiebel (wahlweise)

zugeben und dünsten, bis sie weich ist. Den Tofu unter die Ghee-Zwiebel-Mischung rühren und bei mittlerer Hitze erwärmen, bis alles heiß ist. Die Mandelmilch und die Pilze dazugießen; einige Minuten lang weiterhin bei mittlerer Hitze erwärmen, bis die ganze Mischung durch und durch warm ist.

Salz nach Geschmack
1/2 – 1 Teelöffel Paprikapulver

einrühren.

Anmerkungen: Ich nehme dieses Gericht mit auf, weil es wirklich lecker und eine gute vegetarische Alternative für Menschen ist, die weniger Fleisch essen möchten. (Wobei Fleisch wesentlich *tamasischer* ist als Pilze.) Diese Mahlzeit ist reich an Zink und Eiweiß und hat nur wenig von dem übermäßigen Fett des traditionellen Stroganoff. Es ist allerdings auch eines der wenigen Gerichte in diesem Buch, die ich einer Person mit ernsthaften Candida-Problemen nicht empfehle. Der Grund ist der reichliche Gehalt an Pilzen plus

Tofu. (Siehe auch „Wie steht's mit Pilzen?“, S. 157) Vegetarisches Stroganoff schmeckt gut auf Basmatireis oder Nudeln und frischem Raukenkohl, Spinat oder grünem Salat mit **„Estragon-Petersilien-Salatsauce“**, S. 95.

Siehe auch „Cremige Spinatsauce“, S. 217, als Hauptgericht zu Getreide.

Tofu „ganz kompliziert“

Zubereitungszeit: 10 Minuten, für 4 Personen

Wenig rajasisch, 0 Vata, 0 Pitta, 0 Kapha ✿ ✸ ❤ ❄

1 Pfund Tofu

in dünne Scheiben oder in 1 1/2 cm lange Stücke schneiden. In einer großen Pfanne

2 Eßlöffel Sonnenblumenöl

erhitzen. Den Tofu zusammen mit

ungefähr 2 Eßlöffeln Tamari oder Sojasauce

hineingeben. Bei mittlerer Hitze erwärmen, bis der Tofu durch und durch warm ist. Mit „Einfachem Basmatireis“, S. 209 und einem gedämpften Gemüse servieren.

*** Rotationsdiät Tag 3**

Abwandlungen: Dieses Rezept kann man endlos abwandeln, wie jeder erfahrene Vegetarier bestätigen kann. Schmackhaft sind ein Teelöffel geriebener frischer Ingwer und eine zerdrückte Knoblauchzehe, die man kurz vor dem Tofu zum Öl gibt. Oder Du kannst jedes Gemüse dazugeben, das Du magst, wobei Brokkoli beliebtist. Wenn Du Gemüse dazugibst, solltest Du es noch einige Minuten mit dem Tofu bei aufgelegtem Deckel köcheln lassen.

Der Tanz der Doshas

Die drei biologischen Doshas, Vata, Pitta *und* Kapha, *bewegen sich ständig durch den Körper. Dies ist zyklisch, wobei jedes* Dosha *zu seiner Zeit auftritt und dann vorherrscht. Danach wird es schwächer, und das nächste* Dosha *tritt in den Vordergrund. Dieser Tanz findet zweimal täglich statt.* Kapha *herrscht von Sonnenaufgang bis vormittags, also von ungefähr 6 bis 10 Uhr. Zu dieser Zeit ist es am besten verfügbar, und jeglicher Überschuß dieses* Doshas *wird entfernt – in Form von Schleim (Husten, Auswurf, Naseputzen). Danach erhebt sich* Pitta *und ist von vormittags bis nachmittags, während der Hitze des Tages, am stärksten zugänglich und verfügbar (von etwa 10 bis 14 Uhr). In dieser Zeit können wir überschüssiges* Pitta *mit Urin und Schweiß entfernen und fühlen uns wahrscheinlich am hungrigsten.* Vata *ist von nachmittags bis zur Abenddämmerung am stärksten, von 14 bis 18 Uhr. Danach beginnt der Zyklus erneut, wobei* Kapha *von 18 bis 22 Uhr stark ist,* Pitta *von 22 bis 2 Uhr und* Vata *von 2 bis 6 Uhr, vor der Morgendämmerung.*

Viele ayurwedische Abläufe sind um diesen Tanz herum angeordnet. Es ist wichtig zu verstehen, daß die drei Doshas zwischen den Körpergeweben und den Ausscheidungen vermitteln. So läuft zum Beispiel normalerweise im Körper die Bewegung von Ausscheidungen (eine Vata-Funktion) vor der Morgendämmerung und die Entfernung von Überschüssen und Schwerheit mit der Darmentleerung ab, wenn gerade Kapha aktiv wird. Lassen wir diesen Schritt aus und rennen ohne Ausscheidung zur Arbeit oder zum Spielen, sammeln sich allmählich Abfallstoffe in Form von Ama im Dickdarm an und behindern den normalen Fluß der Körperenergie. Wir haben gewöhnlich mehr Energie, wenn unsere Ausscheidungen regelmäßig sind. Dann laufen die Körpervorgänge ungehinderter ab. Die Doshas bewegen sich zwischen den Geweben (Dhatus) und den Abfallstoffen (Malas) hin und her. Sie ernähren die Gewebe und bringen ihnen Energie und Stabilität. Wenn der Weg versperrt ist wie in dem obigen Beispiel, erhalten die Gewebe aus dem täglichen Tanz der Doshas nicht alle Nahrung, die sie erhalten könnten. Energie wird mit den Abfallstoffen aus dem Körper geschickt, zum Beispiel als nicht absorbierte Nährstoffe im Stuhl.

Ist der Tanz gut und im Rhythmus, dann erheben sich die Doshas zu ihrer Zeit, ernähren die Gewebe, entfernen Überschüsse mit den Abfallstoffen und tanzen weiter. Kapha stärkt den Körper zu seiner Zeit und feuchtet ihn an, Pitta wärmt, verdaut und transformiert während der Pitta-Zeit, und Vata führt schließlich wichtige Bewegungen und Kommunikation durch. (Alle diese Funktionen laufen ständig ab, und werden doch vom höheren Rhythmus überlagert.) Der Körper will gesund sein, und dafür stehen ihm wirklich gute Systeme zur Verfügung. Wir brauchen nur mit dem Rhythmus zu arbeiten, der bereits da ist.

Ayurwedische Therapeuten empfehlen oft, zu einer bestimmten Zeit ein bestimmtes Kraut oder Lebensmittel einzunehmen oder etwas Bestimmtes zu tun. Hier ist der Grund dafür: Wenn man während ihrer eigenen Zeiten mit den Doshas arbeitet, erzielt man die besten Ergebnisse. Ein überzeugendes Beispiel: Ein Vaidya empfahl einer Frau ein bestimmtes Kraut. Sie hatte es bereits regelmäßig genommen, aber nun empfahl er, es zu einer anderen Zeit zu nehmen. Innerhalb von Wochen fing sie an, Gewicht zu verlieren, das sie lange gehalten hatte. Alles, was sich hier geändert hatte, war das „Timing".

Für Vata und Pitta wird also empfohlen, zwischen 6 und 10 Uhr zu frühstücken, um sich zu stabilisieren und Kapha zu nutzen. Wenn Kapha konstitutionell vorherrscht, sollte man am besten das Frühstück zu dieser Zeit auslassen und nach Möglichkeit etwas später eine leichte Mahlzeit essen, zum Beispiel Obst oder eine Suppe gegen 10 oder 11 Uhr. Das Verdauungsfeuer ist im allgemeinen zur Pitta-Zeit gut, während der Tagesmitte, so daß die größten Mahlzeiten normalerweise für diesen Zeitraum empfohlen werden. Zur Zeit der Abenddämmerung wird dann (mit Rücksicht auf Vata) eine leichtere Mahlzeit eingenommen. Ausgiebige späte Mahlzeiten erhöhen lediglich Kapha oder Ama.

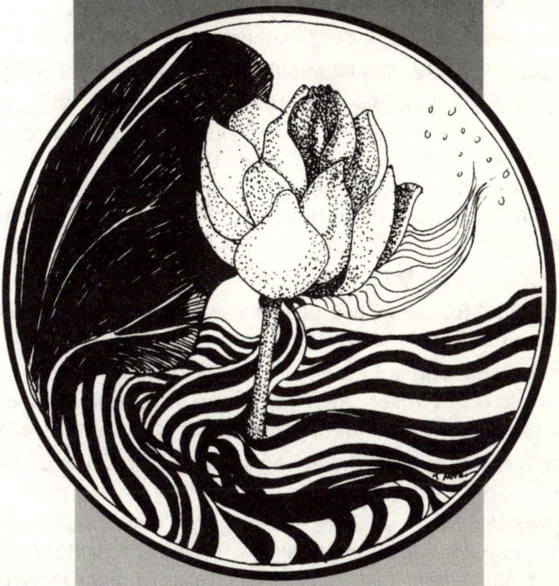

Nudeln und Nudelsaucen

Leichte Basilikum-Sauce

Zubereitungszeit: 20 Minuten oder weniger, für 2 – 3 Personen
Sattvisch, - Vata, - Pitta, mäßig + Kapha ✿ ✷ ❤ ❄

Bei mittlerer bis großer Hitze in einem kleinen Topf

2 Tassen frische rohe Kuhmilch oder Sojamilch
1 Knoblauchzehe, ungeschält*
6 schwarze Pfefferkörner*

zum Kochen bringen. Während die Milch warm wird,

1/2 Tasse rohe Walnüsse

in einem Mixbecher oder mit der Küchenmaschine fein mahlen.

1 Bündel frische Basilikumblätter (mindestens 1 Tasse)

waschen und feinhacken. Wenn die Milch aufgekocht ist, Platte abschalten und die Knoblauchzehe entfernen (wenn Du jemanden mit hohem *Pitta*, einer Menge Feuer, zu ernähren hast). Wenn Du hauptsächlich Menschen mit *Kapha*- oder *Vata*-Konstitution bekochst, kannst Du die Knoblauchzehe schälen und darin lassen. Die Milch und den Pfeffer in den Mixbecher mit den gemahlenen Nüssen gießen. Das gehackte Basilikum zufügen. Pürieren.

Wenn Du willst, kannst Du in das Püree

2 Eßlöffel frisches Ghee (wahlweise, für *Kapha* weglassen)
Salz nach Geschmack

einrühren. In Schüsseln auf Muschel- oder Fettuchini-Nudeln so servieren, daß die Nudeln etwas in der Sauce schwimmen. Sehr gut, sehr einfach. Als Beilage gedämpftes Gemüse danebenlegen, und schon hast Du eine Mahlzeit.

Als Gericht für die *** Rotationsdiät Tag 1** schwarzen Pfeffer und Knoblauch weglassen.

Bemerkung: Wenn Du das Ghee wegläßt, 1/4 Tasse Walnüsse und Sojamilch statt Kuhmilch verwendest, ist das 0 (neutral) für *Kapha*, vor allem, wenn Du die Sauce auf Maisnudeln (glutenfreien Nudeln) servierst.

Abwandlung: Du kannst während der letzten 4 Minuten der Kochzeit 1 – 2 Tassen kleingeschnittenen Brokkoli oder Spargel direkt in den Topf mit der kochenden Sauce geben, das gibt dem Ganzen noch ein bißchen mehr Geschmack.

> *Manchmal haben einfache Handlungen eine große Kraft. Eine Mahlzeit zusammen mit der Familie oder mit Freunden einzunehmen festigt die Verbundenheit und Zusammenarbeit, die Gemeinschaft – und brauchen wir dringend für unsere Heilung, für uns als Volk.*

Pestosauce

Zubereitungszeit: 10 Minuten, für 4 Personen

SATTVISCH AN DER GRENZE ZU RAJASISCH; - Vata, + Pitta, + Kapha ✿ ✸ ❤ ❄

In einem kleinen Topf in einem Dämpfeinsatz

1 große Knoblauchzehe, ungeschält

etwa fünf Minuten dämpfen.

1/2 Tasse Pinienkerne oder Walnüsse

in einem Mixbecher oder mit der Küchenmaschine zu feinem Pulver mahlen.

2 Tassen locker eingefüllte Basilikumblätter, dann feingehackt
1 Tasse frische krause Petersilie, feingehackt
1 Teelöffel Olivenöl extra virgin
2 Teelöffel Miso
3 Teelöffel rohes Sesam-Tahin
1/2 Tasse Wasser oder etwas mehr (genug, um die Sauce glatt zu bekommen)

und den geschälten und zerdrückten Knoblauch zu den Nüssen im Mixbecher geben und mixen, bis die Sauce cremig glatt ist. Servieren!

**** Aufbauend in der Polarity-Therapie**

Bemerkungen: Ursprünglich wurde ich durch Biba Caggionis Buch *Northern Italian Cooking* (HP Books, 1981), das ich nur wärmstens empfehlen kann, zu diesem Rezept inspiriert. Zwar enthalten viele ihrer Rezepte Fleisch, aber sie hat ein wundervolles Gespür für die italienische Küche, und die Rezepte sind mit Farbfotos gut bebildert.

Butter-Pekan-Nudeln

Zubereitungszeit: 20 Minuten, für 3 Personen

*SATTVISCH** ❤ ❄

3 Eßlöffel Ghee oder Butter

in einem mittelgroßen Topf schmelzen lassen.

1 Eßlöffel Zwiebel, feingehackt
1/3 Tasse rohe Pekannüsse, feingehackt

einrühren. Ungefähr 5 Minuten dünsten.

1 Teelöffel getrockneten Salbei, zerkrümelt
1/2 Teelöffel frischen Rosmarin, gehackt
1 Eßlöffel Vollkornweizenmehl

dazugeben. Bei geringer Hitze gut vermischen.

1 Tasse frisch abgekochte rohe Milch oder Sojamilch

allmählich einrühren und unter gelegentlichem Rühren einige Minuten lang eindicken lassen. Wenn die Sauce eingedickt ist,

☞

1 kleine Knoblauchzehe, zerdrückt
1 kleine Zucchini in feinen Streifen (etwa 1 Tasse)
1/2 kleine rote Paprikaschote, klein gewürfelt (etwa 1/4 Tasse)
1/4 Tasse geraspelte Karotte
1/2 Tasse Brunnenkresse, feingehackt
Salz und Pfeffer nach Geschmack

dazugeben. Bei mittlerer bis geringer Hitze weitere 5 Minuten kochen. Über frisch gekochten Nudeln servieren.

** - Vata, - Pitta, + Kapha (mit Kuhmilch und Weizennudeln)*

** + Vata, 0 Pitta, 0 Kapha (mit Sojamilch und Maisnudeln)*

Bemerkungen: Zum ersten Mal haben wir das als besonders Essen an einem Silvesterabend mit einem einfachen grünen Salat probiert. Wirklich gut!

Siehe auch: **„Vegetarisches Stroganoff"**, S. 158

Frühlingsnudeln

Zubereitungszeit: 15 - 20 Minuten, für 2 - 4 Personen
*Sattvisch, - Vata, 0 Pitta, + Kapha** ✿ ✷ ❤ ❄

Einen großen Topf Wasser für Deine Lieblingsnudeln aufstellen. Waschen und vorbereiten:

1 junge Zucchini, in dünnen Scheiben
2 junge Kürbisse, fein geschnitten
2 Eßlöffel rote Zwiebel, in dünnen Scheiben
1/2 - 1 Tasse frische Erbsen, ausgepult

In einem Mixbecher

1 Knoblauchzehe
1/3 Tasse Olivenöl extra virgin

pürieren. Jetzt die Nudeln in den Topf geben, falls das Wasser kocht. Das vermischte Öl in einer großen Pfanne bei mittlerer Hitze erwärmen. Das Gemüse zufügen und 5 – 10 Minuten dünsten lassen, bis es weich, aber nicht schlabberig ist.

1 Eßlöffel getrockneten Salbei
(oder 2 Teelöffel frischen Salbei, feingehackt)
Salz und Pfeffer nach Geschmack

einrühren. Das gedünstete Gemüse zu den frisch gekochten Nudeln geben und servieren mit

frisch geriebenem Parmesan (wahlweise)
oder Gomasio (gemahlene, geröstete Sesamkörner, wahlweise mit einer Prise Salz).

* Für ein *rajasisches* Gericht 2 große Knoblauchzehen und jede Menge Parmesankäse verwenden.

Kapha-*Abwandlung:* Maisspaghetti verwenden (in den meisten Reformhäusern und Naturkostläden erhältlich) und das Gemüse dämpfen, anstatt es zu dünsten. Den Knoblauch kannst Du mit dem übrigen Gemüse dämpfen. Wenn Du willst, kannst Du 2 Eßlöffel Olivenöl extra virgin über die Nudeln und das Gemüse geben, nachdem Du sie von der Platte genommen und vermischt hast. Den Parmesan weglassen; ein bißchen Gomasio ist in Ordnung, wenn Du das magst.

Sattvisch, 0 Vata, 0 Pitta, - Kapha

**** Aufbauend in der Polarity-Therapie**

***Abwandlung für* * Rotationsdiät Tag 4:** Ähnlich wie bei der *Kapha*-Version würdest Du Maisnudeln und jegliches Gemüse für Tag 4 verwenden: Spargel, Brunnenkresse, Brokkoli, Knoblauch, Zwiebel, Blumenkohl und/oder Raukenkohl. Kaltgepreßtes Sesamöl über die Nudeln und das Gemüse träufeln, nachdem Du alles vermischt hast. Mit Gomasio garnieren (wahlweise).

Sattvisch, 0 Vata, 0 Pitta, - Kapha

**** Aufbauend in der Polarity-Therapie**

Bemerkungen: Dieses Gericht ist normalerweise für jeden leicht genug, und man kann es leicht abwandeln, um es an die Konstitution des einzelnen anzupassen. Wenn Du zum Beispiel mit viel *Pitta* zu tun hast, kannst Du die Zwiebel ganz weglassen und 1 kleine Knoblauchzehe verwenden. So, wie das Gericht oben aufgeführt ist, ist es wesentlich beruhigender für *Pitta* als die Standard-Tomatensauce. Eines unserer schnellen und leichten Lieblings-Abendessen.

Die Naturenergien sind bereit, zu uns zu sprechen, mit uns zu arbeiten, wenn wir ihnen nur zuhören. Das erstreckt sich von der Körperenergie, die durch den Pulsschlag und andere Äußerungen mit uns spricht, bis zu dem wildwachsenden Kraut auf dem Acker, das unerwartete medizinische Eigenschaften hat. Sind wir zugänglich für diese Kommunikation? Es erschreckt mich, wenn mir klar wird, daß 99,5 % aller mit Elektrizität versorgten Amerikaner auch einen Fernseher haben, und daß laut A. C. Nielsen Company 95 % aller Amerikaner jeden Tag eine Zeitlang fernsehen. Forschungen, die an der Australischen Nationaluniversität durchgeführt wurden, haben ergeben, daß Fernsehen zwei widersprüchliche Wirkungen hat: Zum einen ruft es eine passivere geistige Einstellung hervor, aber zum anderen gewöhnt es auch das Gehirn an viel schnellere Wechsel von Abläufen, als sie in der Natur vorzufinden sind (Informationen aus Jerry Manders In the Absence of the Sacred, *siehe Bibliographie). Unsere Gehirne werden darauf trainiert, sich in einem Tempo zu bewegen, das sich von dem der Natur deutlich unterscheidet. Wieviele von uns werden wohl die Geduld haben, die Kommunikation aufzunehmen, die sie uns anbietet? Wieviele von uns sind gewillt, zu diesem kritischen Zeitpunkt mit den Elementen und mit der Natur zu arbeiten? Wieviele von uns werden dazu in der Lage sein? Wieviele von uns sind „Natur-Analphabeten"?*

Selbstgemachte Eiernudeln

Zubereitungszeit: 45 Minuten oder weniger, für 4 Personen
Leicht RAJASISCH (die Eier), - Vata, 0 Pitta, + Kapha ❤ ❄

Ich weiß, selbstgemachte Eiernudeln, das hört sich recht ausgefallen und vielleicht sogar erschreckend an. Aber tatsächlich macht das Spaß und ist ganz leicht. Wenn Du sie das erste Mal ausprobierst, solltest Du etwas mehr Zeit einplanen, so daß Du noch einen Rückzieher machen kannst. Wenn Du minderjährige Helfer anstellst, können die mit Plätzchen-Ausstechformen ein paar Häschen, Sterne, Herzen oder was auch immer ausstechen. Sehr beliebt in unserem Hause! Mein Dank an meine Freundin Dorie Chiappone, die mich in die Welt der selbstgemachten Nudeln eingeführt hat!

3 Eier

in einer größeren Rührschüssel mit einer Gabel verschlagen. Danach

3 Eßlöffel Wasser (die Faustregel lautet: ein Ei und ein Eßlöffel Wasser pro Person)

unterschlagen.

ungefähr 3 Tassen feinen Durumweizengrieß
eine Prise Salz

Den Grieß mit einem Löffel oder einer Gabel einrühren, bis der Teig dick und dann steif wird. An diesem Punkt den Löffel weglegen und den Teig auf einem bemehlten Brett weiterbearbeiten. KNETEN, KLOPFEN, AUSROLLEN und SCHNEIDEN sind die wichtigsten Anweisungen. Mit anderen Worten: Der Teig wird gedrückt und geknetet, bis es schwierig wird, noch Mehl einzukneten. Dann wird er zu einem Ball geklopft und ein wenig abgeflacht. Jetzt mit dem Nudelholz so dünn ausrollen, wie Du es nur schaffst; mindestens noch einmal halb so dünn wie der dünnste Pizzaboden. Dann nimmst Du ein kleines, scharfes Spickmesser und schneidest ihn in bandnudelähnliche Streifen von 1 1/2 cm Breite oder in welche Form auch immer.

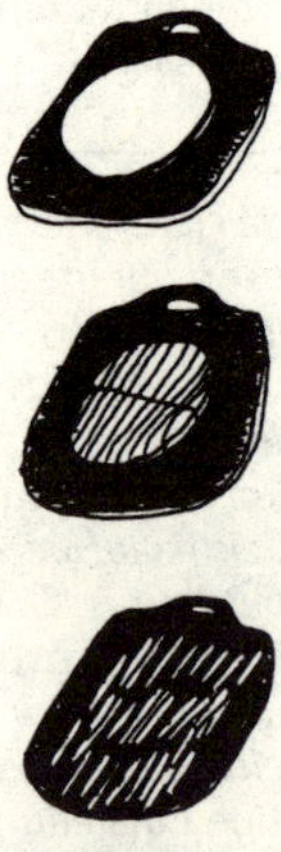

Einen großen Topf Wasser aufstellen wie für alle anderen Nudeln auch und zum Kochen bringen. Die frischen Nudeln vorsichtig von der bemehlten Oberfläche abheben und in das kochende Wasser geben. Unter gelegentlichem Rühren bis zum Garwerden kochen, das kann 30 Sekunden dauern oder 1 – 2 Minuten. (Frische Nudeln sind viel schneller fertiggekocht als getrocknete.) Mit Deiner Lieblings-Nudelsauce servieren. Eine gute Mittagessen-Kombination sind selbstgemachte Eiernudeln mit frischer **„Pestosauce“**, S. 1163, gedämpften Zucchini und **„Knusprigen Kokosplätzchen“**, S. 248.

Abwandlung: Man kann dasselbe Rezept mit Buchweizenmehl machen.

GERINGFÜGIG RAJASISCH, + Vata, mäßig + Pitta, - Kapha

*** Rotationsdiät Tag 4**

Bemerkungen: Buchweizen-Eiernudeln sind eine gute Wahl für Menschen mit einer Allergie auf Weizen, weil Buchweizen zu einer völlig anderen botanischen Familie gehört als Weizen. Außerdem ist er eine Alternative für *Kaphas*, die es nach frischen Nudeln gelüstet. Und schließlich ist dieses Gericht auch eine wirtschaftliche Alternative, wenn man unerwartet Gäste zum Mittagessen bekommt. Alles, was Du brauchst, sind ein paar Eier, etwas Mehl und eine Gemüsesauce.

Rosenblüten-Tomaten-Grundsauce

Zubereitungszeit: 20 Minuten, ergibt 1/2 Liter Sauce
Rajasisch, + Vata, mäßig + Pitta, 0 Kapha ✿ ❤ ❄

12 frische mittelgroße Tomaten (ungefähr 4 Tassen)

waschen und kleinschneiden oder durch das Passiersieb geben. Damit sortierst Du die Tomatenkerne aus, die *Vata* etwas verstärken können. Ansonsten läßt Du einfach so viele Kerne auf dem Schneidbrett, wie es geht. Die Tomaten in einem Edelstahltopf mit

1/4 Tasse feingehackter Zwiebel
2 Knoblauchzehen, zerdrückt
2 – 4 Eßlöffeln Olivenöl extra virgin

kochen. Bei mittlerer Hitze ohne Deckel kochen, bis das Ganze dicklich ist, ungefähr 15 Minuten. Die eingedickten Tomaten zusammen mit

2 Eßlöffeln oder mehr getrockneten biologischen Rosenblütenblättern
4 Teelöffeln frischem Oregano, feingehackt oder 2 Teelöffeln getrocknetem Oregano
1/2 Teelöffel getrocknetem Thymian
2 Eßlöffeln frischer krauser Petersilie, feingehackt
Salz und Pfeffer nach Geschmack
bis zu 1/4 Tasse Wasser (wahlweise)

in einem Mixer gut pürieren. Servierfertig!

Bemerkungen: Was ist denn nun dran an Rosenblüten? Sie sind süß, kühlend und sehr beruhigend und nehmen den Tomaten etwas von ihrer Schärfe. *Rajasische* Tomaten werden allgemein in einem ayurwedischen Programm selten eingesetzt, weil sie heiß, sauer und säurebildend sind, vor allem in ihrer Wirkung auf den Darm. Rosenblüten neutralisieren diesen Effekt nicht völlig, aber sie sind hilfreich. Zum ersten Mal habe ich etwas darüber von Dr. Sunil Joshi gehört, als ich meine Tochter wegen einer Beratung zu ihm gebracht habe. Izas normale *Kapha-Pitta*-Konstitution war wegen ihrer Begeisterung für Tomaten in die Hitze-Region geraten. Jetzt heben wir uns biologische Rosenblütenblätter aus unserem Garten (und aus den Gärten aller anderen, die nichts dagegen haben!) für die Zeiten auf, in denen wir mit Tomaten kochen.

☞

Abwandlung: Sauce für *** Rotationsdiät Tag 1**: Zwiebel, Knoblauch und Olivenöl weglassen und die Tomaten in Walnußöl mit 1 Lorbeerblatt, Oregano und Thymian andünsten. Wenn die Sauce dick ist, mit Hilfe eines Mixers mit den Rosenblüten und 1/4 Tasse frisch gehackten Basilikumblättern pürieren. (Petersilie und Pfeffer weglassen.) Mit 2 – 4 Eßlöffeln warmem Wasser verdünnen, wenn Du willst. Salz nach Geschmack. Sofort servieren.

Cremige Oregano-Nudelsauce

Zubereitungszeit: 10 Minuten oder weniger, für 3 Personen

*RAJASISCH** ✿ ✷ ❤ ❄

1 1/2 Tassen frisch hergestellten Ricotta
oder „Cremigen Ricotta-Käse ohne Milch“ (siehe S. 171)
1/4 Tasse frische krause Petersilie, gehackt
1 Teelöffel getrockneten Oregano
1 Knoblauchzehe, zerdrückt (wahlweise)
1/4 Tasse oder mehr Wasser

mit einem Mixer glatt pürieren. Bei niedriger Temperatur erhitzen, dabei häufig umrühren. Zu Deinen Lieblingsnudeln servieren: Hörnchen, Muscheln, Fettucini (Bandnudeln).

** - Vata, - Pitta, + Kapha (mit Ricotta)*

** 0 Vata, 0 Pitta, wenig + Kapha (mit milchlosem Ersatz)*

Bemerkungen: Serviert mit „Brokkoli mit Knoblauch“, S. 201, ergibt das eine gute, einfache Mahlzeit. Das ganze Mittagessen ist leicht in 1/2 Stunde zuzubereiten.

Die Lebensdauer von Gewürzen

Frische Kräuter müssen sofort verwendet werden, solange sie noch ein gutes, starkes Aroma haben. Auf das Aroma und den Geschmack von frischen Kräutern lege ich den größten Wert, aber ich weiß, daß viele Köche sie nicht das ganze Jahr über einfach zur Verfügung haben. Getrocknete Gewürze sollte man am besten nicht länger als ein Jahr in einem dicht verschlossenen Gefäß aufbewahren. Danach haben sie den größten Teil sowohl ihrer Wirkung als auch ihres Geschmacks verloren.

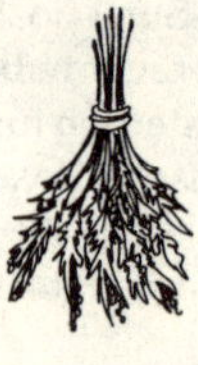

Tofu-Spaghettisauce für Feinschmecker

Zubereitungszeit: 30 Minuten, für 3 – 4 Personen
Rajasisch, 0 Vata, + Pitta, 0 Kapha ✿ ❤ ❄

2 Eßlöffel Olivenöl extra virgin
1 kleine Zwiebel, feingehackt (2 Eßlöffel)
1 – 2 große Knoblauchzehen, zerdrückt

bei geringer Hitze in einer großen Pfanne dünsten. Wenn alles weich, aber nicht braun ist, mit einer Gabel

1 Würfel (450 g) Tofu
1 Messerspitze zerkrümelte Fenchelsamen
1/4 Teelöffel rotes Chilipulver

zerdrücken und daruntermischen. Die Platte auf mittlere Hitze drehen und lange genug kochen, daß alles warm wird, etwa 5 Minuten.

2 – 3 frische Tomaten, feingehackt
1 Büschel frischen Raukenkohl, feingehackt (1/4 Tasse) (falls verfügbar)
1 Teelöffel frischen Thymian, feingehackt, 1/2 Teel. getrockneten
2 Teelöffel frischen Oregano, feingehackt, 1 Teelöffel getrockneten
1/2 Teelöffel Salz
1 Messerspitze frisch gemahlenen Pfeffer

hinzufügen. Gut umrühren. Platte auf mittel bis hoch schalten, 1 – 2 Minuten kochen. Wenn Du die Sauce länger kochen lassen willst, solltest Du die Platte herunterschalten und nur noch köcheln, bis Du bereit bist zu servieren. Direkt vor dem Servieren

1 Eßlöffel getrocknete biologische Rosenblütenblätter

einrühren. Auf frisch gekochten Spaghetti servieren.

Nudeln

Wie jede gute Köchin weiß, werden Nudeln am besten direkt vor dem Servieren zubereitet. Um gute Ergebnisse zu erzielen, solltest Du die Nudeln behandeln, „als ob Du sie ohne alles essen wolltest", wie Dolores Chiappone sagt. Das bedeutet, daß Du die Nudeln zurück in den Topf gibst, nachdem Du sie gründlich abgegossen hast, und etwas Olivenöl, Salz und Pfeffer darübergibst. Das verhindert, daß die Nudeln trocken werden, und ist eine gute Basis für jede Sauce.

Asiatische Nudeln findest Du bei „Bohnen-Fadennudeln mit Zuckererbsenschoten", S. 149 und bei „Sobanudeln mit Knoblauch und Gemüse", S. 152.

Nudeln ganz einfach

Zubereitungszeit: 15 Minuten höchstens, für 4 Personen

*Sattvisch** ✿ ✷ ❤ ❄

350 g Nudeln

kochen. Wenn sie fertig sind, gründlich abgießen, zurück in den Topf geben und

2 Eßlöffel Olivenöl extra virgin
1/2 Tasse frische krause Petersilie, feingehackt
1 Knoblauchzehe, zerdrückt (wahlweise)
1 Eßlöffel getrocknetes Basilikum
oder 1/4 Tasse feingehacktes frisches
Salz nach Geschmack
grob gemahlenen schwarzen Pfeffer

darunter heben. Servieren.

* *- Vata, 0 Pitta, + Kapha (mit Weizennudeln)*

* *- Vata, 0 Pitta, 0 Kapha (mit Reisnudeln)*

* *+ Vata, + Pitta, - Kapha (mit Maisnudeln)*

In allen Fällen **** aufbauend in der Polarity-Therapie**

Schnelle Makkaroni

Zubereitungszeit: 15 Minuten, für 4 Personen ✿ ❤ ❄

350 g Makkaroni aus Vollkornweizen oder Mais

kochen. Während das Nudelwasser warm wird und die Makkaroni kochen,

Cremige Sauce, S. 171
oder Cremigen Ricotta-Käse ohne Milch, S. 171

zubereiten. Wenn die Nudeln fertig sind, abgießen, zurück in den Topf geben und mit

1 – 2 Teelöffeln Ghee oder Olivenöl extra virgin

vermischen. Die Sauce unter die Makkaroni rühren und servieren.

Sattvisch mit „Cremiger Sauce"

Rajasisch mit „Cremigem Ricotta-Käse ohne Milch".

Maisnudeln sind am beruhigendsten für *Kapha*, Vollkornweizennudeln am besten für *Vata* oder *Pitta*.

Cremige Sauce

Zubereitungszeit: 10 – 15 Minuten, ergibt 1 1/2 Tassen

*Sattvisch** ✿ ✷ ❤ ❄

In einem Topf bei geringer Hitze

2 Eßlöffel Ghee

erhitzen.

1 1/2 Eßlöffel Mehl aus Vollkornweizen oder anderem Vollkorngetreide (ich benutze gern einen Holzlöffel, damit ist es einfach, das Mehl in das Ghee zu reiben)

einrühren. Danach, immer noch bei geringer Hitze,

1 1/2 frisch abgekochte rohe Kuhmilch, Sojamilch oder Nußmilch

allmählich einrühren. Weiterhin bei geringer Hitze und unter gelegentlichem Umrühren erwärmen, bis die Sauce so dick geworden ist, wie Du sie haben willst. Abschmecken mit

einer Prise Salz.

* *- Vata, - Pitta, + Kapha (mit Weizenmehl und Kuhmilch)*

* *0 Vata, - Pitta, - Kapha (mit Gerstenmehl und Sojamilch)*

* *- Vata, + Pitta, + Kapha (mit Nußmilch)*

Bemerkungen: Dieses Gericht kann für die *** Rotationsdiät Tag 1** verwendet werden, wenn Du die folgenden Zutaten benutzt: Butter oder Ghee, Vollkornweizen- oder Gerstenmehl, Kuhmilch, Pekanmilch oder Walnußmilch.

Cremiger Ricotta-Käse ohne Milch

Zubereitungszeit: 5 Minuten, ergibt 1 1/2 Tassen

Rajasisch, 0 Vata, 0 Pitta, + Kapha ✿ ✷ ❤ ❄

225 g Tofu
1/2 Tasse heißes Wasser
1/4 Tasse rohes Sesam-Tahin
2 Eßlöffel Miso
frisch gemahlenen schwarzen Pfeffer nach Geschmack

mit einem Mixer vermischen.

**** Aufbauend in der Polarity-Therapie**

Bemerkungen: Hierfür gibt es viele mögliche Abwandlungen. Manchmal lassen wir den Tofu weg und verwenden statt dessen gemahlene Nüsse, mehr Wasser und die Hälfte des Miso. Oder wir nehmen weniger von dem salzigen Miso, wenn die übrigen Gerichte der Mahlzeit ziemlich schwer sind, denn „salzig“ und „schwer“ zusammen ist eine Herausforderung für den Verdauungstrakt.

Tabelle 10: Nudeln und Konstitution

Sag das Wort „Nudeln“ – und Du denkst wahrscheinlich an das bekannte Weißmehlprodukt. Und doch gibt es viele Nudeln, die aus anderen pflanzlichen Stoffen hergestellt werden und jeweils ihre eigene Wirkung auf *Vata*, *Pitta* und *Kapha* haben. Hier ist eine Zusammenfassung einiger Nudelarten, die in Amerika sowie teilweise in Deutschland erhältlich sind, und ihrer Wirkungen auf die *Doshas*.

Nudelsorte	***Vata***	***Pitta***	***Kapha***	***Erhältlich in***
Bohnen-Faden-nudeln	0	-	-	Asienläden, Asien-Abteilung im Supermarkt, Naturkostläden
Buchweizen-Sobanudeln (100%)	+	+	-	Japanische Läden, Makrobiotische oder Nudelabteilung von Naturkostläden
Jinenjo-Nudeln (aus wilder Yamswurzel)	-	-	+	Asienläden, Makrobiotischen oder Nudelabteilungen von Naturkostläden
Maisnudeln	+	+	-	Naturkostläden, manchmal in Großpackungen
Mais-Quinoa-Nudeln	-	+	-	Naturkostläden, manchmal in Großpackungen
Normale (Weißmehl-)Nudeln	-	-	++	Supermärkten, Naturkostläden
Reisnudeln	-	-	mäßig +	Abteilungen für Allergiker, Delikatessen oder Nudeln, Naturkost-, Asienläden
Spaghettikürbis (wie Nudeln verwendet)	0	-	-	Gemüseabteilung
Spinatnudeln (mit Weizen)	-	0	+	Nudelläden, Supermärkte, Naturkostläden
Topinambur-Nudeln (mit Weizen)	-	-	mäßig +	vielen Supermärkten und Naturkostläden
Tomatennudeln (mit Weizen)	0	wenig +	+	Nudelläden, Supermärkte, Naturkostläden
Vollkorn-Weizennudeln	-	-	+	Naturkostläden

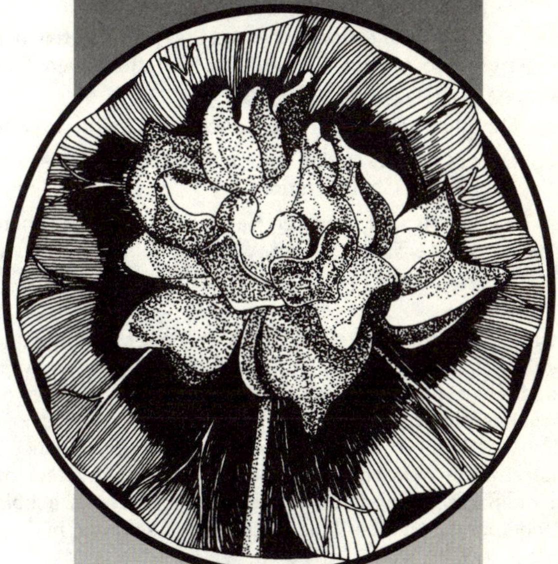

Backwaren

Süßkartoffelkekse

Zubereitungszeit: 30 Minuten, ergibt 24 Kekse

*Sattvisch, - Vata, - Pitta, mäßig + Kapha** ✿ ✸ ❤ ❄

2 Tassen Gersten- oder Vollkornweizenmehl
1 Teelöffel Salz
1 Eßlöffel Backpulver
1/4 Teelöffel Backnatron

vermischen.

1/4 Tasse Butter oder Ghee

unter die Mehlmischung rühren, bis sie die Konsistenz von feinem Grieß hat.

1 mittelgroße gekochte Süßkartoffel**

schälen und zerdrücken. In einen Becher mit 240 ml Inhalt füllen. Du solltest etwas weniger als eine 3/4 Tasse zerdrückte Kartoffel haben. Dazu

den Saft 1 Zitrone oder Limone
ungefähr 1/4 Tasse Soja- oder frisch abgekochte rohe Kuhmilch

geben oder genug Milch, damit das Volumen insgesamt 1 Tasse beträgt. Mit einem Löffel oder einer Gabel verrühren.

Die nassen Zutaten mit sehr sauberen Händen unter die trocknen mischen, dabei schnell und ohne Kraft arbeiten. Wenn es nötig ist, zusätzliches Mehl verwenden. Den Teig abdecken und etwa 15 Minuten kühlen. Backofen auf 220 °C vorheizen.

2 Backbleche mit Butter bestreichen. Den Teig auf einem davon ausrollen, bis er etwa 15 mm dick ist. Kreise, Kürbisse oder was auch immer ausschneiden, direkt auf dem Backblech. (Dadurch muß man beim Ausrollen kein zusätzliches Mehl verwenden, was die Kekse hart machen kann. Außerdem ist dann das Saubermachen leichter.) Den übriggebliebenen Teig ebenfalls für Plätzchen verwenden, indem man ihn ohne Kraft zu einem Klumpen knetet und dann auf dem anderen mit Butter bestrichenen Backblech wieder ausrollt. Ungefähr 12 Minuten lang backen oder solange, bis sie leicht gebräunt sind.

* gerade 1 1/2 Teelöffel Butter pro Plätzchen

Anmerkungen: Schmeckt gut, ist einfach und leicht. Du kannst damit anfangen, wenn Du nach Hause kommst, dann erst den Rest des Abendessens machen, zum Beispiel **„Ivys orientalische Suppe“** und zum Schluß die Plätzchen zum Backen in den Ofen schieben, kurz bevor ihr essen wollt.

***** Bemerkungen:*** Wenn Du eine rohe Süßkartoffel hast, aber keine Ahnung, wie Du sie kochen sollst: Süßkartoffel in einen Topf geben, mit Wasser bedecken, zum Kochen bringen. Bei mittlerer Hitze bis zum Garwerden kochen, ungefähr 30 Minuten. Wenn Du Süßkartoffel zum Abendessen magst, könntest Du gleich noch ein paar dafür dazugeben. Das Kochwasser ergibt auch eine nahrhafte Grundlage für eine Suppe.

Schmetterlingskekse

Zubereitungszeit: 1 Stunde oder länger, größtenteils unbeaufsichtigt
ergibt 12 Kekse
Sattvisch, - Vata, - Pitta, + Kapha ✿ ✷ ❤ ❄

1 Tasse Vollkornweizen- oder Gerstenmehl
1/2 Teelöffel Salz
1 Messerspitze Backnatron
1 1/2 Teelöffel Backpulver

in einer Rührschüssel vermischen.

3 Eßlöffel Ghee oder Butter, gekühlt

in die trockenen Zutaten krümeln.

90 ml frische Buttermilch

dazugießen und mit den Händen vermischen. Ohne großen Kraftaufwand 1 Minute lang kneten. Wenn der Teig zu feucht oder klebrig ist, mehr Mehl zugeben. Den Teig zurück in die Schüssel geben, abdecken und im Kühlschrank 30 Minuten oder länger kalt stellen. Den Backofen auf 220 °C vorheizen. Ein Backblech leicht einfetten und den Teig direkt darauf oder auf einem leicht bemehlten Brett ausrollen, etwa 1 cm dick. Je weniger Mehl Du verwendest, desto zarter werden Deine Kekse. Mit Ausstechformen in Form von Schmetterlingen ausschneiden – oder wie auch immer Du magst. In den Ofen geben und goldbraun backen, etwa 10 – 12 Minuten. Sofort servieren.

*** Rotationsdiät Tag 1**

Anmerkungen: Dieses Rezept basiert auf einem für „Buttermilchkekse aus dem Süden“ aus Camille Glenns Buch *The Heritage of Southern Cooking.* Dieses Kochbuch hat mich an so manchem kühlen und hungrigen Abend inspiriert. (Sie rät uns, den Teig von der Mitte nach außen auszurollen, damit die Kekse besonders knusprig und zart werden.) Wir nennen diese Vollkorn-Buttermilchkekse „Schmetterlingskekse“, weil wir sie beim ersten Mal in dieser Form gemacht haben, und weil sie den Eindruck machten, leicht genug zu sein, um wegzufliegen.

Abwandlung: Man kann die Buttermilch durch Sojamilch und frisches Sojajoghurt zu gleichen Teilen ersetzen, also 3 Eßlöffel Sojamilch, 3 Eßlöffel Sojajoghurt.

Rajasisch, 0 Vata, 0 Pitta, wenig + Kapha

Oder man kann frische Kuhmilch und Kuhjoghurt verwenden.

Sattvisch, - Vata, - Pitta, + Kapha

*** Rotationsdiät Tag 1**

Abwandlung: Man kann die Buttermilch durch „Tahin-Milch“ ersetzen. In diesem Falle das Backnatron weglassen. 1 Eßlöffel Sesam-Tahin mit soviel Wasser vermischen, daß es 90 ml ergibt. Wie üblich weitermachen.

Sattvisch, - Vata, wenig + Pitta, + Kapha

Liz' Scones

Zubereitungszeit: 1 Stunde oder länger, für 3 – 4 Personen
Sattvisch, - Vata, - Pitta, + Kapha ❤ ❄

Dieses Rezept stammt von einer lieben Seele, einer Kochexpertin und einer Anhängerin der britischen Sitte des *high tea*, der Kombination aus Teetrinken und frühem Abendessen. Sie rät uns Nicht-Briten: „Man muß sich vorstellen, man macht einen Kuchenboden. *Das hier ist ein Kuchen, keine Kekse. Alles muß kühl gehalten werden.*" Das Ergebnis ist höchst zufriedenstellend.

1/2 Tasse frische Rohmilch
1 zweimarkstückgroßes Stück frische Ingwerwurzel, geschält

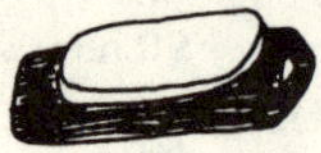

zum Kochen bringen. Deckel auflegen und zum Abkühlen in den Kühlschrank stellen. Eine Pause machen. In einer mittelgroßen Schüssel

2 Tassen Vollkornweizen- oder Gerstenmehl
1 1/3 Eßlöffel Backpulver
eine Prise Salz

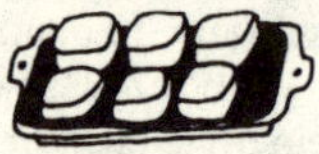

vermischen. In die Mehlmischung mit den Fingern

1/2 Tasse kalte Butter oder Ghee

einarbeiten, bis Krümel von Erbsengröße oder kleiner entstehen.

1/2 Tasse kalte Milch vermischt mit
2 Eßlöffeln Apfeldicksaft (wahlweise)

in den Teig gießen und wieder mit den Händen einarbeiten. Je nach Luftfeuchtigkeit an dem betreffenden Tag kann es sein, daß man etwas mehr Milch braucht. Man bekommt einen sehr steifen Teig. Ein Brett bemehlen und den Teig in etwa in die Form eines Quadrates klopfen, das ca. 4 cm hoch ist. Den Teig in 6 Quadrate schneiden (siehe Zeichnung) und diese auf ein bemehltes Backblech legen. Die Oberfläche mit Milch bepinseln, abdekken und im Kühlschrank mindestens 1/2 Stunde abkühlen lassen. Den Backofen auf 200 °C vorheizen. Die Scones 15 – 20 Minuten backen, bis die Oberfläche braun ist. Man kann sie diagonal durchschneiden, um sie zum Tee zu servieren. Traditionell werden sie mit Butter und Marmelade serviert.

*** Rotationsdiät Tag 1**

Bemerkungen: Hierzu kann man Rosinen, Datteln oder Korinthen geben. Die Scones schmecken gut zu Suppen, und man kann kleine Sandwiches aus ihnen machen. Wenn Du sie aufwärmen willst, kannst Du sie toasten oder bei 170 °C für einige Minuten in den Backofen schieben.

Abwandlung: Anstatt Soja- in der gleichen Menge Kuhmilch verwenden.

Mit Sojamilch und Gerstenmehl: Sattvisch, - Vata, - Pitta, mäßig + Kapha
Mit Sojamilch und Vollkornweizenmehl: Sattvisch, - Vata, - Pitta, + Kapha

Abwandlung mit weniger Fett: Butter oder Ghee kann man um die Hälfte auf 1/4 Tasse reduzieren und erhält eine Version, die besser für Leber und Arterien ist. In diesem Falle solltest Du das wahlweise Süßmittel unbedingt verwenden.

Die Urheberin dieses Rezeptes, Liz Halford, ist eine Frau, die allen gerecht wird. In ihrer Heimat Neuseeland war sie Rechtsanwältin, in London Sozialarbeiterin, und nun ist sie Köchin und Foodstylistin in den Vereinigten Staaten und liest sogar aus dem Teesatz. Ich freue mich schon auf ihr erstes Kochbuch.

Rebekahs Tortillas

Zubereitungszeit: 1 Stunde oder weniger, ergibt 12 Tortillas von 13 cm Ø
Sattvisch, - Vata, - Pitta, + Kapha ✿ ✷ ❤ ❄

1 Tasse mit der Steinmühle gemahlenes Vollkornweizenmehl

sieben. Mit einer Gabel in einer großen Schüssel mit

1/2 Teelöffel Salz
1 Teelöffel aluminiumfreiem Backpulver (1/2 Teel. in Höhenlagen)

mischen. Mit den Händen

1/4 Tasse Öl (Ghee und Sesamöl halb und halb macht sich gut)

in die Mehlmischung einarbeiten. Danach

1 Tasse heißes Wasser

hineingießen. Die Flüssigkeit mit den Händen mit dem Teig vermischen und etwa ein dutzendmal durchkneten, bis er gut zusammenhält und sich etwas elastisch anfühlt. Den Teig in ein Dutzend Bällchen aufteilen und in der Rührschüssel mit einem Tuch abgedeckt ungefähr 20 Minuten ruhen lassen.

Eine schwere, nicht eingefettete Eisenpfanne bei mittlerer bis großer Hitze erwärmen, bis sie ziemlich heiß ist. Jeden Teigball auf sauberem, nicht bemehltem Untergrund ausrollen, bis er die gewünschte Größe hat. (Wenn Du größere Tortillas willst, mußt Du acht Teigbälle machen statt zwölf.) Der Teig sollte nicht kleben. Wenn er es tut, etwas mehr Mehl unter den Teig kneten. Die erste Tortilla in die Pfanne geben, backen, bis sie leicht gebräunt ist, dann wenden. Die fertigen Tortillas in ein sauberes Tuch einschlagen und jede weitere dazutun. Traditionell würde man sie in einem zugedeckten Tortillakorb servieren, eingewickelt in ein frisches Tuch oder eine Tuchserviette. Gut mit **„Santa-Fe-Pintobohnen“** oder Suppe oder in **„Tahinröllchen“**.

Für *** Rotationsdiät Tag 1** maisfreies Backpulver und als Fett nur Ghee nehmen.

Anmerkungen: Dieses Rezept stammt von Rebekah Trujillo, langjähriger professioneller Bäckerin von Tortillas, schnellen Broten und anderen guten Sachen. Sie rät: „Es ist besser, einen zu klebrigen Teig zu haben, denn man kann immer noch Mehl zugeben. Wenn man erneut Wasser zugibt (nachdem man Mehl und Wasser bereits vermischt hat), werden die Tortillas zäh. Immer zusätzlich Mehl zugeben, nicht zusätzlich Wasser.“ Sie hat herausgefunden, daß es bei den Mengen für die Zutaten große Unterschiede gibt, je nach der Höhenlage, in der sie lebt. In Kalifornien, auf Meereshöhe, braucht man pro Portion einen Teelöffel Backpulver, um die besten Tortillas zu bekommen. In den Bergen des nördlichen Neumexiko ist ein halber Teelöffel besser. Tortillas aus Vollkornweizenmehl brauchen ein bißchen weniger Backpulver als solche aus Weißmehl. Die obengenannten Mengen ergeben eine gute Vollkornweizentortilla, die sehr gut schmeckt und leichter zuzubereiten ist, als Du wahrscheinlich glaubst.

Pekan-Muffins

Zubereitungszeit: 45 Minuten, ergibt 12 Muffins
Sattvisch, 0 Vata, 0 Pitta, + Kapha ✿ ❤ ❄

Backofen auf 185 °C vorheizen. In einer kleinen Schüssel

2 Eßlöffel Sucanat
2 Eßlöffel frische Buttermilch
1 Teelöffel Backnatron

vermischen. Zur Seite stellen. In einer mittelgroßen Rührschüssel

2 Eier (oder Ei-Ersatz [ohne Hühnereiweiß], wenn Du welchen verwendest)

verschlagen. Dann

3 Eßlöffel Sonnenblumenöl oder Ghee
1 Tasse Haferkleie
1 Tasse frische Buttermilch

unter die Eier rühren. Die Sucanat-Mischung in diesen Teig rühren. Danach

2 Tassen Vollkornweizenmehl
1/4 Teelöffel Salz
1/2 Teelöffel Zimt

zugeben.

1 Tasse kleingehackte getrocknete Datteln, leicht bemehlt
1 Tasse kleingehackte Pekannüsse

unterheben. In eine leicht eingefettete Muffins-Backform füllen. 25 – 30 Minuten backen oder so lange, bis an einem Zahnstocher, den man in die Mitte eines Muffins steckt, nichts mehr klebenbleibt.

Abwandlungen: Ei-Ersatz (ohne Hühnereiweiß) kann anstelle der Eier verwendet werden und Sojamilch anstelle der Buttermilch.

Sattvisch, wenig + Vata, - Pitta, wenig + Kapha

> *Backpulver und Backnatron werden von strikt ayurwedischen Köchen oft als leicht fermentierend betrachtet.*

Bananen-Pfirsich-Muffins

Zubereitungszeit: 55 Minuten, ergibt 12 Muffins
Sattvisch, - Vata, 0 Pitta, + Kapha ✿ ✷ ❤ ❄

Backofen auf 170 °C vorheizen. In 1/2 Tasse heißem Wasser

6 getrocknete biologische Pfirsiche (ungefähr 1/3 Tasse)

einweichen.

2 reife Bananen

in einer Rührschüssel zerdrücken.

3 Eßlöffel kaltgepreßtes Mandelöl
1/4 Tasse Ahornsirup

unter die Bananen rühren.

1 1/4 Tasse Vollkornweizen- oder Gerstenmehl
1 1/2 Teelöffel Backpulver
1/2 Teelöffel Salz

vermischen. Die Pfirsiche abgießen und feinschneiden. Mit den nassen Zutaten mischen. Die trockenen Zutaten zu den nassen geben und vermischen. Ohne Kraft und schnell verrühren. Das ergibt einen dicken Teig. In eine leicht eingefettete Muffins-Backform füllen. 25 Minuten lang backen oder so lange, bis an einem Zahnstocher, den man in die Mitte eines Muffins steckt, nichts mehr klebenbleibt.

Abwandlung: **Bananen-Aprikosen-Muffins**: Anstelle der Pfirsiche 9 getrocknete Aprikosen verwenden.

Abwandlung: Gericht für * **Rotationsdiät Tag 2**: Das Weizen- oder Gerstenmehl durch die gleiche Menge Amaranthmehl ersetzen. 2 Teelöffel Backpulver verwenden oder in Höhenlagen 1 3/4 Teelöffel. 30 – 40 Minuten backen oder bis zum Garwerden. (**Beachte:** Dieses Rezept kann auch als Pfannkuchen für Tag 2 verwendet werden.)

Sattvisch, - Vata, 0 Pitta, mäßig + Kapha

Einweichen

Einweichen verringert überschüssige Trockenheit, beruhigt das Luftelement in Lebensmitteln und vermehrt das Wasserelement. Die zusätzliche Feuchtigkeit unterstützt die Wirkung von Agni, *dem Verdauungsfeuer, auf eine Mahlzeit und erleichtert es dem Körper, eine Mahlzeit abzubauen. Dieses vorteilhafte ayurwedische Vorgehen, Lebensmittel einzuweichen, wendet man bei Bohnen, Erbsen, Nüssen, einigen Samen und bei getrockneten Früchten an. Meistens weicht man über Nacht ein, indem man das betreffende Lebensmittel einfach mit reinem Wasser bedeckt und zugedeckt bis zum Morgen stehen läßt.*

Glutenfreie Pekan-Muffins

Zubereitungszeit: 45 Minuten, ergibt 12 Muffins

*Sattvisch** ✿ ❤ ❄

Backofen auf 185 °C vorheizen. In einer kleinen Schüssel

3 Eßlöffel Reiskleiesirup
1 Teelöffel Backnatron

vermischen. Zur Seite stellen. In einer mittelgroßen Rührschüssel

2 Eier (oder Ei-Ersatz, ohne Hühnereiweiß)

verschlagen.

3 Eßlöffel Sonnenblumen- oder Sesamöl
1 Tasse Reiskleie
1 Tasse Sojamilch oder frische Buttermilch

unter die Eier rühren. Jetzt den Reissirup und das Backnatron unter den Teig rühren.

2 Tassen weißes Reismehl
1/4 Teelöffel Salz
1/2 Teelöffel Zimt

dazugeben.

1 Tasse kleingeschnittene Datteln, leicht bemehlt
1 Tasse gehackte rohe Pekannüsse

unterheben. In eine leicht gefettete Muffins-Backform löffeln. 30 Minuten lang backen oder so lange, bis an einem Zahnstocher, den man in die Mitte eines Muffins steckt, nichts mehr klebenbleibt.

** 0 Vata, 0 Pitta, + Kapha (mit Buttermilch)*

** wenig + Vata, - Pitta, + Kapha (mit Sojamilch)*

> *Mit jedem Einatmen öffnen wir uns dem Universum und allem, was es uns bietet.*
> *Mit jedem Ausatmen geben wir Altes frei und bereiten uns darauf vor, Neues zu empfangen.*

Ingwer-Birnen-Muffins

Zubereitungszeit: 40 Minuten, ergibt 12 Muffins

*Sattvisch, + Vata, - Pitta, 0 Kapha** ✿ ✷ ❤ ❄

Backofen auf 185 °C vorheizen.

1 1/2 Tassen frische Birnen (ungefähr 2 reife Birnen)

waschen und in Würfel schneiden. Mit

2 Teelöffeln frischer Ingwerwurzel, geschält und fein geraspelt

vermischen.

2 Eier

verschlagen und

1/2 Tasse frisches Joghurt oder Sojajoghurt
1/4 Tasse Apfelsaft
2 Eßlöffel Sonnenblumenöl
1/4 Tasse Sucanat

unter die Eier rühren. In diese nasse Mischung

1 Teelöffel Backnatron

gut einrühren. Die Birnen und den Ingwer und danach

1 1/2 Tassen Reis- oder Haferkleie
1 Tasse Reismehl oder feines Vollkornweizen- oder Hafermehl
1/4 Teelöffel Salz

zugeben. Gut verrühren. In die eingefettete Muffins-Backform füllen; bis zum Garwerden backen, ungefähr 25 Minuten (an einem Zahnstocher, den man in die Mitte eines Muffins steckt, darf nichts mehr klebenbleiben).

* Das gilt für Muffins mit Reiskleie und Reismehl oder mit Haferkleie und Hafermehl. *Vatas* können sich ohne ernsthafte Auswirkungen einige davon leisten, wenn sie großzügig Ghee oder Butter darauftun.

** Mit griffigem Vollkornweizenmehl, 0 Vata, - Pitta, + Kapha*

Anmerkungen: Die Kleie ist in diesen Muffins eine wichtige Zutat in bezug auf Konsistenz und Backverhalten. Wenn Du Dich entschließt, einen Versuch mit Reismehl allein und ohne Kleie zu wagen, wirst Du wahrscheinlich ziemlich klitschige Klumpen erhalten, wie es auch mir passiert ist!

Unsere Körper sind Tempel für die Transformation von Nahrung. Jedesmal, wenn wir etwas verdauen, bieten wir diesen Lebensmitteln das Geschenk der Umwandlung an. Es ist ganz gut, wenn man sich das einmal bewußtmacht.

Braune Bostoner Brote (Muffins)

Zubereitungszeit: 45 Minuten, ergibt 10 – 12 Muffins

Sattvisch, + Vata, 0 Pitta, - Kapha ✿ ❤ ❄

1/2 Tasse Rosinen oder kleingeschnittene Feigen
1 1/2 Tassen Sojamilch
1/2 Tassen Melasse

vermischen. Den Backofen auf 170 °C vorheizen. Eine große Pfanne mit Wasser auf den Bodenrost des Ofens stellen, so daß es im Ofen feucht ist.

2/3 Tassen gelbes Maismehl
2/3 Tassen Roggenmehl
2/3 Tassen Reis- oder Haferkleie
1 Eßlöffel Leinsamen (wahlweise)
1 1/2 Teelöffel Backnatron (1 Teelöffel in Höhenlagen)
1/2 Teelöffel Salz

vermischen und dann unter die nassen Zutaten heben. Eine Muffins-Backform ganz leicht einfetten und den Teig in die Form füllen, für jeden Muffin zur Hälfte bis zu zwei Dritteln füllen. Im Ofen auf einen Einschubrost oberhalb der Pfanne mit Wasser stellen. 25 – 30 Minuten backen oder so lange, bis sie fertig sind – also wenn an einem Zahnstocher, den man in die Mitte eines Muffins steckt, nichts mehr klebenbleibt.

**** Aufbauend in der Polarity-Therapie**

Anmerkungen: Traditionell werden „Braune Bostoner Brote“ hergestellt, indem man sie 3 bis 4 Stunden lang in einer Kaffeekanne dämpft. Bei dieser Version ist man viel schneller fertig, aber es ist trotzdem wichtig, die Pfanne mit Wasser in den Ofen zu stellen, um die alten „Dämpfbedingungen“ nachzuahmen. Dadurch wird auch verhindert, daß dieses fettfreie Brot trocken wird.

Umkehrschlüsse

Mit Umkehrschlüssen bin ich sehr vorsichtig. Damit meine ich folgendes: Nehmen wir einmal an, ich hätte gesagt: „Wer Klarheit des Geistes und des Herzens erlangen will, dem kann es helfen, wenn er frische vegetarische Kost ißt.“ Ich persönlich habe die Erfahrung gemacht, daß das stimmt. Aber es mag einige Leute geben, die in die Versuchung geraten, das herumzudrehen, den Umkehrschluß zu ziehen, und die dann schlußfolgern: „Wer keine frische vegetarische Kost ißt, der muß ein Ekel oder ein Idiot oder ein rückständiger Trottel sein.“ Vielleicht ist das so, vielleicht auch nicht. Mir ist nicht bekannt, daß Vegetarier das Monopol auf geistige Größe hätten. Und Menschen aufgrund der Wahl ihres Lebensstils beurteilen zu wollen erscheint mir ziemlich gefährlich. Ich würde sie lieber nicht aufgrund dessen, was sie essen, beurteilen. Da gibt es eine Menge Freiraum für verschiedene Möglichkeiten.

Blaues Maisbrot

Zubereitungszeit: 30 – 35 Minuten, für 4 Personen

*Sattvisch, 0 Vata, + Pitta, - Kapha** ✿ ✷ ❤ ❄

Den Backofen auf 200 °C vorheizen. In einer mittelgroßen Schüssel

1 Ei

verschlagen. In das verschlagene Ei

3 Eßlöffel Sesamöl oder Sesam-Tahin
1 1/2 Eßlöffel Dattelzucker oder Fruchtzucker
1 1/4 Tasse heißes Wasser

einrühren.

1 Tasse blaues Maismehl
1/2 Tasse Buchweizenmehl
3/4 Teelöffel Salz
1 1/2 Teelöffel Backpulver

dazugeben. Ohne Kraft umrühren; das ist ein leichter Teig. In eine gut gefettete Form von 23 x 23 cm füllen. 20 bis 25 Minuten backen oder so lange, bis an einem Zahnstocher, den man in die Mitte des Maisbrots steckt, nichts mehr klebenbleibt.

* Damit das hier *0 Vata* wird, muß man es mit ziemlich großen Mengen an Ghee servieren. Sonst kann es für diese Konstitution zu trocken sein.

*** Rotationsdiät Tag 4**

Anmerkungen: Dieses Brot kann Farben von Blaubeerblau über Purpur bis Stahlgrau aufweisen, je nachdem, wie Dein Maismehl aussieht. Es ist sehr gut mit Ghee und ungesüßter Erdbeermarmelade. Ich verwende eher das Sesam-Tahin als das Öl, wenn ich etwas mehr Kalzium, Eisen und Eiweiß hineinbringen will. Für ein Gericht für *** Rotationsdiät Tag 4** kann man Blaues Maisbrot mit Brokkolicremesuppe und einem Salat für Tag 4 aus gedämpften Spargelstangen und Brunnenkresse mit „Cremiger Knoblauch-Salatsauce" servieren.

Irisches Backpulverbrot

Zubereitungszeit: 1 Stunde oder etwas länger, für 6 – 8 Personen
SATTVISCH, - Vata, - Pitta, + Kapha ✿ ✷ ❤ ❄

Den Backofen auf 170 °C vorheizen.

1 2/3 Tassen frische Rohmilch

zum Kochen bringen. Ungefähr 20 Sekunden lang kochen lassen, dann von der Platte nehmen und auf Raumtemperatur abkühlen lassen. Danach die Milch mit

1 1/2 Eßlöffeln frischem Zitronensaft

versetzen. 5 Minuten stehen lassen.

1/2 Teelöffel Backnatron

in die Mischung aus Milch und Zitrone einrühren. Wieder 2 Minuten stehen lassen. In einer größeren Schüssel

3 1/4 Tassen feines Vollkornweizenmehl
2 Eßlöffel Sucanat oder Apfeldicksaft
1 Teelöffel Backpulver (knapper Teelöffel in Höhenlagen)
3/4 Teelöffel Salz

vermischen. In diese trockenen Zutaten

1 Tasse getrocknete Korinthen
1 Teelöffel Kümmelkörner

rühren. Die Zitronenmilch langsam zu den trockenen Zutaten in der großen Rührschüssel gießen. Den Teig vorsichtig auf eine bemehlte Oberfläche bringen und ungefähr 3 Minuten lang kneten. Den gekneteten Teig in eine eingefettete Springform von 24 cm Durchmesser legen (mit einer flachen Eisenpfanne geht es auch gut) und garbacken, ungefähr 45 Minuten. An einem Zahnstocher, den man in die Mitte des Brotes steckt, darf nichts mehr klebenbleiben, wenn es fertig ist.

Abwandlung: Man kann die Milch durch Sojamilch ersetzen, und das Vollkornweizenmehl durch Gerstenmehl, jeweils in identischen Mengen, und es entsteht ein schmackhaftes Brot.

SATTVISCH, wenig + Vata, - Pitta, - Kapha

Abwandlung: Für ein Gericht für *** Rotationsdiät Tag 1** kann man die Milch und die Zitrone durch 1 3/4 Tassen frische Buttermilch ersetzen. Bei einer strengen Rotation mußt Du den Kümmel weglassen und Sucanat verwenden.

EIN KLEINES BISSCHEN RAJASISCH, - Vata, 0 Pitta, + Kapha

Abwandlung: Man kann die Kümmelkörner durch 1 Teelöffel Zimt ersetzen.

Bemerkungen: Dieses Rezept habe ich von meiner Freundin Liz Halford bekommen, die schon für Liz' Scones berühmt ist. Als Neuseeländerin bekam sie diese „Anweisungen" von einem Amerikaner, der sie aus Irland mitbrachte.

Tabelle 11: Mehle in Backwaren: Einfluß auf die Konstitutionen

	Wirkung auf:		
Mehlart	**Vata**	**Pitta**	**Kapha**
Buchweizen	+	+	-
Gerste	+	-	-
Hafer, Kleie	+	0	-
Hafer, Mehl	0	0	0
Hirse	+	+	-
Kartoffel	+	0	-
Kichererbse (Garbanzo)	+	-	-
Mais, blau	+	wenig +	-
Mais, gelb	+	+	-
Reis, Kleie	+	-	0
Reis, Mehl, braunes	-	wenig +	mäßig +
Reis, Mehl, weißes	-	-	+
Roggen	+	+	-
Soja	+	-	mäßig +
Tapioka	-	-	0
Urud	-	+	+
Weizen, Kleie	+	-	mäßig +
Weizen, Vollkornmehl	-	-	+
Weizen, Weißmehl	-	-	++

Anmerkung: Mit den folgenden Mehlen habe ich erst fünf oder weniger Jahre gearbeitet und brauche mehr Erfahrung (oder erfahrenen Rat), bevor ich mich mit Sicherheit zu ihren Auswirkungen auf die *Doshas* äußern könnte. Die Vermutungen, die ich bisher wage, sind:

Amaranth	0	0	-
Quinoa	0	wenig +	-

Bei Teffmehl bin ich mir wirklich noch nicht sicher. Es scheint wärmend und stärkend zu sein.

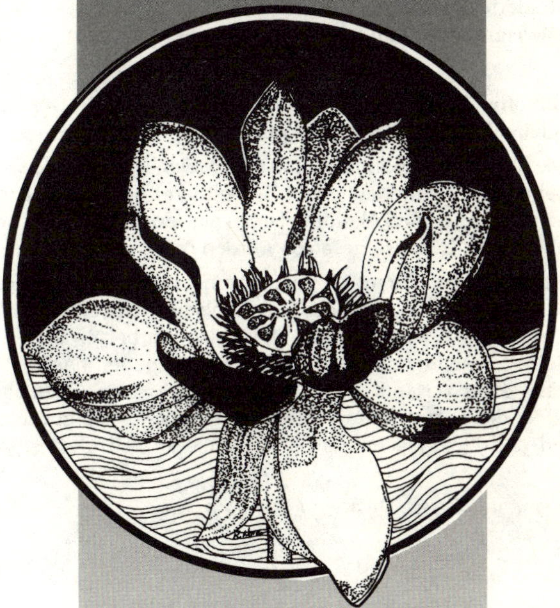

Beilagen

Pandschab-Gemüse

Zubereitungszeit: 15 Minuten oder weniger, für 4 - 6 Personen

Sattvisch an der Grenze zu rajasisch, ✿ ✷ ❤ ❄

0 Vata, wenig + Pitta, 0 Kapha

2 kleine oder 1 sehr großes Büschel Grünkohl oder anderes dunkles Blattgemüse

gut waschen und in Streifen von 2 cm Länge oder weniger hacken. In einer großen Pfanne

2 Eßlöffel Ghee oder Olivenöl
1/2 – 1 Teelöffel ganze Kreuzkümmelsamen
1 Teelöffel Kurkuma
1 Messerspitze Hing oder Mexikanisches Teekraut

erhitzen.

3 Eßlöffel Zwiebel (wahlweise, kann weggelassen werden)
2 kleine Knoblauchzehen, zerdrückt

in das Ghee geben und andünsten, bis alles weich ist. Das gewaschene Gemüse zugeben und Deckel auflegen. Bei mittlerer bis hoher Hitze köcheln, bis es weich ist, ungefähr 8 Minuten. Dabei ein- oder zweimal umrühren. Es kann sein, daß das Gemüse gesalzen werden muß.

Abwandlungen: Wenn Du an ein paar Büschel frischen Raukenkohl herankommen kannst, ist der anstelle des Grünkohls einfach göttlich. Er ist schnell gar, nach etwa 2 – 3 Minuten, Du solltest also am besten in der Nähe des Herdes bleiben, nachdem Du ihn in den Topf gegeben hast. *(Rajasisch, 0 Vata, etwas + Pitta, 0 Kapha).* Ein anderes köstliches Frühlingsgemüse ist Gartenmelde, die geerntet wird, wenn sie noch keine 30 cm hoch ist. Gut gewaschen und kleingeschnitten essen wir sie nach diesem Rezept am liebsten.

(Sattvisch mit etwas Rajas, 0 Vata, - Pitta, 0 Kapha.)

Grüne Bohnen mit gerösteten Mandeln

Zubereitungszeit: 10 – 15 Minuten, für 4 Personen
Sattvisch, 0 Vata, - Pitta, 0 Kapha ✿ ✷ ❤ ❄

2 Tassen frische grüne Bohnen

waschen. Bei Bedarf die Enden und eventuelle Fäden abschneiden. Jede Bohne diagonal in Stücke von 5 cm Länge schneiden.

1 1/2 Tassen gesalzenes Wasser

zum Kochen bringen. Die Bohnen in das kochende Wasser geben (sie sollen bedeckt sein) und bei mittlerer Hitze kochen, bis sie weich und noch schön grün sind, 5 – 8 Minuten lang. Abgießen. In einer Servierschüssel mit

1 Eßlöffel Ghee
1/4 Tasse gerösteten Mandelblättchen, S. 227
Salz nach Geschmack

vermischen. Servieren.

Bemerkungen: Besten Dank an Liz für ihre ursprüngliche Idee, was wozu paßt! Eine gute, leicht zuzubereitende Beilage, beliebt in unserer Familie.

Dories Sizilianischer Spinat

Zubereitungszeit: 10 Minuten oder weniger, für 4 Personen
Rajasisch, - Vata, + Pitta, - Kapha ✿ ✷ ❤ ❄

1 großes Büschel frischen Spinat

gut waschen. Eine Eisenpfanne erhitzen und darin ein oder zwei Augenblicke lang

1 Eßlöffel Olivenöl extra virgin

erwärmen. In dem Öl

4 – 5 Knoblauchzehen, zerdrückt

andünsten. Den Spinat dazugeben und bei mittlerer Hitze umrühren, bis er fertig gekocht ist.

4 – 5 Tropfen Rotweinessig (kann durch Zitronensaft ersetzt werden)

darüberträufeln. Servieren.

Bemerkungen: Meine Freundin Dorie, von der viele der Anregungen für sizilianische und italienische Gerichte in diesem Buch stammen, bekam dieses Gericht zum ersten Mal im „Palermo's“ serviert, einem großartigen sizilianischen Restaurant an der Ostküste der USA.

Wenn Du hefefrei lebst, kann Zitronensaft anstelle des Essigs verwendet werden.

Gords Gemüse

Zubereitungszeit: unter 10 Minuten, für 4 Personen
Rajasisch, — Vata, + Pitta, wenig + Kapha ✿ ✷ ❤ ❄

8 – 12 Tassen locker gepackten Raukenkohl, Blüten und Blätter

waschen und kleinhacken. In einer schweren Pfanne bei mittlerer Hitze

3 Eßlöffel Sonnenblumenöl

erwärmen.

4 Knoblauchzehen, zerdrückt

zugeben. Den Knoblauch etwas anbräunen, ungefähr 1 Minute lang. Die Platte herunterschalten, so daß es nur noch köchelt, und

2 Eßlöffel Ghee oder Butter
1 Blatt frischen Salbei, feingehackt
5 – 7 cm frischen Oregano, etwa 1 1/2 Teelöffel, feingehackt

zugeben. Einige Male umrühren. Den Raukenkohl (Blüten und Blätter) dazugeben. Kochen lassen, bis sie weich sind, etwa 2 Minuten.

Salz, falls nötig (ist es oft nicht)

zugeben.

Bemerkungen: Ein leckeres Gericht. Wenn Du beim Fett die Hälfte oder mehr einsparen willst, ist das eindeutig möglich. Das Öl auf 1 1/2 Eßlöffel reduzieren und das Ghee auf 1 Teelöffel. Etwas öfter umrühren, um sicherzustellen, daß das Gemüse nicht ansetzt.

Italienisches Gemüse auf dem Blech

Zubereitungszeit: 40 Minuten, für 4 Personen
Wenig Rajasisch, + Vata, + Pitta, 0 Kapha ❄

Den Backofen auf 170 °C vorheizen. Waschen und vorbereiten:

8 Kirschtomaten, ganz oder halbiert
1 Paprikaschote (schöne Farbe), in Streifen von 2 – 3 cm Länge
4 neue Kartoffeln, geviertelt und in dünnen Scheiben
1 kleine Aubergine, geschält, halbiert, in 1/2 cm dicken Scheiben

Das Gemüse auf einem leicht gefetteten Backblech anrichten und

1 – 2 Teelöffel Olivenöl extra virgin

darüberträufeln. Obendrauf noch

1 Teelöffel getrocknetes Basilikum
1 Teelöffel getrockneten Oregano

krümeln. Nicht zudecken und im Ofen 30 Minuten backen. Heiß servieren.

Bemerkungen: Das ist eine geschmackvolle Art, verschiedene Gemüsearten einfach zuzubereiten. Meine beiden Freundinnen Zenia und Dorie haben mich monatelang vorsichtig gedrängt, ich solle das einmal ausprobieren, bis ich schließlich hocherfreut den Grund für ihre Begeisterung entdeckte. Im *Silver Palate Cookbook* findet sich eine leckere Version mit einer ganzen Menge mehr Salz.

Abwandlung: Für ein Gericht für * **Rotationsdiät Tag 1** Walnußöl anstelle des Olivenöls verwenden.

Rosmarinkartoffeln

Zubereitungszeit: 45 Minuten, davon 30 unbeaufsichtigt, für 4 – 6 Personen

Sattvisch, 0 Vata, - Pitta, 0 Kapha ✿ ✷ ❤ ❄

In einem großen Topf

1 1/2 Liter reines Wasser (die Kartoffeln sollen bedeckt sein)

zum Kochen bringen.

6 mittelgroße rote Kartoffeln

waschen und die Augen entfernen. Die Kartoffeln in das kochende Wasser geben (wenn man sie erst in das Wasser gibt, wenn es kocht, werden die Vitamine erhalten, vor allem Vitamin C) und ohne Deckel kochen, bis sie gar sind, ungefähr 30 Minuten. Wenn Du es eilig hast, kannst Du sie halbieren oder vierteln und damit den Zeit- und Energieaufwand auf etwa 20 Minuten reduzieren. Die Nährstoffe bleiben am besten erhalten, wenn Du sie im Ganzen kochst. Während die Kartoffeln kochen,

1 Eßlöffel frischen Rosmarin
oder 3/4 – 1 1/2 Teelöffel getrockneten, feingehackt
1 Eßlöffel frischen Lauch oder 2 Eßlöffel Zwiebeln

kleinhacken. Den Lauch in einer größeren Pfanne oder Kasserolle in

3 Eßlöffeln Olivenöl

andünsten. Zur Seite stellen, bis die Kartoffeln fertig sind. Dann die Kartoffeln abgießen, mit der Schale in Scheiben schneiden und in die ölige Pfanne mit dem Lauch geben. Umrühren und bei mittlerer Hitze 5 – 10 Minuten braten lassen. Den gehackten Rosmarin und

1 Teelöffel Salz
1/4 Teelöffel frisch gemahlenen weißen oder schwarzen Pfeffer

dazugeben. Weiterbraten, bis alles etwas knusprig ist.

Bemerkungen: Dieses Rezept schreibe ich in angenehmer Erinnerung an Großmutter Dorothy und an besondere Zeiten mit dem Bruen-Clan am Wright's Lake.

Abwandlung: Für ein Gericht für * **Rotationsdiät Tag 1** die Zwiebel weglassen und anstelle des Olivenöls Ghee oder Butter verwenden. Man kann aus den Kartoffeln auch Puffer machen wie im folgenden Rezept.

Sattvisch, 0 Vata, - Pitta, 0 Kapha

Abwandlung I:

Rosmarin-Kartoffelpuffer

Zubereitungszeit: 1 Stunde, ergibt 12 Puffer von 7 – 8 cm Ø
Sattvisch, 0 Vata, - Pitta, 0 Kapha

Das umseitige Rezept befolgen, bis es soweit ist, die Kartoffeln aus dem kochenden Wasser zu nehmen. Den Backofen auf 170 °C vorheizen. Die Kartoffeln wie oben abgießen, dann im Ganzen mit dem Lauch, dem Olivenöl und dem Rest der Zutaten zusammengeben. Alles mit einer stabilen Gabel oder einem Kartoffelstampfer zu einem Brei verrühren und zu Puffern formen. Auf ein gefettetes Backblech geben und 10 – 15 Minuten backen.

Abwandlung II:
Zubereitungszeit: 45 – 50 Minuten, ergibt 12 Puffer von 7 – 8 cm Ø
Sattvisch an der Grenze zu rajasisch, - Vata, 0 Pitta, etwas + Kapha

Die Puffer herstellen wie oben, aber ein verschlagenes Ei und 1/2 Tasse kleingehackte krause Petersilie zugeben. Eine gute, leichte, etwas reichhaltigere Mahlzeit.

Gerösteter Süßmais

Zubereitungszeit: höchstens 20 Minuten, wenn Du ein Feuer hast. Wenn Du das Feuer erst anmachen mußt, mußt Du 1 – 2 Stunden rechnen, für 4 – 6 Personen
Sattvisch, 0 Vata (mit viel Ghee und Salz), - Pitta, - Kapha
(zurückhalten beim Salz und Ghee) ✷

Du brauchst:

8 Süßmaiskolben mit Hüllblättern, so frisch wie möglich (frisch geerntet ist toll)
ein Feuer, das zu Holzkohle heruntergebrannt ist

Ein Feuer zum Brennen bringen, in einer bestehenden Feuerstelle oder in einem *Hibachi.* (Letzteres ist die Methode, die die meisten Straßenverkäufer für gerösteten Mais in Mexiko und Guatemala anwenden, und sie klappt gut.) Nachdem das meiste Holz Feuer gefangen hat, alles zu Glut herunterbrennen lassen. Jetzt legt man die Maiskolben hinein, noch in den Hüllblättern, einfach auf die Kohlen.

Den Mais auf den Kohlen in einer Reihe ausrichten, wobei zwischen den Kolben 3 cm oder mehr Platz bleibt. Alle 5 Minuten oder so umdrehen, bis sie gar sind. Wenn die Hüllblätter sich schwarz färben und die Körner zart sind, kann serviert werden. Mit Ghee, Butter und/oder Zitrone servieren.

Als Gericht für die * **Rotationsdiät Tag 4** mit Salz, Zitrone und/oder erwärmtem Sesamöl servieren.

** **Aufbauend in der Polarity-Therapie**

Für die Akten

Gelegentlich treffe ich jemanden, der meine Arbeiten gelesen hat und der denkt, weil ich über diese gesunde und schöne Heilkunst spreche, die Ayurweda genannt wird, müßten mein Leben und meine persönliche Gesundheit ähnlich gesund und unbefleckt sein. Tatsächlich bin ich ein Kind der zweiten Hälfte des zwanzigsten Jahrhunderts, geboren in Amerika, genährt mit Gebäck aus Backmischungen, Fleischklopsen und Spaghetti mit Tomatensauce von Miracoli. Meine Pubertäts-Akne wurde mit Bestrahlung (soweit ich das noch in Erfahrung bringen kann) und täglichen Hormonbehandlungen verarztet, noch bevor ich 16 wurde. Ich mochte Steaks, wenn wir welche hatten, und habe die übriggebliebenen sogar zum Frühstück gegessen, wenn welche da waren. Meine Lieblings-Zwischenmahlzeit nach der Schule war es, mir einen Löffel aus der Schublade zu holen, den mittleren Schrank anzusteuern, die Schachtel mit braunem Zucker herauszuholen und ihn pur zu essen. Das war ein großer Genuß. Damit will ich meine Eltern nicht richten, die sich nach den damaligen Standards sehr um uns bemüht haben. Meine Mutter war eine gesegnet gute Köchin, die gut ausgewogene Mahlzeiten mit jeder Menge Gemüse auf den Tisch brachte. (Wir sechs Kinder stritten uns darum, wer den meisten Spinat bekam. Der war ein Objekt der Begierde und des Wettstreits.) Ich war ein ziemlich typisches Kind der amerikanischen Mittelklasse.

Heute esse ich ganz bewußt reinere Lebensmittel und das schon seit einer ganzen Weile, weil ich bemerkt habe, wie gänzlich anders ich mich jetzt fühle. Ich wäre erstaunt, wenn ich mich viele dieser Dinge heute wieder tun sähe. Und ich erzähle es Dir, weil es Teil meiner Geschichte ist, Teil dessen, wofür ich heute verantwortlich bin und wovon manches sicher noch in meinen „Körperakten" nachzulesen ist, in meinem Puls und ähnlichem. Ich stelle mir vor, daß fast jeder von uns an diesem Punkt auf eine Vergangenheit mit nicht ganz reiner Lebensweise zurückblickt, von leichten Perioden mit „Selbstsünden", wie Dr. Sunil Joshi sich ausdrückt, bis zu extremeren Situationen, daß man zum Beispiel in Windrichtung einer Chemieanlage wohnt oder stromabwärts von einer Mülldeponie. Die Erfahrungen jedes einzelnen sind im Grad und in der Wirkung von Person zu Person ungeheuer unterschiedlich, aber trotzdem ist jeder von uns jetzt für sich selbst und für das verantwortlich, was er oder sie in der Situation tut, in der er sich heute befindet.

Gedämpfte Pastinaken

Zubereitungszeit: 20 Minuten, für 4 Personen
Sattvisch, - Vata, - Pitta, etwas + Kapha ❤ ❄

4 mittelgroße Pastinaken

gut waschen. Der Länge nach in Viertel (siehe Zeichnung) und dann quer dazu in Stücke von 1,5 cm Länge schneiden. In einen mittelgroßen Topf einen Dämpfeinsatz und

dampfendes Wasser,
ungefähr 1 1/2 Tassen

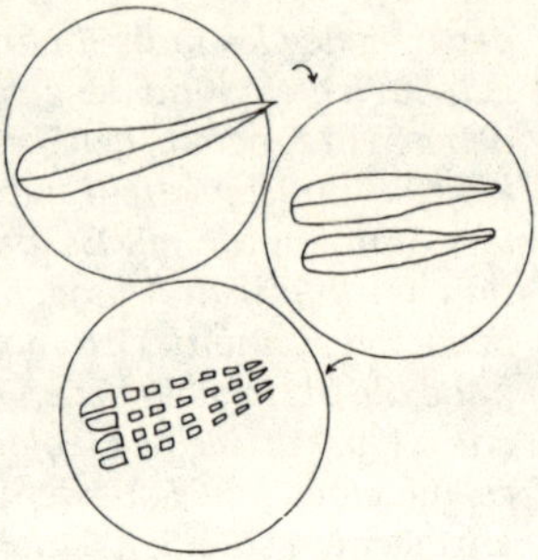

geben. Wenn das Wasser zum Kochen gekommen ist, die Pastinaken in den Dämpfeinsatz geben, Deckel auflegen und bis zu 20 Minuten kochen lassen, bis sie süß und zart sind.

*** Rotationsdiät Tag 3**

**** Reinigend in der Polarity-Therapie**

Lagerung im Keller

Traditionell werden in der ayurwedischen Ernährung Kühlgeräte, vor allem Gefriergeräte, so wenig wie möglich benutzt. Ayurwedische Ärzte sagen häufig, daß die überschüssige Kälte, die gefrorene und gekühlte Lebensmittel durchdringt, schwer verträglich für den Körper ist. Und diese Kälte hemmt Agni, *das Verdauungsfeuer. Die meisten von uns werden wohl kaum ihre Kühlschränke weggeben. Denn wie sonst soll man zum Beispiel frisches Obst und Gemüse lagern? Eine wenig technisierte und energiesparende Alternative ist der gute alte Kartoffelkeller, in dem die Temperaturen von gerade über dem Gefrierpunkt bis 4 °C liegen. Frisches Gemüse (wie Kohl oder Chinakohl), das dort lagert, kannst Du Wochen oder sogar Monate nach dem Einlagern noch verwenden. Sie haben dann nicht mehr so viel* Prana *(Lebensenergie) wie zu Beginn, aber in den meisten Fällen haben sie immer noch mehr* Prana *als Tiefkühl- oder Dosenprodukte.*
Ob Du über eine richtig schöne Speisekammer mit Ausrichtung nach Norden sprichst, über eine Kiste im Keller oder einfach ein gut belüftetes Loch im Boden, in dem Buch Root Cellaring *von Mike und Nancy Bubel (Storey Communications 1991) findest Du wahrscheinlich Hilfe.*

Pastinaken, Karotten und Erbsen

Zubereitungszeit: 20 – 25 Minuten, für 3 – 4 Personen
Sattvisch, - Vata, 0 Pitta, wenig + Kapha ✿ ❤ ❄

3 – 4 Pastinaken in Würfeln (etwa 3 Tassen)
2 große Karotten, in Scheiben (etwa 3 Tassen)
1 Tasse frische Erbsen

waschen und schneiden. Vielleicht möchtest Du ihnen dafür danken, daß sie sich mit Dir auf dieses kulinarische Abenteuer einlassen, wenn Du die Neigung dazu hast. In einer eisernen Pfanne

1 – 2 Teelöffel kaltgepreßtes Sonnenblumenöl

bei mittlerer Hitze erwärmen. Die Pastinaken und Karotten hineingeben. Deckel auflegen und kochen, bis sie zart sind und süßlich riechen, ungefähr 15 Minuten lang. Die Erbsen zugeben, wieder Deckel auflegen und garkochen, 1 – 2 Minuten. Servieren.

*** Rotationsdiät Tag 3**

Abwandlung: Das Gemüse wie oben waschen und schneiden. Am Boden eines Topfes mit Dämpfeinsatz 2 – 3 cm Wasser erhitzen. Wenn das Wasser dampft, das Gemüse zum Dämpfen hineingeben. Bis zum Garwerden Deckel auflegen, etwa 15 Minuten. Wenn Du willst, kannst Du das Öl darübergeben, wenn alles fertig ist, je nach Deinen Bedürfnissen und Neigungen.

Ohne Öl sattvisch, 0 Vata, - Pitta, 0 Kapha

Mit Öl sattvisch, - Vata, 0 Pitta, sehr wenig + Kapha

*** Rotationsdiät Tag 3**

**** Reinigend in der Polarity-Therapie**

Einfacher gekochter Kohl

Zubereitungszeit: 15 Minuten, für 6 Personen
Sattvisch, + Vata, - Pitta, - Kapha ✿ ❄

In einem mittelgroßen Topf

2 Tassen reines Wasser

zum Kochen bringen.

1 Kopf Rotkohl

waschen und in Keile von 2 – 3 cm Dicke schneiden. Den Kohl ins Wasser geben und die Platte auf niedrige Hitze herunterschalten. Mit Deckel 8 – 10 Minuten lang kochen. Einfach so servieren oder mit etwas Zitronensaft oder Ghee.

*** Rotationsdiät Tag 4**

**** Reinigend in der Polarity-Therapie**

Chinakohl mit Shiitaake-Pilzen

Zubereitungszeit: 20 – 30 Minuten, für 4 Personen
TAMASISCH (mit den Pilzen), 0 Vata, - Pitta, - Kapha ✿ ✸ ❤ ❄

1/2 Tasse Wasser

aufkochen. In eine hitzefeste Schüssel gießen, in der

6 getrocknete Shiitaake-Pilze

liegen. Die Pilze 15 Minuten oder länger einweichen. Das Wasser in eine Eisenpfanne oder einen Wok abgießen. Die Pilze in schmale Streifen schneiden.

3 Tassen Chinakohl

waschen und in Streifen schneiden. Das Wasser noch einmal zum Kochen bringen, die Pilze und den Chinakohl hineingeben und

1/2 Teelöffel Salz

zugeben. Deckel auflegen und bei mittlerer Hitze bis zum Garwerden kochen, ungefähr 5 – 10 Minuten. Dabei ein- oder zweimal umrühren.

**** Reinigend in der Polarity-Therapie**

Süßkartoffeln mit Äpfeln

Zubereitungszeit: 2 Stunden, fast unbeaufsichtigt, für 4 Personen
SATTVISCH, 0 Vata, - Pitta, mäßig + Kapha ✿ ❤ ❄

Den Backofen auf 170 °C vorheizen.

3 mittelgroße Süßkartoffeln
3 mittelgroße Äpfel, bevorzugt biologische

gut waschen. In Würfel von etwa 2 cm Größe schneiden und bei beiden die Schale dranlassen (außer, wenn Du vor allem *Vata* beruhigen möchtest. In diesem Falle ist es vorteilhaft, die Schale zu entfernen. Ansonsten wirken die Nährstoffe der Schale stärkend.) Die Süßkartoffeln und Äpfel in eine Auflaufform von ca. 15 x 30 cm geben.

1 1/2 Tassen biologischen Apfelsaft
1 1/2 Teelöffel Zimt
1 1/2 Teelöffel Ahornsirup (wahlweise)

vermischen. Diese Sauce über die Kartoffeln und Äpfel gießen. Deckel auflegen und backen, bis alles weich ist, 1 – 1 1/2 Stunden. Sehr sättigend, fettfrei.

**** Aufbauend in der Polarity-Therapie**

Süßkartoffelpüree

Zubereitungszeit: 45 Minuten, für 4 – 6 Personen
*Sattvisch, - Vata, - Pitta, mäßig + Kapha** ❤ ❄

3 große Süßkartoffeln

waschen und in

2 Litern Wasser

kochen, bis sie weich sind, ungefähr 30 – 35 Minuten. Abgießen (die Kochflüssigkeit ergibt eine gute Suppengrundlage) und die Kartoffeln mit einem Spickmesser schälen. Wenn die Schale lose genug ist, kann man sie manchmal einfach mit sauberen Fingern abreiben. Die Kartoffeln in einer großen Schüssel mit

1/4 Teelöffel Salz
1 Messerspitze Muskat
2 Teelöffeln kaltgeschleudertem Honig oder Reiskleiesirup

zerdrücken und vermischen. Mit einer Gabel kräftig aufrühren, wenn es besonders glatt sein soll. Heiß servieren.

* Diese zwei Süßkartoffelrezepte verstärken zwar *Kapha*, weil dieses Gemüse von Natur aus süße, erdige Eigenschaften hat. Trotzdem werden diese beiden fettfreien Versionen von *Kapha* leichter vertragen als viele reichhaltigere Feiertagsversionen.

* **Rotationsdiät Tag 3**

** **Aufbauend in der Polarity-Therapie** (Wenn Du das Salz wegläßt, ist es
** **reinigend in der Polarity-Therapie.)**

Zuckererbsenschoten, wie ich sie mag

Zubereitungszeit: 10 Minuten oder weniger, für 4 Personen
Sattvisch, 0 Vata, - Pitta, + Kapha ✸ ❤

2 Tassen frische Zuckererbsenschoten

waschen und trockentupfen. In einer großen Pfanne

1 1/2 Eßlöffel Ghee

erhitzen. Die Zuckererbsenschoten dazugeben. Umrühren, so daß sie gut mit Ghee überzogen sind. Deckel auflegen und bei mittlerer Hitze garen, bis sie schön grün und zart sind, 2 bis höchstens 3 Minuten. Nicht bis zum schmutzig-olivgrünen Stadium kommen lassen; frischer sind sie viel schmackhafter.

Abwandlung: Für ein Gericht für die * **Rotationsdiät Tag 3** Sonnenblumenöl anstelle des Ghee verwenden.

Sattvisch, 0 Vata, - Pitta, 0 Kapha

Gekochte Okra

Zubereitungszeit: 10 Minuten, für 2 – 4 Personen, je nach Neigung
Sattvisch, - Vata, - Pitta, - Kapha ✸ ❤

Das ist eines von den Gerichten, die man entweder mag oder nicht. Positiv: Es sieht wie hübsche grüne Sterne aus und wirkt auf kurze Sicht beruhigend und stärkend auf den Darm. Negativ: Es ist schleimig und hat einen scharfen Nachverdauungseffekt. Du mußt einfach sehen, ob Du es magst. Dies hier ist eine sehr einfache Art, dieses nahrhafte Gemüse zuzubereiten.

In einem kleinen Topf

3/4 Tassen Wasser

zum Kochen bringen.

200 – 250 g junge frische kleine Okraschoten

waschen und in 1/2 cm dicke Scheiben schneiden. In das kochende Wasser geben und bei mittlerer bis großer Hitze bis zum Weichwerden kochen, ungefähr 5 – 8 Minuten. Das Wasser abgießen (als Suppengrundlage oder auf den Komposthaufen wäre gut, es wimmelt von Vitaminen).

1 Eßlöffel Ghee oder Butter
1 1/2 Teelöffel frischen Dill, feingehackt (wahlweise)
Salz und Pfeffer nach Geschmack

in die heiße Okra geben. Im amerikanischen Süden wird das oft noch mit einem Spritzer Zitrone neben dem Dill serviert.

**** Aufbauend in der Polarity-Therapie**

Tabelle 12: Gedämpftes Gemüse

Gemüse zu dämpfen ist eine einfache, fettfreie Methode, Feuer und Wasser in Gemüse zu mischen, um leicht verdauliche Gerichte zu erhalten. So einfach kann man eine ganze Reihe von Gemüsearten servieren. Das gedämpfte Gericht wirkt noch harmonisierender auf *Vata*, wenn man es nach der Zubereitung mit Ghee serviert, während es für *Kapha* am besten ist, wenn es ohne zusätzliche „Schmierung" auf den Tisch kommt. *Pittas* können es halten, wie sie möchten, etwas Ghee verwenden oder nicht.
Einen Edelstahldämpfeinsatz erhält man für ein paar Mark in den meisten Haushaltswarengeschäften oder in Geschäften, die sich auf Kochgeschirr spezialisiert haben. Bei der Verwendung des Dämpfeinsatzes gibt man ihn in einen Topf, der groß genug ist, so daß der Einsatz hineinpaßt, wobei der Topfdeckel trotzdem dicht aufliegen soll. 3 – 5 cm reines Wasser dazugeben und bei großer Hitze zum Kochen bringen. Nach ein paar Minuten erzeugt das Wasser genug Dampf, daß man anfangen kann, das Gemüse zu dämpfen. Den Deckel abnehmen, das Gemüse einlegen (ganz oder geschnitten, je nachdem, was Du kochen willst), und den Topf wieder fest verschließen. Die Platte herunterschalten und bis zum Weichwerden kochen. Die ungefähren

Kochzeiten für die verschiedenen Gemüse und ihre Wirkungen auf die *Doshas* findest Du in der folgenden Tabelle.

Frisches Gemüse	**Dämpfzeit in Minuten**	**Auswirkungen auf die *Doshas***		
		Vata	**Pitta**	**Kapha**
Acorn-Kürbis, in 2 – 3-cm-Stücken	20 - 30	-	-	+
Artischocken, ganz	60	-	-	0
Bete, in 1/2-cm-Scheiben	15 - 20	-	+	-
Beteblätter, gehackt	5 - 10	mäßig +	+	-
Bockshornkleeblätter	1 - 3	-	+	-
Blumenkohl, geviertelt	10 - 20	+	-	-
Brokkoli, Stengel	5 - 12	mäßig +	-	-
Butternut-Kürbis, in 2 – 3-cm-Stücken	20 - 30	-	-	+
Daikon-Rettich, gehackt	7 - 15	-	mäßig +	-
Erbsen, gepult	5 - 8	mäßig +	-	-
Fenchel, in 2 – 3-cm-Stücken	5 - 8	-	-	wenig +
Grüne Bohnen, in 2 – 3-cm-Stücken	7 - 12	mäßig +	-	-
Grünkohl, gehackt	4 - 8	mäßig +	-	-
Karotten, in 1/2-cm-Scheiben	10 - 15	-	mäßig +	-
Kartoffeln, Süß-, in 1 1/2-cm-Scheiben	5 - 10	-	-	+
Kartoffeln, weiße, rote etc., in 1 1/2-cm-Scheiben	5 - 12	+	0	-
Klettenwurzel, gehackt	20 - 30	+	-	-
Knoblauch, zerdrückt	3 - 5	-	+	-
Kohl, geviertelt	10 - 15	+	-	-
Kohlrabi, in 1/2-cm-Scheiben	5 - 10	+	0	-
Kürbis, in 2 – 3-cm-Stücken	20 - 30	-	mäßig +	+
Kürbis, Sommer-, in 1/2-cm-Scheiben	5 - 10	-	-	0
Lauch, in 1/2-cm-Ringen	5 - 10	0	mäßig + (in Maßen)	-

Fortsetzung Tabelle 12

Frisches Gemüse	Dämpfzeit in Minuten	Auswirkungen auf die *Doshas* Vata	Pitta	Kapha
Löwenzahnblätter, gehackt	3 – 5	mäßig +	-	-
Mais am Kolben, ganz	7 – 10	mäßig +	-	-
Mangold, gehackt	3 – 6	mäßig +	0	-
Markstammkohl, gehackt	5 – 12	+	-	-
Meerettich, geraspelt	5 – 10	0	+	-
Möhren, in 1/2-cm-Scheiben	5 – 7	mäßig +	+	-
Möhrengrün, gehackt	5 – 12	+	+	-
Mungsprossen, ganz	3 – 5	0	-	-
Okra, in 1 1/2-cm-Scheiben	5 – 8	-	0	-
Paprikaschoten, in 2 – 3 cm langen Stücken	5	mäßig +	0	-
Pastinaken, in 1/2-cm-Scheiben	7 – 10	-	-	mäßig +
Pilze, ganz	5 – 10	+	-	0
Rosenkohl, ganz	10 – 20	+	-	-
Schwedische Rübe, in 1/2-cm-Scheiben	5 – 7	-	0	+
Sellerie, gehackt	5	+	-	-
Senfgrün, gehackt	5 – 12	0	+	-
Spargel, ganz	8 – 15	-	-	-
Spinat, gehackt	3 – 5	mäßig +	mäßig +	-
Tomate, ganz, mittelgroß	5 – 10	+	+	wenig +
Topinambur, in 1/2-cm-Scheiben	10 – 12	mäßig +	-	-
Zucchini, in 1/2-cm-Scheiben	5 – 10	-	-	0
Zuckererbsenschoten	3 – 5	mäßig +	-	-
Zwiebel, fein gehackt	3 – 5	0	+	-

Beachte: Gedämpftes Gemüse kann noch stärker harmonisierend auf *Vata* wirken, wenn es nach der Zubereitung mit Ghee serviert wird.

Brokkoli mit Knoblauch

Zubereitungszeit: 15 Minuten, für 4 – 6 Personen
Sattvisch, wenig + Vata, 0 Pitta, - Kapha ✿ ✷ ❤ ❄

Etwa 2 – 3 cm Wasser und einen Dämpfeinsatz in einen großen Topf geben. Bei großer Hitze und aufgelegtem Deckel zum Kochen bringen.

4 Tassen frischen Brokkoli, bevorzugt biologischen

waschen. Etwa ein Drittel des Stieles verwerfen (was heißen soll, daß möglichst alles zu kompostieren ist) und den Rest bis hoch zu den Röschen in feine Scheiben schneiden. Die Röschen in kleine Stücke brechen. Den Brokkoli mit den dünnen Stengelstücken zuunterst in den Dämpfeinsatz legen, die Röschen obenauf. Mit einer Knoblauchpresse

1 Knoblauchzehe

auf den Brokkoli drücken. Deckel auflegen, Platte auf mittlere Hitze herunterschalten und dämpfen, bis der Brokkoli schön leuchtend grün ist, ungefähr 5 Minuten. Umrühren und sofort servieren.

*** Rotationsdiät Tag 4**

**** Reinigend in der Polarity-Therapie**

Bemerkungen: Wenn man zu diesem Gericht für *Vata* etwas Ghee gibt, hilft das, es bis zu neutraler Wirkung (0) zu beruhigen.

**** Aufbauend in der Polarity-Therapie**

Kuherbsen

Zubereitungszeit: 1 1/2 Stunden, für 4 Personen
Sattvisch, + Vata, 0 Pitta, 0 Kapha ✿ ✷ ❤ ❄

In einem mittelgroßen Topf

2 Eßlöffel Ghee
2 Eßlöffel rote Zwiebel, kleingehackt
1 kleine Knoblauchzehe, zerdrückt

dünsten.

1 Tasse trockene Kuherbsen

waschen. Die Erbsen zusammen mit

1 1/2 Litern Wasser
1 Lorbeerblatt
1 ganzen Stange biologischem Sellerie, in Stücke gebrochen

zu dem Ghee geben. Zum Kochen bringen, Deckel auflegen und Platte auf mittlere Hitze herunterschalten.

Salz und Pfeffer nach Geschmack

zugeben. Servieren.

Ein glückliches Neues Jahr! Vor allem da unten in Texas.

Kartoffelpüree

Zubereitungszeit: 45 Minuten, für 3 – 4 Personen
*Sattvisch** ✿ ❤ ❄

In einem Topf mit Deckel

4 große schmackhafte Kartoffeln
1 Lorbeerblatt
kochendes Wasser (Kartoffeln bedeckt)

kochen, bis sie weich sind, ungefähr 30 Minuten. Abgießen (und das Wasser für eine gute Suppe oder ein *Kichadi* aufheben oder für Deine Zimmerpflanzen oder ...?). Die Kartoffeln in eine große Rührschüssel geben. Mit einem Kartoffelstampfer oder einer stabilen Gabel zerdrücken.

2 Eßlöffel Ghee oder Olvenöl
60 g Basilikum, feingehackt (ein großes Büschel)
1/2 Teelöffel Salz
genug frisch gemahlenen schwarzen Pfeffer, daß Du niesen mußt

zugeben, Gut verrühren. In einem kleinen Topf

bis zu 1 1/2 Tassen frische rohe Milch, Kuh- oder Sojamilch*

erhitzen, bis sie gerade zu kochen beginnt. Allmählich unter die Kartoffeln rühren und dabei mit der Gabel locker aufschlagen. So lange Milch zugeben, bis die gewünschte Konsistenz erreicht ist. Heiss servieren.

* *Mit Kuhmilch: Sattvisch, 0 Vata, - Pitta, + Kapha*

* *Mit Sojamilch: Sattvisch, 0 Vata, - Pitta, - Kapha* (Manche Menschen mit einem Ungleichgewicht bei *Vata* können mit der Sojamilch-Kartoffel-Kombination Schwierigkeiten bekommen. Kuhmilch ist für *Vata*-Energie beträchtlich beruhigender als Sojamilch, wenn Du sie vertragen kannst.)

* Wenn Du eine strikte Rotationsdiät einhältst, kannst du Kuhmilch oder vielleicht Walnußmilch für ein Gericht für *** Rotationsdiät Tag 1** verwenden.

Calabacitas

Zubereitungszeit: 20 – 30 Minuten, für 4 Personen
Sattvisch, 0 Vata, - Pitta, 0 Kapha ✸ ❤

Das ist unsere Version eines typischen Gerichtes aus dem amerikanischen Südwesten.

4 kleine frische Kürbisse: Kalabassen, Zucchini, Sommerkürbisse – was Du gerade zur Verfügung hast

waschen. In Würfel oder Scheiben schneiden. Dann von

2 – 3 frischen Maiskolben

die Körner herunterschneiden.

2 Eßlöffel rote Zwiebel, feingehackt
1 Knoblauchzehe, zerdrückt

vorbereiten. Die Kürbisse, Zwiebel und Knoblauch in

2 – 3 Eßlöffeln Ghee oder Olivenöl

dünsten, bis alles zart ist, ungefähr 5 Minuten. Dann den Mais und

2 Teelöffel frischen Oregano, feingehackt
Salz und frisch gemahlenen schwarzen Pfeffer

unterrühren. Noch einmal 5 – 10 Minuten dünsten. Servieren. Gut mit **„Santa-Fe-Pintobohnen“** und **„Einfachem Basmatireis“**.

Rajasische Abwandlung: 2 - 3 frische, gehackte Tomaten und eine Prise – rotes Chilipulver zugeben, wenn Du den Mais und Oregano dazutust. *Rajasisch, + Vata, + Pitta, - Kapha*

Abwandlung: **Calabacitas-Eintopf**: Zubereiten wie oben und mit den Tomaten, Mais und Kräutern 2 Tassen Gemüsebrühe zugeben. Noch einmal 1/2 Stunde oder länger köcheln lassen. Das gibt eine gute Suppe für den Spätsommer oder Frühherbst.

Rajasisch, 0 Vata, + Pitta, - Kapha.

Bockshornkleesprossen

Zubereitungszeit: 5 Minuten, für 2 Personen
Sattvisch, - Vata, ++ Pitta, - Kapha ✿ ❤ ❄

1 Tasse frische Bockshornkleesprossen

durchspülen. In einer Pfanne

1 – 2 Eßlöffel Ghee
1/4 Teelöffel schwarze Senfsamen

bei mittlerer Hitze erwärmen. Wenn die Senfsamen anfangen, aufzuspringen, kann man die Bockshornkleesprossen dazugeben. Umrühren, bis sie anfangen, zu „welken“, 1 – 2 Minuten lang. Servieren.

Bockshornklee

Bockshornkleesprossen sind zwar erwärmend und eine gute Methode, um Ama *aus dem Verdauungstrakt zu entfernen, aber Menschen mit viel* Pitta, *Darmentzündungen oder in der Schwangerschaft sollten sie besser vermeiden. Wenn man diese Vorbehalte im Hinterkopf behält, sind Bockshornkleesprossen ein gutes therapeutisches Lebensmittel nach einer Entbindung, bei Diabetes, bei Verdauungsstörungen aufgrund schlechten Verdauungsfeuers und stärkend bei träger Leber oder allgemeiner Schwäche. Sie beruhigen* Kapha *und* Vata *und verstärken* Pitta.*Auf diese traditionelle Zubereitungsart hat mich Dr. Shalmali Joshi gebracht. Bockshornkleesprossen können in kleinen Mengen auch gedämpft oder roh auf den Tisch kommen.*

Gedämpfte Möhren mit Honig-Zitronen-Sauce

Zubereitungszeit: 20 Minuten, für 4 Personen

SATTVISCH, — Vata, wenig + Pitta, + Kapha ❤ ❄

4 – 6 mittelgroße Möhren

gut waschen und in dünne Scheiben schneiden. In einen Dämpfeinsatz geben, Deckel auflegen und weichdämpfen, ungefähr 20 Minuten lang. Während die Möhren dämpfen,

Honig-Zitronen-Sauce, S. 216

zubereiten. Wenn die Möhren fertig sind, in eine Servierschüssel füllen, die Sauce darüberträufeln, vorsichtig mischen und servieren. So kann man Möhren gut für ein sonst feindlich oder zumindest zurückhaltend gestimmtes Publikum zubereiten. Mir sind sogar Kinder bekannt, die sie auf diese Art mögen.

Glasierte Bete

Zubereitungszeit: 20 Minuten oder weniger, für 4 Personen

*SATTVISCH, — Vata, 0 Pitta, wenig + Kapha** ❤ ❄

6 mittelgroße Bete (geschnitten ungefähr 3 Tassen)

waschen und in dünne Scheiben schneiden. Weichdämpfen, ungefähr 15 Minuten oder länger. In einer kleinen Schüssel

1 Eßlöffel Ghee
2 Eßlöffel Ahornsirup

verschlagen. Wenn die Bete gar sind, in eine Servierschüssel geben und die Glasur darübergießen. Servieren.

* Einfache gedämpfte Bete wirken beruhigend auf *Kapha*; das Süßmittel und das Fett bringen bei diesem Gericht erdige *Kaphas* aus dem Gleichgewicht.

Abwandlung: Für ein Gericht für *** Rotationsdiät Tag 2** das Ghee weglassen.

SATTVISCH, - Vata, 0 Pitta, 0 Kapha

**** Reinigend in der Polarity-Therapie**

Kein Risotto

Zubereitungszeit: 30 – 40 Minuten, für 4 Personen

Sattvisch, - Vata, - Pitta, 0 Kapha ✿ ✷ ❤ ❄

In einem mittelgroßen Topf bei geringer Hitze

1 1/2 Eßlöffel Olivenöl

erhitzen.

2 Eßlöffel rote Zwiebel, feingehackt

in das Öl einrühren und weichdünsten. Dann

1 Tasse ungekochten weißen *Basmati-* (oder Texmati-)Reis

einrühren. Sobald er gut mit Öl überzogen ist,

1/2 Tasse weißen Traubensaft

in den Reis gießen. Bei mittlerer Hitze köcheln lassen, bis der Saft von dem Reis aufgenommen worden ist, dabei fast ständig umrühren. Dann

3 Tassen Gemüsebrühe (siehe Vegetarische Brühe I, S. 121)

nach und nach einrühren. Keinen Deckel auflegen und den Reis rühren, während er köchelt. Weiter Brühe dazugeben, bis der Reis weich ist, was 20 – 30 Minuten dauern kann. Direkt vor dem Servieren

1 kleine Messerspitze Safran
1 weiteren Teelöffel Gemüsebrühe

einrühren. Den Reis von der Platte nehmen. Den Safran einrühren. Bei Bedarf salzen.

Unsere Verbindung zur Erde können wir ganz einfach wiederfinden, indem wir vor dem Essen danken und uns dabei vorstellen, wie das Essen in unseren Schüsseln vorher aussah, als es noch aus/in der Erde wuchs. Mit diesem Danken fangen wir an, unsere Verbindungen mit der Natur auf einer Ebene wieder anzuerkennen, die tiefer geht als die intellektuelle.

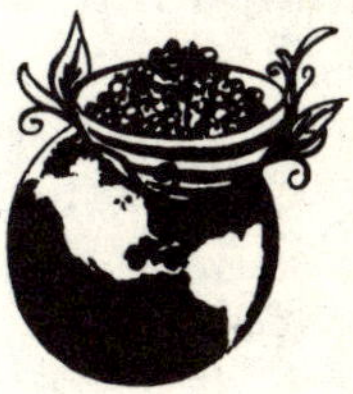

Ivys Kokos-Sesam-Reis

Zubereitungszeit: 25 – 55 Minuten, für 4 Personen
Sattvisch, - Vata, - Pitta, + Kapha ✿ ✷ ❤ ❄

1 Tasse *Basmati*-Reis

durchspülen und abtropfen lassen. In einem mittelgroßen Topf

2 Eßlöffel Ghee

erhitzen. Den Reis zugeben und umrühren, so daß alle Körner mit Ghee überzogen sind.

2 Tassen Wasser
1 Teelöffel Salz

zugeben. Den Topf zum Kochen bringen, dann Platte herunterschalten, so daß es nur noch köchelt, Deckel auflegen. Bei mittlerer bis geringer Hitze garkochen, ungefähr 15 Minuten bei weißem *Basmati* oder Texmati, 45 – 50 Minuten bei braunem *Basmati*. Von der Platte nehmen, wenn der Reis fertig ist.

In einem weiteren Topf noch einmal

2 Eßlöffel Ghee

erhitzen.

1/4 Tasse Sesamkörner
1/4 Tasse ungesüßte getrocknete Kokosflocken

zugeben. Die Körner und die Kokosflocken in dem Ghee ständig umrühren, bis sie etwas dunkler werden. Sofort in den gekochten Reis gießen und vermischen. Mit

frischen gehackten Korianderblättern

garnieren.

Bemerkungen: Dieses Rezept stammt von Ivy Blank, der Co-Direktorin des Ayurweda-Zentrums in Spirit Rest, Pagosa Springs, Colorado, USA. Es eignet sich vorzüglich, um *Vata* und *Pitta* zu beruhigen.

Quinoa mit Korianderblättern

Zubereitungszeit: 30 Minuten, für 4 Personen
Sattvisch, 0 Vata, - Pitta, - Kapha ✷ ❤

1 Tasse trockene Quinoa

gut durchspülen. Damit soll nicht nur Schmutz entfernt werden, sondern auch der natürliche seifige Rückstand auf dem Getreide, der Magenprobleme hervorrufen kann. Die Quinoa in einem Topf mit

2 Tassen Wasser

zum Kochen bringen. Deckel auflegen, Platte auf niedrige Hitze herunterschalten und garkochen, ungefähr 20 Minuten. In der Küchenmaschine bei hoher Geschwindigkeit

1/2 Tasse frische Korianderblätter, gehackt
1 Eßlöffel frische Ingwerwurzel, geraspelt
2 Eßlöffel kaltgepreßtes Sesamöl
1 Teelöffel Sucanat oder Fruchtzucker
1 Eßlöffel Wasser

nicht ganz 1 Minute lang pürieren. Die Korianderblättersauce bei mittlerer Hitze in einer großen Pfanne mit

1/2 Tasse geraspelter Karotte
1 Tasse Senfgrün von braunem Senf, Amaranthblättern oder Spinat, feingehackt
1/2 Tasse frischen grünen Bohnen, Zuckererbsebschoten oder Zucchini, in Würfeln

aufsetzen und rühren, rühren, rühren, bis das Gemüse gar ist, ungefähr 5 – 10 Minuten. Die Quinoa einrühren. Salz nach Geschmack.

Bemerkung: Leicht gekühlt ergibt das auch einen guten Salat.

Hirse, die warm macht

Zubereitungszeit: 40 Minuten, für 4 – 6 Personen
Sattvisch, etwas + Vata, + Pitta, - Kapha ✿ ❤ ❄

In einem mittelgroßen Topf

1 Eßlöffel kaltgepreßtes Olivenöl
1/2 Teelöffel Senfkörner

erhitzen. Wenn die Senfkörner anfangen, aufzuspringen,

1 Eßlöffel Zwiebel, feingehackt

einrühren und dünsten, bis sie durchsichtig ist.

1 kleine Karotte, in dünne Scheiben geschnitten

dazugeben und solange umrühren, bis sie mit Öl überzogen ist.

1 1/2 Tassen trockene Hirse
4 1/2 Tassen Wasser

zugeben. Zum Kochen bringen. Deckel auflegen, Platte auf niedrige Hitze herunterschalten und die Hirse in ungefähr 30 Minuten weichkochen.

Einfache Hirse

Zubereitungszeit: 30 Minuten, für 4 Personen
Sattvisch, + Vata, + Pitta, - Kapha ✿ ❤ ❄

1 Tasse trockene Hirse

gut durchspülen. Zusammen mit

3 Tassen Wasser
1 Messerspitze Salz

in einem mittelgroßen Topf aufsetzen. Bei mittlerer Hitze aufkochen lassen, Platte auf niedrige Hitze herunterschalten und garkochen, ungefähr 30 Minuten.

* Rotationsdiät Tag 2

Siehe auch „Mittelöstlicher Oliventopf“, S. 154.

Kasha mit Lauch (*Kapha*-Kasha!)

Zubereitungszeit: 20 Minuten, ergibt 2 Tassen
Sattvisch, + Vata, + Pitta, - Kapha ✿ ✸ ❤ ❄

1 Tasse Lauch

gut waschen und kleinschneiden. In einem mittelgroßen Topf

1 1/2 Eßlöffel kaltgepreßtes Sesamöl

erhitzen. Den kleingeschnittenen Lauch dazugeben und 1 – 2 Minuten bei geringer Hitze dünsten.

2/3 Tassen ungekochtes Kasha (geröstete Buchweizengrütze)

so lange einrühren, bis das Getreide leicht mit Öl überzogen ist.

2 Tassen Wasser
1/2 Teelöffel Salz (weniger, wenn Du willst)

zugeben. Zum Kochen bringen und die Platte auf geringe Hitze herunterschalten. Garkochen, ungefähr 15 Minuten.

*** Rotationsdiät Tag 4**

Abwandlung für die **Polarity-Therapie:** Den Schritt mit dem Dünsten weglassen und den Lauch und das ungekochte Kasha zum Kochen direkt in das Wasser geben. Das ungekochte Öl zum Schluß zugeben, wenn Du willst.

Sattvisch, + Vata, + Pitta, - Kapha

**** Aufbauend in der Polarity-Therapie**

Einfacher Basmatireis

Zubereitungszeit: 15 Minuten für Texmati oder weißen Basmati, 45 Minuten für braunen Basmati, für 4 Personen

Sattvisch, - Vata, - Pitta, 0 Kapha ✿ ✷ ❤ ❄

1 Tasse weißen oder braunen Basmati- oder Texmatireis

gut durchspülen. Zusammen mit

2 1/4 Tassen reinem Wasser
1 Messerspitze Salz

in einen mittelgroßen Topf geben. Aufkochen lassen, die Platte auf niedrige Hitze herunterschalten und Deckel auflegen, bis der Reis gar ist. Die Reiskörner sind dann zart. Heiß servieren, mit Ghee, wenn Du willst.

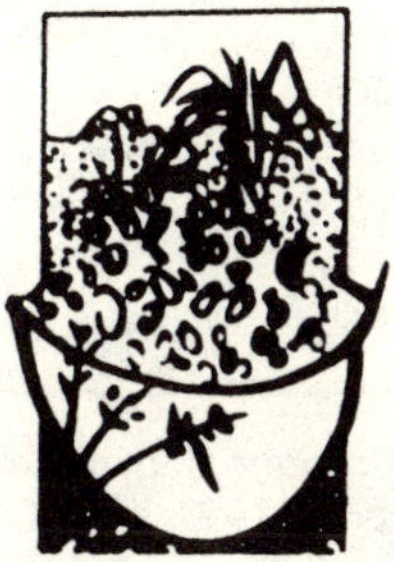

„Die Natur ist alles. Die Natur ist die Sonne, der Mond. Wir, die wir einst ein Teil dieser Natur waren – wir zerstören jetzt genau diese Natur.“ Florencio Siquiera de Cravalho, auf der Bioneers-Seeds-of-Change-Konferenz 1993 in San Franzisko.

Ghee

Zubereitungszeit: 15 Minuten, ergibt etwa 1/2 Liter

Sattvisch, - Vata, 0 Pitta, 0 Kapha (in Maßen) ✿ ✷ ❤ ❄

In einen schweren Topf

500 g ungesalzene Butter, vorzugsweise biologische

geben. Die Platte auf mittlere Hitze schalten und ohne Deckel ungefähr 15 Minuten lang köcheln lassen. Du weißt, daß das Ghee bald fertig ist, wenn sich am Boden des Topfes eine bräunliche Schicht zu sammeln beginnt. Wenn die Butter sehr ruhig wird und nicht länger Blasen wirft oder wenn sie anfängt, Schaum zu bilden, und zwar viel mehr als am Anfang des Kochens, dann ist das Ghee fertig und sollte von der Platte genommen werden. Abkühlen lassen und durch ein Edelstahlsieb in ein Glas oder einen Edelstahlbehälter mit Deckel gießen. Braucht nicht gekühlt zu werden.

Bemerkungen: Zwar wird oft gesagt, daß alle Verunreinigungen der Butter sich in dem Niederschlag am Boden des Topfes mit dem Ghee sammeln, aber ich bin da skeptisch und kaufe weiterhin bei biologischen Molkereien, wo auch immer es welche gibt, trotz der höheren Preise. Vom Standpunkt der Biochemie aus befinden sich derzeit auf unserem Planeten viele künstliche Schadstoffe im Umlauf, die ein hohes Bindungsvermögen zu tierischem Fett aufweisen.

Thich Nhat Hanh, der international anerkannte buddhistische Lehrer, hat kürzlich in Love in Action *(1993, siehe Bibliographie) geschrieben: „Unsere Erde, unsere schöne grüne Erde ist in Gefahr, und wir alle wissen das. Und trotzdem tun wir so, als ob unser Alltag nichts mit der Situation der Welt zu tun hätte." Wir glauben, wir wären nicht wichtig. Nichts könnte weiter von der Wahrheit entfernt sein. Es sind die Abgase aus unseren Autos, die da oben die Ozonschicht zerstören. Unser nicht angepaßter Verbrauch ist es, der rücksichtslose Firmen am Leben hält. Ohne diesen Verbrauch könnten sie nicht weiter Macht ansammeln und die Biosphäre zerstören. Was wir tun, macht etwas aus. Wohin willst Du Deinen Schwerpunkt legen? Wie willst Du leben? Indem Du dazu beiträgst, den Planeten und seine Bewohner zu retten, oder indem Du dabei hilfst, ihn immer weiter zu zerstören?*

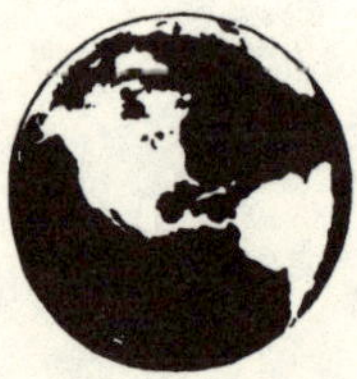

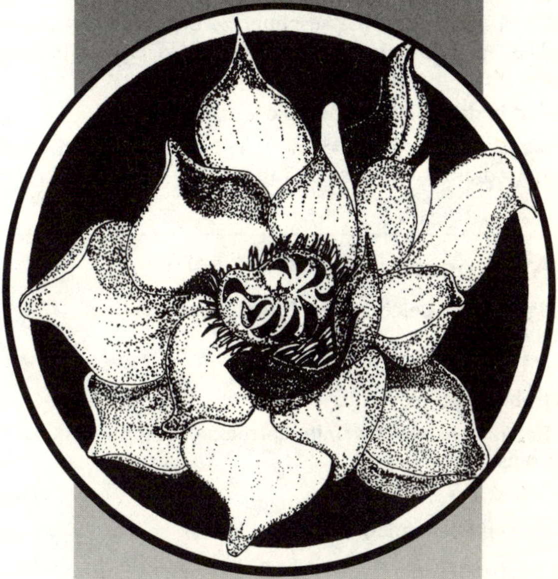

Saucen und Dips

Leckere Apfelkonfitüre

Zubereitungszeit: ungefähr 1 Stunde, ergibt 3 – 4 Tassen
Frisch, SATTVISCH, 0 Vata, - Pitta, - Kapha ✿ ✷ ❤ ❄

In einem Edelstahltopf bei mittlerer Hitze zusammen köcheln:

3 Tassen Apfelsaft, biologischer ist empfehlenswert
3 Tassen Äpfel in Scheiben, biologische werden empfohlen (Schälen unnötig)
3 getrocknete Aprikosen
1 1/2 Teelöffel Zimt
3 Nelken

Gelegentlich umrühren, bis die Mischung zu einem dicken Obstmus eingekocht ist. Die Apfelkonfitüre etwas abkühlen lassen und einige Sekunden lang mit dem Mixer pürieren, bis sie glatt ist. Damit ist sie servierfertig.

**** Reinigend in der Polarity-Therapie**

Beachte: Wenn Du die Aprikosen und die Nelken wegläßt, ergibt das eine gute Sauce für die *** Rotationsdiät Tag 1**.

Heiße Aprikosensauce

Zubereitungszeit: Einweichen über Nacht plus 5 Minuten,
ergibt gut 1/2 Liter
SATTVISCH, 0 Vata, 0 Pitta, 0 Kapha ✿ ✷ ❤ ❄

In einer hitzebeständigen Schüssel

1 Tasse nicht geschwefelte getrocknete Aprikosen, vorzugsweise biologische

mit

2 Tassen kochendem Wasser

übergießen, zudecken und stehen lassen, vorzugsweise über Nacht, ansonsten wenigstens 1/2 Stunde. Die Flüssigkeit und das Obst zusammen mit

3 Eßlöffeln bis 1/4 Tasse Ahornsirup

in einen Mixbecher geben und pürieren, bis alles glatt ist.

Sehr gut auf Pfannkuchen, Waffeln, Crepes und ähnlichem. Und eine gute Möglichkeit, etwas β-Karotin aufzunehmen, das das Immunsystem anregt.

*** Rotationsdiät Tag 2**

**** Aufbauend in der Polarity-Therapie**

Biologische Nahrungsmittel

Es kann schwierig oder teuer sein, Lebensmittel kaufen, die frei von Pflanzenschutzmitteln und anderen giftigen Rückständen sind. Und trotzdem wird es immer wichtiger, sich biologische Lebensmittel zu besorgen, also solche, die ohne Chemie angebaut und verarbeitet werden. In den frühen 90er Jahren haben die Ärzte Pankaj und Smita Naram aus Bombay, beides ayurwedische Spezialisten für Fruchtbarkeit, mit einer Reihe von Vorlesungen die USA bereist. In ihren Vorlesungen erwähnten sie, daß nach ihren Ergebnissen bei der Pulsdiagnose ein Hauptgrund für Unfruchtbarkeit in den westlichen Ländern ein Überschuß an Feuer ist. Sie nahmen an, daß einige Angewohnheiten des westlichen Lebensstils zu viel Pitta *für eine gesunde Fruchtbarkeit erzeugen.*

Giftstoffe im allgemeinen erhöhen Feuer. In den Nachrichten in den USA wird immer detaillierter berichtet, daß bei einem drastischen Rückgang der Fruchtbarkeit PCBs (polychlorierte Biphenyle), DDE (ein Zerfallsprodukt des schwer abbaubaren Pestizids DDT) und andere chlorierte Verbindungen eine Rolle spielen. Die Spermienzahlen sind bei Männern aus einzwanzig Ländern seit 1938 im Durchschnitt um 50 % gesunken. Einige der vielen Chemikalien, die wir in Industrie und Landwirtschaft verwendeten, haben einen biochemischen Aufbau, der dem des weiblichen Hormons Östrogen ähnelt. Diese Verbindungen scheinen sowohl Männern als auch Frauen in bezug auf Fruchtbarkeit, normale sexuelle Entwicklung und allgemeine Gesundheit zu beeinträchtigen.

Normalerweise sind Lebensmittel, die viel Tierfett enthalten und in der Nahrungskette weit oben stehen, wie Fleisch, Fisch, Käse, Vollmilch und Butter, am stärksten belastet. Aber auch Lebensmittel einer „gesunden" vegetarischen Ernährung weisen Schadstoffwerte auf, die Anlaß zu ernsthafter Besorgnis geben. Dazu gehören Lebensmittel, die vor allem Kinder häufig als gesunde Zwischenmahlzeiten essen, z. B. Äpfel, Apfelsaft, Rosinen, Erdnüsse und Erdnußbutter. Ich kaufe nichts davon, wenn ich es nicht in garantiert biologischer Ausführung bekommen kann.

Wenn Du in Deiner Gegend nicht ohne weiteres an gute biologische Ware herankommst, solltest Du Dir wirklich überlegen, ob Du nicht selbst etwas anbauen willst. Dann weißt Du zum einen, wie die Lebensmittel angebaut worden sind (ohne Verletzung der Erde), und zum anderen hast Du eine größere Auswahl an gefahrlosen Produkten, die Du vorziehst. Menschen, die das nicht können oder wollen, können örtliche Einkaufsgemeinschaften, Bauernmärkte und freundliche biologische Gärtner in der Gegend auskundschaften. Vielleicht tauscht ein gärtnernder Nachbar Gemüse mit Dir. David Steinmann führt in seinem Buch Diet for a Poisoned Planet *eine ausgezeichnete Liste von Herstellern biologischer Lebensmittel auf.*

Die Kosten für biologische Waren mögen zwar oft astronomisch wirken, aber wir fangen gerade erst an, die versteckten Kosten der Landwirtschaft mit Chemie zu sehen, und dieser Preis ist erschütternd.

Mangosauce

... sollte man machen, wenn frische Mangos zu haben sind.
Zubereitungszeit: 15 Minuten, ergibt 1 Tasse
Sattvisch, - Vata, - Pitta, - Kapha ✿ ✷ ❤ ❄

2 große frische reife Mangos

waschen, schälen und zerkleinern, entweder fein schneiden oder im Mixbecher pürieren.

1 Eßlöffel frischen Zitronensaft oder Menge nach Geschmack

zugeben. Servierfertig, für sich oder als Sauce zu Crepes oder als Obst-Dip.

Roberts Apfelmus

Zubereitungszeit: 30 Minuten bis 1 Stunde, ergibt 3 Tassen
Sattvisch, 0 Vata, - Pitta, - Kapha ✿ ✷ ❤ ❄

8 – 10 Äpfel, bevorzugt biologische

waschen, das Kerngehäuse entfernen und kleinschneiden. Zusammen mit

1 1/2 Tassen frischem Apfelsaft, bevorzugt biologischem
1/2 Teelöffel Zimt
1/4 Teelöffel Muskat

in einen großen Topf geben. Köcheln lassen, bis alles weich ist und sich im Saft auflöst. Wenn Du Dein Apfelmus glatt magst, kannst Du es an jetzt mit dem Mixer bearbeiten. Warm (für *Vata* am besten) oder kalt servieren.

Kirschsirup

Zubereitungszeit: 2 Minuten, ergibt eine 3/4 Tasse
Rajasisch, - Vata, - Pitta, + Kapha ✿ ✷ ❤ ❄

1/4 Tasse ungesüßtes Kirschkonzentrat (z. B. von Spinnrad)
1/2 Tasse Ahornsirup

verrühren. Über Pfannkuchen, Waffeln und ähnliches träufeln.

*** Rotationsdiät Tag 2**

**** Aufbauend in der Polarity-Therapie**

Bemerkungen: Das haben wir als schnelle und mineralstoffhaltige Alternative zu den chemiebelasteten Obstsirupen in der tollen Verpackung erfunden. Dieses Mischungsverhältnis ist für Kinder gedacht, Erwachsene wollen es vielleicht weniger süß und können mit Wasser verdünnen.

Frische Ingwer-Pfirsich-Sauce

Zubereitungszeit: 5 – 10 Minuten, für 4 Personen
Sattvisch, - Vata, 0 Pitta, 0 Kapha ✷

4 reife Pfirsiche, vorzugsweise biologische

fein schneiden.

1/2 Teelöffel frische Ingwerwurzel, mit dem Saft

raspeln. Alle Zutaten zusammenrühren und dabei

1 Eßlöffel Ahornsirup

zugeben. Die Pfirsiche beim Rühren zerdrücken. Frisch servieren.

*** Rotationsdiät Tag 2**

Leckeres Apfel-Rhabarber-Mus

Zubereitungszeit: 30 – 45 Minuten, für 4 Personen
Sattvisch an der Grenze zu rajasisch, 0 Vata, 0 Pitta, 0 Kapha ✿ ❤ ❄

1,5 kg Äpfel, geschnitten, vorzugsweise biologische
0,5 kg frischen Rhabarber, in Stücken von 1 1/2 – 2 1/2 cm
1 Tasse frischen Apfelsaft, biologischen, wenn möglich

in einen schweren Topf geben und bei mittlerer Hitze weichkochen.

1 Eßlöffel Zimt
1 Messerspitze gemahlene Nelken
1/2 Tasse Dattelzucker oder Sucanat (1/5 Tasse Süßmittel pro Tasse gekochtes Mus)

einrühren. Heiß oder kalt servieren.

Bemerkungen: Das Problem bei Rhabarber ist, daß er sauer und *rajasisch* ist. Auf lange Sicht wirkt er damit erhitzend auf den Darm und verstärkend auf *Kapha* und *Pitta.* Wenn das hier eine einfache Rhabarberkonfitüre aus Rhabarber, Wasser und Gewürzen wäre, würde sie auf jeden Fall als *rajasisch* betrachtet werden. Weil aber hier der Rhabarber mit dem *sattvischen* Apfel kombiniert ist, wird die Wirkung des Rhabarbers etwas abgeschwächt.

Abwandlung: Für ein Gericht, das ** **reinigend in der Polarity-Therapie** wirkt, sollte man Honig oder Fruchtzucker als Süßmittel verwenden. *Sattvisch an der Grenze zu rajasisch, 0 Vata, 0 Pitta, 0 Kapha*

Honig-Zitronen-Sauce

Zubereitungszeit: 5 Minuten oder weniger, für 4 Personen
Sattvisch, - Vata, 0 Pitta, + Kapha ✿ ✷ ❤ ❄

3 Eßlöffel Ghee
1 Eßlöffel kaltgeschleuderten Honig
1 Teelöffel frischen Zitronensaft

verrühren. Sehr gut zu Wurzelgemüse wie Möhren, Schwedischen Rüben und Bete oder zu stärkehaltigem Gemüse wie Süßkartoffeln. Diese ungekochte Sauce kann man direkt vor dem Servieren unter das heiße Gemüse mischen.

Abwandlung: 1 Eßlöffel Ghee, 2 Teelöffel kaltgeschleuderten Honig, 1 Teelöffel frischen Zitronensaft für eine Version, die weniger Fett enthält und etwas herber ist.

Sattvisch, - Vata, 0 Pitta, 0 Kapha

Mandel-Ingwer-Sauce

Zubereitungszeit: 5 Minuten, für 3 – 4 Personen
Sattvisch, - Vata, wenig + Pitta, + Kapha ✿ ✷ ❤ ❄

Mit einer Gabel

1 Eßlöffel frische Ingwerwurzel, geraspelt
1/4 Tasse rohe Mandelbutter

vermischen.

1 Eßlöffel Tamari oder Sojasauce
1/2 Teelöffel Ahornsirup
heißes Wasser bis zur gewünschten Konsistenz, 1/4 Tasse oder mehr

dazugeben. Gut vermischen. Schmeckt sehr gut zu gedünsteter Hirse (in Olivenöl mit Gelbwurz und Gemüse).

Für ein Gericht für *** Rotationsdiät Tag 2**, Tamari beziehungsweise Sojasauce weglassen. Wenn Du willst, kannst Du statt dessen 1 Messerspitze Salz verwenden.

**** Aufbauend in der Polarity-Therapie**

Bemerkungen: Wenn Du eine Allergie-Rotationsdiät einhältst, kannst Du eine gute Mahlzeit für Tag 2 aus „Mandel-Ingwer-Sauce“ zu „Einfacher Hirse“ mit gedämpftem Spinat herstellen.

Cremige Spinatsauce

Zubereitungszeit: 15 Minuten, für 2 Personen
Sattvisch, 0 Vata, 0 Pitta, - Kapha ✷ ❤

1 mittelgroße Zucchini
1/2 Büschel frischen Spinat

gut waschen. Die Zucchini in kleine Würfel schneiden, den Spinat grob hacken. Das Gemüse bei niedriger Hitze in einer Pfanne mit

1 – 2 Eßlöffeln Olivenöl extra virgin

andünsten.

1/3 Tasse geröstete Kürbiskerne
1/4 Teelöffel Salz
1 Tasse Wasser

im Mixbecher oder in der Küchenmaschine pürieren. Die Kürbissauce über das Gemüse in der Pfanne gießen und bei niedriger Hitze 2 – 3 Minuten warm werden lassen. Salz nach Geschmack. Über **„Einfache Hirse"**, S. 208, geben.

*** Rotationsdiät Tag 2**

Cremige grüne Sauce

Zubereitungszeit: höchstens 15 Minuten, ergibt 1 1/2 Tassen
Sattvisch, - Vata, wenig + Pitta, 0 Kapha ✿ ❤ ❄

3 Tassen frischen Raukenkohl

waschen und kleinhacken. Den Raukenkohl mit

1 Teelöffel kaltgepreßtem Sesamöl
1 kleinen Knoblauchzehe, zerdrückt

dünsten. Bis zum Garwerden, 1 – 2 Minuten, ständig umrühren.

2 Teelöffel rohes Sesam-Tahin
3/4 Teelöffel frischen Zitronensaft
1 Tasse Wasser

in einem mittelgroßen Topf mit einem Mixer pürieren. Den gedünsteten Raukenkohl zugeben und solange mixen, bis alles kleingehackt ist.

Gut zu **„Gefüllten Kohlblättern"**, S. 133

*** Rotationsdiät Tag 4**

Die Nachhaltigkeit des Ayurweda sichern

Was meine ich damit, „Nachhaltigkeit" des Ayurweda? Sind fünftausend Jahre denn nicht genügend Nachhaltigkeit? Ich denke schon. Und doch benutze ich das Wort „Nachhaltigkeit" hier in einem anderen Sinne, nämlich so, wie es jetzt im Sinne von „nachhaltiger Landwirtschaft" benutzt wird: Das ist Landwirtschaft, die sich auf örtlicher Grundlage selbst erhält und ihren eigenen Fortbestand sichert. Im traditionellen Ayurweda wird es als vorteilhaft angesehen, die Pflanzen zum Heilen einzusetzen, die in der jeweiligen Gegend wachsen, anstatt immer auf Kräuter und Lebensmittel zurückzugreifen, die aus anderen Gegenden importiert wurden. Tatsächlich wird das Wort Charak*, der Name dieses ayurwedischen Klassikers, in seiner ursprünglichen Bedeutung übersetzt mit „die über die ganze Erde gehen".*

Einige ayurwedische Ärzte unserer Tage bieten zunehmend die Alternative örtlicher Kräuter an, wenn es machbar ist. Trotzdem gibt es bis heute wenig Fürsprecher für die Möglichkeit, ayurwedische Ernährung auf eine örtliche Basis zu stellen. Für mich wäre das – bei dem wachsenden Interesse am Ayurweda – eine unvermeidliche und gesunde Bewegung. An vielen Orten dieser Erde wachsen die Grundnahrungsmittel des Ayurweda (Mungbohnen und Reis) nicht, aber dafür wachsen dort viele andere heilende und zum Essen geeignete Pflanzen. Wie Dr. Shalmali Joshi es ausgedrückt hat: „Ayurweda ist universell, es kann von allen Völkern eingesetzt werden. Seine Prinzipien verändern sich nicht von Kultur zu Kultur, ... (und doch) können Lebensmittel und Kräuter, die für ein ayurwedisches Programm verwendet werden, von Gegend zu Gegend unterschiedlich sein, das müssen sie sein, das ist gut, gesund. Ayurweda ist nicht auf Indien und auf indische Lebensmittel beschränkt. Es ist eine globale Medizin."

Es ist eine Herausforderung für diejenigen von uns, die die Nachhaltigkeit des Ayurweda sichern wollen, die Eigenschaften der Pflanzen in unserer jeweiligen Gegend aufzuklären. Wir müssen ehrlich zu uns selbst sein und als Brücken fungieren: als Brücken zwischen denen, die überliefertes und örtliches Wissen haben, und denen mit ayurwedischem Wissen. Wir müssen, wo immer möglich, mit vertrauenswürdigen Leuten beider Seiten arbeiten. In meiner Gegend hier im Südwesten der USA könnte das Mexikanische Teekraut einen guten Ersatz für das indische Kraut Hing abgeben. Teparybohnen könnten viele der Eigenschaften von Mungbohnen aufweisen. Vieles davon muß man einfach mit der Zeit sehen. Und wir werden trotzdem auf unterschiedliche Bestände zurückgreifen, abhängig davon, ob wir im Staate New York leben oder in Hamburg, Kenia, Tokio, Peru, China oder Australien. Hier eröffnet sich ein aufregendes Gebiet für Entdecker, vor allem, wenn man mit Verstand darangeht.

Also gut, das folgende Rezept ist ein Kompromiß. Wir lieben Mayonnaise zu unseren Artischocken und wollen sie derzeit noch nicht aufgeben. (Warum aufgeben? Aufgrund ihrer Zutaten und der Aufbewahrung im Kühlschrank hat Mayonnaise eine erhitzende Nachverdauungswirkung auf den Darm, und das können wir nicht gebrauchen.) Wenn man sie mit kühlenden Korianderblättern kombiniert, gibt das kurzfristig eine kühlendere Wirkung. Ich vermute aber, daß die Nachverdauungswirkung langfristig erhitzend bleibt. Ich empfehle also, Dir dieses Rezept nur sehr selten zu gönnen und wahrscheinlich gar nicht, wenn Du eine therapeutische Ernährungsweise einhältst.

Korianderblätter-Mayonnaise

Zubereitungszeit: 5 Minuten, für 4 Personen

RAJASISCH-TAMASISCH, (je nachdem, wie lange die Mayo schon den Kühlschrank geschmückt hat)* ✿ ✷ ❤

1/2 Tasse frische Korianderblätter, feingehackt
1/2 Tasse Mayonnaise

im Mixbecher oder in der Küchenmaschine mit kurzen Mixerstößen vermischen. In einer hübschen Schüssel servieren. Schmeckt gut.

* Je länger sie drin war, desto *tamasischer* ist sie traurigerweise.

0 Vata, + Pitta, + Kapha

Mayonnaise (Fortsetzung)

Nun gibt es da ja einen Ausweg. Aber das bedeutet, daß Du lernen mußt, wie Du Deine eigene frische Mayonnaise herstellen kannst, wenn Du welche brauchst. Für diejenigen mit einer Neigung zu so etwas nehme ich die folgende Anleitung mit auf. Am einfachsten geht es in einer Küchenmaschine, wenn Du eine hast. Ansonsten kann man ein Handrührgerät (einen Mixer) oder einen Schneebesen in einer mittelgroßen Rührschüssel einsetzen. Aber ich warne Dich: man muß ganz schön rühren.

Frische Mayonnaise

Zubereitungszeit: 20 Minuten ununterbrochen, ergibt 1 gute Tasse voll

RAJASISCH (Eier und Senf), - Vata, + Pitta, + Kapha ✿ ✷ ❤ ❄ (in Maßen)

Als erstes mußt Du sicherstellen, daß alle Zutaten KALT sind. Mit einem elektrischen Handrührgerät

1 Ei

bei mittlerer Geschwindigkeit bis zu 4 Minuten lang gut verschlagen.

1/4 Teelöffel Senfmehl
1/4 – 1/2 Teelöffel Salz
1/2 Teelöffel frischen Zitronensaft

einrühren. Bei mittlerer Geschwindigkeit gut verrühren. LANGSAM, tropfen- oder allerhöchstens teelöffelweise, ☞

1 Tasse kaltgepreßtes Olivenöl

dazugeben. Nachdem die Hälfte des Öls eingerührt ist, abwechselnd mit

4 Eßlöffel Zitronensaft

den Rest einrühren und immer nur einige wenige Tropfen auf einmal verwenden. Weiterrühren, bis die Mischung der cremigen Mayonnaise ähnelt, die Du kennst. Voilà! Frisch servieren, aber das war ja klar.

Anmerkungen: Sehen wir den Tatsachen ins Auge. Selbst frisch zubereitet ist Mayonnaise nicht die Art von Lebensmittel, die eine ayurwedische Ärztin für den täglichen Verzehr empfehlen würde. (Mit bestem Dank an *The Joy of Cooking* für den Rezeptanfang.) Artischocken mit frischer Zitrone und Ghee? Frische Dillblätter mit Ghee?

Dip

Zubereitungszeit: 5 Minuten, ergibt 1/4 Tasse ✿ ✸ ❤ ❄

Sattvisch an der Grenze zu rajasisch, - Vata, wenig + Pitta, wenig + Kapha

2 Eßlöffel Tamari oder Sojasauce
1 Teelöffel Honig oder braunen Reissirup
1 Eßlöffel geraspelte frische Ingwerwurzel
2 Eßlöffel Wasser

in einen kleinen Schüssel vermischen. Schmeckt zu „Nori-Rollen".

***Abwandlung für* * Rotationsdiät Tag 3**: Wie oben zubereiten, aber den Ingwer weglassen.

Sattvisch an der Grenze zu rajasisch; - Vata, - Pitta, wenig + Kapha

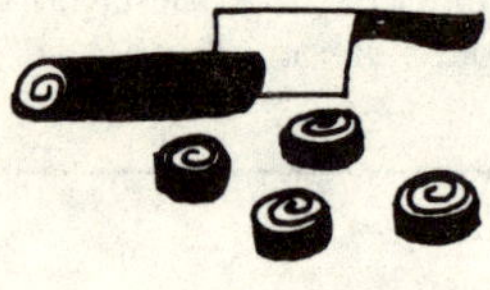

Frische Korianderblätter-Salsa

Zubereitungszeit: 15 Minuten, für 2 – 4 Personen

Wenig rajasisch, 0 Vata, mäßig + Pitta, - Kapha ✸ ❤

2 Tassen frische Korianderblätter, locker gepackt (ein großes Büschel)

gut waschen und fein hacken, dabei alles außer den Stielen verwenden.

1 große, sehr milde, frische grüne Chilischote, kleingehackt ungefähr 1/4 Tasse

waschen und fein hacken. Wenn Du in irgendeiner Form mit *Pitta* arbeitest, solltest Du die Kerne weglassen. In einem Topf 2 – 3 cm Wasser mit einem Dämpfeinsatz aufsetzen.

2 Eßlöffel frische gehackte Zwiebel (eine kleine Zwiebel)
1 Knoblauchzehe, zerdrückt

2 – 5 Minuten lang dämpfen.

1 kleine reife Tomate

fein schneiden und zu den Korianderblättern in der Schüssel geben. Die Chilischote, die gedämpfte Zwiebel und den Knoblauch sowie

3 Eßlöffel frischen Limonen- oder Zitronensaft
1 Prise Salz (bis zu 1/4 Teelöffel)

einrühren. Fertig zum Servieren!

**** Reinigend in der Polarity-Therapie**

Bemerkungen: Diese sehr frisch schmeckende *Salsa* oder scharfe Sauce ist toll zu Tacos, Tostadas, Bohnen und ähnlichem. Es ist wichtig, daß die Korianderblätter frisch und aromatisch sind, also einen guten, starken Geruch haben. Korianderblätter kann man nicht kaufen und 3 Tage später verwenden, sie verlieren ihre Wirkung und ihren Geschmack schnell. Die Korianderblätter sind hilfreich für die Verdauung und beruhigen überschüssiges Feuer. Diese *Salsa* ist viel beruhigender für *Pitta* als die meisten anderen. Wenn man Zwiebel und Knoblauch dämpft, werden sie leichter verdaulich, vor allem für *Vata*, und verlieren etwas von ihrer Schärfe.
Das ist eine Abwandlung eines alten und beliebten *Salsa*-Rezeptes und stammt von der Mutter von Jésus, dem Freund meines Freundes Juan Morgan, südlich von Chihuahua in Mexiko. Ich erinnere mich mit großer Zuneigung an ihre Gastfreundschaft uns gegenüber zu Ostern vor vielen Jahren. Ich habe zugesehen, wie Jésus' Mutter diese *Salsa* für die Frühlings-*Fiesta* literweise zubereitet hat!

Frische Sauce Tartar ganz anders

Zubereitungszeit: 15 Minuten, ergibt gut 1/2 Tasse
Rajasisch, - Vata, + Pitta, + Kapha ✱ ❤

3 Eßlöffel Frische Korianderblätter-Salsa (oben)
6 Eßlöffel Frische Mayonnaise, S. 219

vermischen. Servierfertig.

Schnelle Tahin-Sauce

Zubereitungszeit: 10 Minuten, ergibt 1 1/4 Tassen
Sattvisch, - Vata, 0 Pitta, wenig + Kapha ✷ ❤ ❄

In einen kleinen Topf

4 Eßlöffel rohes Sesam-Tahin

geben.

1 Tasse einfache Sojamilch

langsam in das Tahin gießen. Dabei mit einer Gabel rühren, bis sich alles gleichmäßig vermischt hat. Bei geringer Hitze erwärmen, bis die Mischung so warm und dick ist, wie Du sie magst.

1 Eßlöffel Tamari oder Sojasauce
1 Prise Paprikapulver (wahlweise)
Pfeffer nach Geschmack (wahlweise)

einrühren.

Bemerkungen: Das schmeckt gut zu Getreide oder Gemüse oder als schnelle Sauce ohne Milchprodukte für Nudeln (schnelles, einfaches Mittagessen).

Abwandlung für ein Gericht, das ** **aufbauend in der Polarity-Therapie** wirkt: die Sojamilch erhitzen und langsam unter das nicht erwärmte Sesam-Tahin rühren, bis Du die gewünschte Konsistenz hast.

Sattvisch, - Vata, 0 Pitta, wenig + Kapha

„Blumenkohl mit Cashew-Cremesauce“ siehe S. 148.

Kochen am gleichen Tag

Ich gebe es zu, zum Kochen am gleichen Tag braucht man Übung, und oft zu Hause mehr Zeit. Wir Amerikaner sind daran nicht gewöhnt, schließlich haben wir unsere Saucen in der Flasche und, man erwartet von uns, daß wir ständig unterwegs sind. Betrachte Frische als etwas, das Du Dir gönnst, wenn Du Zeit dafür hast. Mach Dir eine Sauce, wenn Du kannst; es hat keinen Sinn, Dich verrückt zu machen, indem Du versuchst, vier frische Saucen zu machen, wenn Du zwischen der Arbeit und dem Eintreffen der Gäste nur 1/2 Stunde hast. Du könntest zum Beispiel früh am Tag eine frische Korianderblätter-Sauce machen, um sie zum Mittagessen über Bohnen-Tacos (geht schnell) zu geben. Dann ist sie fertig als Dip mit blauen Mais-Chips, wenn später am Tag die Gäste kommen.

Pranayama

Oben in der Wildnis von Oregon gibt es einen intelligenten und schrulligen Kräuterkundler namens Svevo Brooks, der über das Wunder des „Vitamin S", des Sauerstoffs, spricht. Und recht hat er! Sauerstoff ist für Leben und geistige Ruhe eines der wichtigsten Elemente. Ich denke in Zusammenhang mit Pranayama *oft an „Vitamin S".*

Pranayama *ist ein einfacher ostindischer Vorgang für die Atmung, der unser* Prana *(Lebensenergie) und den Sauerstoffgehalt der Zellen erhöht. Es vertieft die Atmung und hilft, Nebenhöhlenverstopfungen zu verbessern und den Geist ruhiger zu machen, indem die Überaktivität von* Prana *in Richtung Gehirn kontrolliert wird. Diese letztgenannte Situation ist hier im Westen ziemlich häufig anzutreffen und trägt zu allgemeiner Unruhe, Angst, Furcht, Paranoia und Wahnsinn bei. (Nicht daß wir Bewohner der westlichen Welt ein Haufen Trottel wären, ganz und gar nicht.)*

Der Vorgang des Pranayama *ist einfach. Es ist wichtig für die Ernährung der Gewebe, und das nicht nur mit Sauerstoff. Der Atem ist ein wichtiger Weg,* Ojas *aufzubauen, unser Energiepolster. Wenn man die Atemwege reinigt, reinigt man damit auch die* Srotas, *die mit* Prana *und* Vata *verbunden sind, und stärkt damit auf lange Sicht auch Verdauung und Absorption. Zur Ausübung von* Pranayama *solltest Du Dich bequem hinsetzen, in entspannter Haltung und mit geradem Rücken. Wenn Du willst, kannst Du erst einige Male tief ein- und ausatmen, so daß Du ruhig wirst. Halte Dir zunächst das linke Nasenloch mit dem linken Mittelfinger zu und atme dann langsam und sachte durch das rechte Nasenloch ein. Auf dem Höhepunkt des Einatmens einen Augenblick innehalten, dann hältst Du mit dem rechten Mittelfinger das rechte Nasenloch zu und läßt mit der linken Hand das linke Nasenloch los. (Ich verspreche, daß das viel einfacher zu machen ist, als es sich liest.) Die Luft aus dem linken Nasenloch natürlich entweichen lassen. Einen*

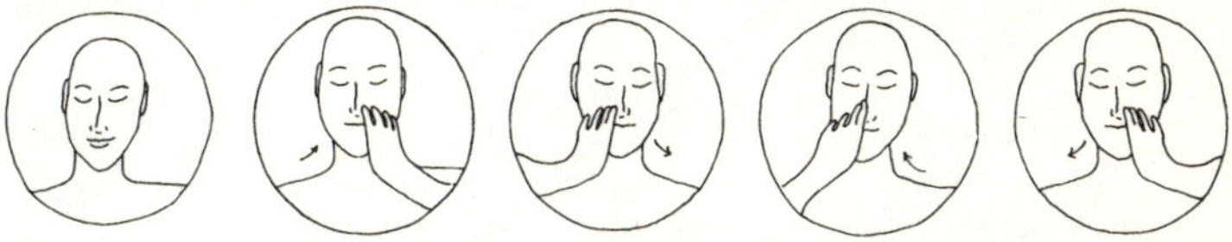

Augenblick Pause machen, dann wieder durch eben dieses linke Nasenloch einatmen. Am Höhepunkt des Einatmens einen Augenblick innehalten, dann das linke Nasenloch zuhalten, das rechte loslassen, und durch das rechte Nasenloch sanft und vollständig ausatmen. Am Höhepunkt des Ausatmens eine Pause machen, bevor Du mit dem nächsten Atemzyklus anfängst. Das war ein vollständiger Atemzyklus. Wenn

Du Pranayama *selbst ausprobieren willst, ist es am besten, langsam mit zehn Zyklen anzufangen, und zwar immer mit leerem Magen. Der frühe Morgen eignet sich gut dafür, vor der Meditation, wenn Du willst. Mit allmählicher Gewöhnung kann man* Pranayama *zehn- bis dreißigmal durchführen, je nach Notwendigkeit ein- oder zweimal am Tag. Die Haupteinschränkung ist, daß man es nicht mit vollem Magen anwenden sollte.* Pranayama *soll immer mit leerem Magen durchgeführt werden.*

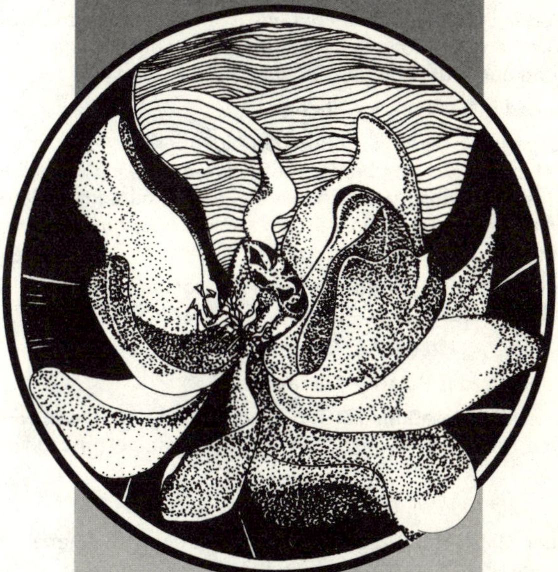

Snacks

(zum Knabbern und für Zwischendurch)

Ayurwedisches Studentenfutter

Zubereitungszeit: 10 Minuten, ergibt 4 Tassen
Sattvisch, + Vata, 0 Pitta, 0 Kapha ✿ ❤ ❄

1 Tasse Sonnenblumenkerne
1 1/2 Tassen biologische Rosinen
1/2 Tasse getrocknete Aprikosen, grob geschnitten
1/2 Tasse getrocknete Äpfel, grob geschnitten
1/2 Tasse rohe Walnüsse, grob gehackt
1/4 Teelöffel Zimt
1 Messerspitze gemahlenen Kardamom

in einer großen Schüssel mit einem Löffel vermischen. Wenn Du alle Zutaten aus biologischem Anbau bekommen kannst, ist das natürlich toll – für den Planeten und auch für Dich. Tue Dein Bestes!

** **Aufbauend in der Polarity-Therapie**

Bemerkungen: Um diese Mischung beruhigender für *Vata* zu machen, kann man eine Handvoll davon über Nacht in Wasser einweichen. Aber trotzdem ist es kein Gericht, das man als *Vata* regelmäßig oder in größeren Mengen verspeisen sollte. So gesehen wäre es auch für *Kaphas* gut, wenn sie sich bei der Menge mäßigen würden.

Kombination für * **Rotationsdiät Tag 1**: getrocknete Äpfel, Rosinen, rohe Wal- oder Pekannüsse, Zimt.

Sattvisch, + Vata, 0 Pitta, 0 Kapha

** **Aufbauend in der Polarity-Therapie**

Kombination für * **Rotationsdiät Tag 2**: getrocknete Aprikosen oder Pfirsiche, getrocknete Kirschen, abgezogene Mandeln, einige rohe oder geröstete Kürbiskerne.

Sattvisch, + Vata, 0 Pitta, 0 Kapha

Kombination für * **Rotationsdiät Tag 3**: getrocknete Ananas, Korinthen, rohe oder geröstete Sonnenblumenkerne, rohe Haselnüsse.

Sattvisch, + Vata, 0 Pitta, etwas + Kapha

** **Aufbauend in der Polarity-Therapie** mit rohen Sonnenblumenkernen.

Kombination für * **Rotationsdiät Tag 4**: getrocknete Feigen, geschnittene Datteln und Papaya, rohe oder geröstete Cashewkerne, ungesüßte Kokosraspeln.

Sattvisch, wenig + Vata, 0 Pitta, 0 Kapha

** **Aufbauend in der Polarity-Therapie** mit rohen Cashewkernen

Abgezogene Mandeln

Methode 1
Zubereitungszeit: über Nacht einweichen plus 5 Minuten
Sattvisch, - Vata, mäßig + Pitta, + Kapha ✿ ✷ ❤ ❄

1/2 Tasse rohe Mandeln

in eine kleine Schüssel geben.

1 Tasse warmes Wasser

über die Mandeln gießen. Deckel auflegen und über Nacht einweichen lassen. Am Morgen die Haut mit den Fingern abreiben. Mit dieser Methode sind Mandeln am leichtesten verdaulich und am stärksten beruhigend für *Vata*.

**** Reinigend in der Polarity-Therapie**

Methode 2
Zubereitungszeit: 15 – 20 Minuten
Sattvisch, - Vata, mäßig + Pitta, + Kapha

1/2 Tasse rohe Mandeln

in eine kleine Schüssel geben.

1 Tasse kochendes Wasser

über die Mandeln gießen. 10 Minuten oder länger einweichen lassen. Das Wasser abgießen und die Haut mit den Fingern abreiben. Die Hitze verändert das Öl in den Mandeln und macht es etwas weniger gut verdaulich.

Methode 3

Im Laden abgezogene Mandeln kaufen.

Sattvisch (selten), rajasisch oder tamasisch, je nachdem, wie lange sie im Regal gelegen haben. Allgemein die am wenigsten frische von allen Methoden.

- Vata, mäßig + Pitta, + Kapha

*** Rotationsdiät Tag 2** für alle 3 Methoden.

Geröstete Mandeln

Zubereitungszeit: 5 – 10 Minuten, ergibt 1 Tasse
Sattvisch, - Vata, + Pitta, + Kapha ❤ ❄

Eine schwere Pfanne bei niedriger Hitze 1 – 2 Minuten lang erwärmen.

1 Tasse rohe abgezogene Mandeln

hineingeben. Ohne Deckel 5 – 6 Minuten lang rösten und dabei gelegentlich umrühren, bis die Nüsse so richtig gut riechen und anfangen zu springen oder bis kleine goldbraune Flecken auf ihnen zu sehen sind. Abkühlen lassen und servieren. Gut im Salat oder für sich.

*** Rotationsdiät Tag 2**

Geröstete Sonnenblumenkerne

Zubereitungszeit: 10 Minuten, ergibt 1 Tasse

Sattvisch, - Vata, 0 Pitta, 0 Kapha ❤ ❄

Eine schwere Pfanne bei niedriger Hitze ungefähr 1 Minute lang erwärmen.

1 Tasse rohe Sonnenblumenkerne

dazugeben. Ohne Deckel 5 – 10 Minuten lang rösten und gelegentlich umrühren. Wenn sie anfangen, goldbraune Flecken zu bekommen, ist es Zeit, sie von der Platte zu nehmen und abkühlen zu lassen. Gute Idee für Salate oder zum Darüberstreuen über andere Gerichte. Auch ohne alles eine nette Zwischenmahlzeit.

*** Rotationsdiät Tag 3**

Geröstete Nüsse

Die Anweisungen für „geröstete Mandeln" mit Cashewkernen, Walnüssen, Haselnüssen oder Pekannüssen befolgen. Nur so lange rösten, bis die Nüsse anfangen, gut und aromatisch zu riechen und leicht braun zu werden.

Sattvisch, - Vata, + Pitta, + Kapha ❤ ❄

So kannst auch Du nach innen horchen

Es ist bemerkenswert, welche Informationen und Einblicke Du bekommen kannst, indem Du ruhig dasitzt und in Dich hineinhörst. In Dir befindet sich eine Fundgrube an Informationen, die Du, wie alle großen Traditionen wieder und wieder betonen, nirgendwo anders finden kannst. Dieser ruhige Ort in Deinem Inneren ist ein Tor zu Deinem Höheren Selbst und darüber hinaus. Und die Straße hin zum Unerwarteten.

Für mich war es erschreckend zu sehen, wie die Menschen während des Golfkrieges gebannt vor dem Fernseher saßen. Sie hatten den tiefen und ernsthaften Drang herauszufinden, was da vor sich ging. Und doch, als ich einige Minuten mit ferngesehen hatte, wurde mir klar, daß das Fernsehprogramm mir nicht sagen würde, was da ablief. Es war sinnvoller, meinen eigenen Geist und mein eigenes Herz zu fragen, um die Wahrheit herauszufinden.

In unserem Drang, verstehen zu wollen, schalten wir oft den Fernseher oder das Radio ein. Aber diese Geräte können nicht die Art von Einsicht ersetzen, die wir in uns tragen. Dafür müssen wir in unser Inneres gehen. Und die Langeweile ertragen, die Stille, das Nichts, bis eine Wahrheit sich erhebt. Und sie wird es tun.

Wir haben recht, wenn wir wissen wollen, was in unserer Welt vor sich geht. Wir suchen nur oft am falschen Platz nach den Informationen.

Geröstete Kürbiskerne

Zubereitungszeit: 10 Minuten, ergibt 1 Tasse
Sattvisch, - Vata, 0 Pitta, 0 Kapha ❤ ❄

Eine schwere Pfanne bei niedriger Hitze einige Minuten lang erwärmen.

1 Tasse rohe Kürbiskerne

hineingeben. Etwa 10 Minuten lang ohne Deckel rösten und gelegentlich umrühren. Wenn die Kerne anfangen zu springen, von der Platte nehmen. Abkühlen lassen.

*** Rotationsdiät Tag 2**

Gefüllter Stangensellerie

Zubereitungszeit: 10 Minuten, ergibt 24 Stück
Sattvisch mit etwas Rajas, 0 Vata, 0 Pitta, 0 Kapha (in Maßen) ✷

8 Stangen Sellerie, biologisch

waschen. Spitzen und Enden abschneiden. (Die kann man später gut für Gemüsebrühe verwenden, wenn man will.) Den Sellerie in Stücke von 10 cm Länge schneiden. Als Füllung kann man

Cremigen Dill-Dip, S. 229
oder
Mandel-Ingwer-Sauce, S. 216
oder
rohe Mandelbutter

verwenden. Auf einer farbenfrohen Platte anrichten und servieren.

**** Aufbauend in der Polarity-Therapie**

Cremiger Dill-Dip

Zubereitungszeit: 5 Minuten, ergibt 1/2 Tasse
Wenig rajasisch, - Vata, 0 Pitta, etwas + Kapha ✷ ❤

1 Portion Cremigen Ricotta-Käse ohne Milch, S. 171

zubereiten. 1/2 Tasse davon in eine kleine Rührschüssel geben und

3 Eßlöffel frischen Zitronensaft
1 Eßlöffel Olivenöl extra virgin
1 Eßlöffel getrockneten Dill (oder 2 Teelöffel feingehackten frischen)

unterrühren. Mit frischem rohem Gemüse servieren, zum Beispiel mit Sellerie, Gurkenscheiben oder Karottenstreifen. (Den Rest des „Cremigen Ricotta ohne Milch“ kann man aufheben, um mehr von dem Dip herzustellen, wenn er aufgebraucht ist, oder um den folgenden „Cremigen italienischen Dip“ zu machen.)

Cremiger italienischer Dip

Zubereitungszeit: 10 Minuten, ergibt 1/2 Tasse
Rajasisch, - Vata, + Pitta, etwas + Kapha ✷ ❤

1 Knoblauchzehe, ungeschält

in einem kleinen Topf mit einem Dämpfeinsatz und einer Tasse Wasser dämpfen.

1 Portion Cremigen Ricotta-Käse ohne Milch, S. 171

zubereiten. 1/2 Tasse davon in eine kleine Rührschüssel geben und

2 Eßlöffel frischen Zitronensaft
1 Teelöffel Olivenöl extra virgin
den zerdrückten gedämpften Knoblauch
1 Messerspitze zerdrückte Fenchelsamen
1 Teelöffel getrockneten Oregano
1 Teelöffel feingehacktes frisches Basilikum, rotes sieht hübsch aus

einrühren. Gut mit Crackern. (Den Rest des „cremigen Ricotta ohne Milch" kann man für den schnellen „Cremigen Dill-Dip" verwenden oder aufheben, um damit bei Bedarf mehr Dip zu machen.)

Angelas Guacamole

Zubereitungszeit: 10 Minuten, ergibt ungefähr 1 Tasse voll
Rajasisch (Avocados), - Vata, mäßig + Pitta, + Kapha ✿ ✷ ❤ ❄

2 große reife Avocados

in einer mittelgroßen Rührschüssel mit einer Gabel zerdrücken.

Saft 1/2 biologischen Zitrone
2 Eßlöffel frische Korianderblätter, grob gehackt
4 oder 5 kleine Kirschtomaten, feingehackt
1 Knoblauchzehe, zerdrückt
Salz nach Geschmack

einrühren. Mit Chips, Tacos oder ganz nach Deinem Belieben servieren.

** **Aufbauend in der Polarity-Therapie**

Abwandlung: Für ein Gericht, das sich streng an * **Rotationsdiät Tag 1** hält, verwendet man 2 Avocados, 4 – 5 Kirschtomaten, 1 Messerspitze rotes Chilipulver und 1/4 Teelöffel Salz.

Rajasisch, 0 Vata, + Pitta, mäßig + Kapha

Avocados

Avocados werden trotz ihrer rajasischen *Eigenschaften als nützlich für die Heilung betrachtet, solange Dein* Agni *gut ist. Wenn Dein Verdauungsfeuer stark ist, sind Avocados hilfreich, nahrhaft, aufbauend und anfeuchtend. Wenn Dein Verdauungsfeuer schwach ist, kann es schwierig sein, Avocados gut zu verdauen. Sie sind eine gute Quelle für Kalium und Vitamin E.*

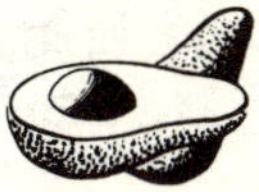

Schneller Bohnen-Dip

Zubereitungszeit: 10 Minuten, ergibt 2 Tassen

*Sattvisch**

In einem kleinen Topf mit Deckel und Dämpfeinsatz

1 Eßlöffel rote Zwiebel, feingehackt
1 kleine Knoblauchzehe, zerdrückt

ungefähr 5 Minuten lang dämpfen.

2 Tassen gut weichgekochte Pinquitobohnen

in einer Schüssel zerdrücken, dabei die Kochflüssigkeit aufheben. Die Zwiebel und den Knoblauch sowie

1 Teelöffel gemahlenen Koriander
1/2 Teelöffel Salz
1/2 Teelöffel gemahlenen Kreuzkümmel
1 Eßlöffel kaltgepreßtes Sonnenblumenöl
1 Eßlöffel Kochflüssigkeit oder Wasser oder bis zur gewünschten Konsistenz

einrühren. Mit frischen Mais-Chips, heißen Tortillas zum Dippen und/oder „Frischer Korianderblätter-Salsa", S. 220, servieren.

* *Ohne alles: + Vata, - Pitta, - Kapha*

**** Aufbauend in der Polarity-Therapie**

* *Mit frischen Mais-Chips: + Vata, + Pitta, - Kapha*

* *Mit frischen heißen Vollkornweizentortillas: 0 Vata, - Pitta, + Kapha*

* *Mit frischen heißen Maistortillas: + Vata, + Pitta, - Kapha*

Abwandlung: Für ein Gericht, das sich streng an *** Rotationsdiät Tag 3** hält, Zwiebel und Knoblauch weglassen und dafür 1 – 2 Messerspitzen frisch gemahlenen Pfeffer und 1/4 Teelöffel Tamarindenextrakt (wahlweise, gibt dem Dip etwas Pfiff) zufügen.

Sattvisch, + Vata, - Pitta, - Kapha

Libanesische Kichererbsen

Zubereitungszeit: 10 Minuten mit vorgekochten Bohnen,
1 1/2 Stunden ohne, für 4 Personen

Rajasisch, + Vata, - Pitta, - Kapha ✿ ✸ ❤ ❄

2 Tassen gekochte Garbanzobohnen, Kochflüssigkeit aufheben

abgießen. Die Bohnen mit

1 – 2 Eßlöffeln Olivenöl extra virgin
1 Knoblauchzehe, zerdrückt (für *Pitta* weglassen oder 1 kleine Zehe verwenden)
3 Eßlöffel frische Minze, feingehackt
1/2 Teelöffel oder weniger Salz
Saft 1/2 Zitrone
Kochflüssigkeit nach Geschmack

zerdrücken. Mit einem Kartoffelstampfer geht das gut, eine stabile Gabel tut es auch. Mit

Borretschblüten (wahlweise)

garnieren. Heiß serviert schmecken „Libanesische Kichererbsen" gut zu Reis und Gemüse. Kalt ergeben sie einen guten Dip zu Crackern. Wenn in Deinem Garten zufällig blauer Borretsch wächst, gibt das eine hübsche und eßbare Garnierung zu Deinem Dip.

**** Aufbauend in der Polarity-Therapie**

Abwandlung 1: **Hummus**

Die Minze weglassen und statt dessen

1 – 2 Eßlöffel rohes Sesam-Tahin

zugeben. Mit Crackern oder Brot servieren.

Rajasisch, + Vata (aber beruhigender als Libanesische Kichererbsen), 0 Pitta, 0 Kapha

**** Aufbauend in der Polarity-Therapie**

Beachte: Sesam wird im Ayurweda häufig verwendet, um die *vata*verstärkenden Eigenschaften eines Lebensmittels zu beruhigen, vor allem bei Bohnen. Für einen *Vata*, der dieses Rezept zubereitet, wird die größere Menge an Tahin am besten sein; ein *Kapha* wird eher die geringere Menge verwenden.

Abwandlung 2:

Die Minze weglassen, das Tahin zugeben und den Zitronensaft durch 1 – 2 Eßlöffel „Cremige Knoblauch-Salatsauce", S. 94, ersetzen. Scharf.

Rajasisch, mäßig + Vata, 0 Pitta, 0 Kapha

**** Aufbauend in der Polarity-Therapie**

Für ein gutes Hors d'oeuvre versuche einmal Pesto-Pizza, S. 144. Schneide sie in kleine Stücke.

Geröstete Fenchelsamen

Zubereitungszeit: 5 Minuten, ergibt 1/3 Tasse
Sattvisch, - Vata, 0 Pitta, 0 Kapha ✿ ✷ ❤ ❄

Eine schwere Pfanne bei niedriger Hitze 1 – 2 Minuten lang erwärmen.

1/3 Tasse ganze Fenchelsamen
1/2 – 1 Messerspitze Steinsalz (wahlweise)

hineingeben. Während des Röstens gelegentlich umrühren, es dauert ungefähr 5 Minuten. Nach dem Essen als Verdauungshilfe servieren, wobei jeder Gast sich jeweils von 1 Prise bis zu 1 Teelöffel selbst nimmt.

Bemerkungen: Das ist traditionelle ayurwedische Praxis nach dem Essen. Das Rösten des Fenchels unterstützt seine *agni*verbessernde Wirkung. Fenchel selbst ist gut, um das Funktionieren des Magens zu beruhigen und zu stärken, und das Steinsalz verbessert *Agni.*

Tahinröllchen

Zubereitungszeit: 5 Minuten, ergibt so viele, wie man will
Sattvisch, - Vata, 0 Pitta, + Kapha ✿ ✷ ❤ ❄

In einer mittelgroßen Pfanne

1/4 Teelöffel Ghee oder Sesamöl

erhitzen.

1 Vollkornweizentortilla oder *Chappati*
(siehe „Rebekahs Tortillas", S. 177)

in die Pfanne geben. Von einer Seite erwärmen, dann umdrehen und 1 Minute oder weniger von der anderen Seite backen. Aus der Pfanne nehmen, solange sie noch weich und nicht knusprig sind. Auf einen Teller oder ein Schneidbrett legen,

rohes Sesam-Tahin

und danach

kaltgeschleuderten Honig oder ungesüßte Marmelade

daraufstreichen. Aufrollen. Eßfertig.

**** Aufbauend in der Polarity-Therapie**

Abwandlungen: **Mandelbutter-Röllchen**: Anstelle des Tahin rohe oder gebräunte Mandelbutter verwenden.

Sattvisch, - Vata, 0 Pitta, + Kapha

Röllchen für *** Rotationsdiät Tag 1**: Walnuß- oder Pekanbutter mit Apfel- oder Birnenkonfitüre verwenden.

Sattvisch, 0 Vata, 0 Pitta, + Kapha

Süße Gerstenriegel

Zubereitungszeit: 35 Minuten, ergibt 12 Riegel
Sattvisch, wenig + Vata, - Pitta, - Kapha ✿ ❤ ❄

Backofen auf 210 °C vorheizen.

1/2 Tasse Gerstenmehl
1/2 Tasse Gersten- (in manchen Naturkostläden in Großpackungen erhältlich) oder Haferflocken
1 Messerspitze Salz
3/4 Teelöffel Zimt

vermischen. Mit der Hand

2 Eßlöffel Ghee oder Butter

in die trockenen Zutaten einarbeiten, bis Krümel von Erbsengröße oder kleiner entstehen. Dann

1/2 Tasse biologische Rosinen

unter die trockenen Zutaten mischen.

1 verschlagenes Ei (oder Ei-Ersatz)*
1/4 Tasse Apfeldicksaft (oder 2 Eßlöffel ungesüßte Apfelkonfitüre und 2 Eßlöffel biologischen Apfelsaft)

vermischen. Diese nassen Zutaten zu den trockenen geben. Den Teig in eine leicht gefettete quadratische Backform von 20 cm Kantenlänge geben und mit einer Gabel andrücken. 20 Minuten lang backen oder so lange, bis an einem Zahnstocher, den man in die Mitte steckt, nichts mehr klebenbleibt.

*** Rotationsdiät Tag 1**: Wenn Du dieses Rezept als Gericht für die Rotationsdiät verwenden willst, solltest Du statt Ei lieber einen Ei-Ersatz verwenden, und zwar eine Marke ohne Hühner- und Sojaeiweiß. Am besten wäre ein Ei-Ersatz aus Kartoffel- und Tapiokamehl. Wenn Du eine strenge Rotationsdiät einhältst und gegen Tapioka überempfindlich bist (selten, kommt aber vor), wäre das kein passendes Rezept für Dich.

Bemerkungen: Diese Zwischenmahlzeit ist einfach zuzubereiten und besonders auf *Kapha* zugeschnitten. Wenn Du mit mehr *Vata* oder *Pitta* arbeitest, könntest Du mehr Süßmittel verwenden, wenn Du willst, oder die Riegel mit ungesüßter Marmelade und Ghee servieren. Sie sind eine einfache, selbstgemachte Entsprechung für Müsliriegel, aber weniger süß als die handelsüblichen Sorten.

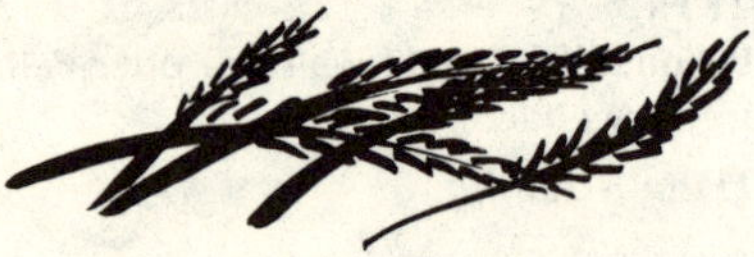

Mit Ayurweda gegen Candida

Candida ist, wie viele Leser wissen, eine Pilzinfektion, die beim richtigen „Wirt“ chronisch werden kann. Die Symptome sind vielschichtig und umfassen oft Ermüdungserscheinungen, Kopfschmerzen, Blähungen (oft gegen Abend), Depressionen, verschiedene Reaktionen auf Lebensmittel, Hautausschläge und/oder Immunschwächen verschiedener Arten. Ein leichter Fall macht sich oft zunächst nach dem Genuß selbst mäßiger Mengen von Alkohol oder Süßigkeiten als Gefühl bemerkbar, das einem „Kater“ ähnelt. Bei länger bestehenden Fällen findet sich oft eine fleckige, zu Entzündungen neigende Zunge. Die westliche Antwort auf Candida ist bisher eine Ernährung, die reich an Eiweiß und Gemüse und arm an Kohlenhydraten ist. Sie enthält normalerweise jede Menge Fleisch und keinen Zucker und wird oft mit Kräutern oder Medikamenten mit Anti-Pilz-Wirkung kombiniert. Candida-Pilze gedeihen beim Genuß von Brot, Käse, Zucker und Alkohol (beziehungsweise bei den Bedingungen, die diese Nahrungsmittel im Darm schaffen), so daß diese Lebensmittel vermieden werden sollten.

Wie ich während der letzten Jahre mit Candida umgegangen bin, unterscheidet sich in einigen Punkten sehr hiervon. Sie ist völlig vegetarisch und ayurwedisch, und es bestehen keine Einschränkungen in bezug auf komplexe Kohlenhydrate. Ich danke Dr. Sunil Joshi für seine Bildungsarbeit in diesem Punkt. Diese Methode ist ein echter Gewinn für Vegetarier, die ein Candida-Problem haben und denen oft gesagt wird, die einzige Möglichkeit für eine Heilung sei der großzügige Verzehr von Fleisch.

Die ayurwedische Methode wendet sich, wie immer, gegen die zugrundeliegenden Ungleichgewichte, die zur Entwicklung einer chronischen Pilzinfektion führen. Sie können von Person zu Person unterschiedlich sein, normalerweise haben sie aber ihren Sitz in der Verdauung. Ungleichgewichte können niedriges Agni *(Verdauungsfeuer) umfassen, übermäßiges Essen (das* Agni *eindämmt und hemmt) und die Ernährung mit übermäßig viel fermentiertem Essen und mit Resten. Auch Ungleichgewichte, die auf frühere medizinische Vorgehensweisen wie die Verwendung von Hormonen oder Antibiotika zurückzuführen sind, werden berücksichtigt. Oft muß der Dickdarm gereinigt werden und manchmal auch andere Organe des Magen-Darm-Traktes. Ein ayurwedischer Arzt, der mit dieser Verfassung Erfahrung hat, wird Kräuter empfehlen, die für den Körper des jeweiligen Patienten geeignet sind. Das Hauptaugenmerk liegt auf der Wiederherstellung eines gesunden Gleichgewichtes innerhalb des Körpers, so daß dieser selbst anfangen kann, sich von der Krankheit zu befreien. Wie auch bei der westlichen Therapie bekommen Patienten mit Candida immer mehr Übung darin, Nahrungsmittel und Umstände zu identifizieren,*

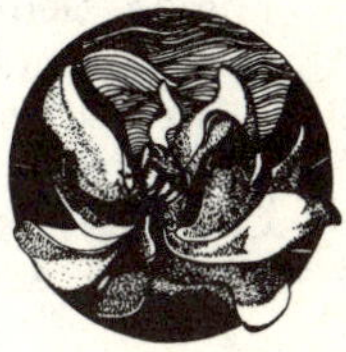

die einen Anfall auslösen, und haben so die Wahl, diese zu meiden und damit ihre eigene Genesung zu beschleunigen.
Die hefefreie ayurwedische Diät, die bei Candida normalerweise eingehalten wird, ist nicht weniger streng als die entsprechende westliche Diät; sie enthält nur einfach andere Lebensmittel und arbeitet spezieller auf die Stärkung des Verdauungstraktes hin. Beide Systeme betonen, daß für die Heilung dieses Zustandes frisches Essen wichtig ist. Je frischer das Essen, desto besser. Die ayurwedische Methode kann vor allem für Menschen mit wiederholter oder langwieriger Candida-Krankheitsgeschichte hilfreich sein.
Fast alle Nahrungsmittel, die in diesem Buch erwähnt werden, eignen sich für eine hefefreie Candida-Diät. Wenn nicht, ist das extra erwähnt. Eine Ausnahme gibt es: Ich würde mich vor jeglicher Art konzentrierter Süßigkeiten hüten, wenn ich versuche, eine Candida-Infektion loszuwerden, und würde deswegen die meisten Nachtisch-Rezepte meiden, auch die in diesem Buch.
Die Beschränkungen, denen man bei einer Candida-freien Diät unterliegt, können einen zur Verzweiflung bringen – ganz egal, welche Diät man einhalten muß. Wenn Dein „Heiligenschein" zu eng wird, um noch bequem zu sein, solltest Du in Dich hineinhorchen. Gib Dir irgendwo mehr Spielraum, vor allem im Bereich „nicht eßbar". Vielleicht hattest Du zum Beispiel wenig freie Zeit für dich selbst oder nicht genug Zeit für Freunde. Vielleicht fehlt Dir nur ein Spaziergang im Wald oder anderswo mit viel frischer Luft. Sorge in Deinem Leben allgemein für mehr Annehmlichkeiten, soweit Du kannst. Du hast vermutlich festgestellt, daß Zucker, Süßigkeiten, Alkohol und fermentierte Lebensmittel Dir auf Dauer gesehen nicht helfen. Du mußt mit Grips an die Frage herangehen, welche Lebensmittel sich gut anfühlen, und zwar sowohl beim Essen als auch einen Tag später.

Ayurwedische Lebensmittel zur Heilung einer Candida-Erkrankung

Von Person zu Person werden diese Lebensmittel andere sein. Normalerweise werden aber die folgenden enthalten sein.
Es stehen zur Auswahl:

Jegliche *sattvische* Nahrungsmittel:
- Frisches Obst in Maßen, roh und gekocht
- Frisches Gemüse, roh und gekocht
- Frisch zubereitete Hülsenfrüchte und Getreide
- Nüsse und Samen in Maßen, außer Erdnüssen
- normalerweise frisch abgekochte Rohmilch und frische Buttermilch
- Ghee und kaltgepreßte Öle
- Kräuter, speziell empfohlen von einem ayurwedischen Arzt

und einige *rajasische* Lebensmittel:
Frischer Zitronensaft in Maßen
Gelegentlich Avocado, Eier, Garbanzo- und Kidneybohnen, Knoblauch, Zwiebel.

Zu meiden:

Alle fermentierten und Hefe enthaltenden Lebensmittel, einschließlich Sauerteig und Hefebrot, Käse, Joghurt, Essig, Sauergemüse (Pickles), Ketchup, Alkohol
Zucker
Konzentrierte Süßigkeiten
Weißmehl- und stark verarbeitete Getreideprodukte
Pilze
Fleisch
Nachtisch
Erdnüsse
Reste
Tiefkühlkost, Gebratenes, in der Mikrowelle zubereitetes Essen

****** *Fast alle Rezepte in diesem Kochbuch eignen sich für eine Diät zur Bekämpfung von Candida,* außer den Rezepten für Nachspeisen, die man am besten weglassen sollte. *Bei allen weiteren Rezepten, die für eine Candida-Diät nicht empfohlen werden, ist das am Ende des Rezeptes deutlich vermerkt.*

Beachte: *Ich bin zu der Erkenntnis gelangt, daß die westliche Zubereitung „Grapefruitkernextrakt", der fungizid wirkt, eine unterstützende Beigabe für diese allgemeine Candida-Diät ist.*

Bemerkung: *Dr. Shalmali Joshi, eine ayurwedische Ärztin, die sich in Indien auf gynäkologische Probleme und* Pancha Karma *spezialisiert hat, empfiehlt als Scheidenspülung bei Candida und anderen Infektionen einen Teelöffel* Triphala *pro Tasse abgekochtes Wasser.*

Kochen im Einklang mit dem Älterwerden

Während wir altern, durchlaufen wir die Doshas *von* Kapha *über* Pitta *nach* Vata. *Als kleine Kinder haben wir mehr Feuchtigkeit und Festigkeit. In dieser Zeit herrscht* Kapha *vor. Wenn wir sexuell reifen, treten wir in unsere* Pitta-*Zeit ein, mit mehr Feuer und Ehrgeiz (und oft mit weniger Geduld!). Während wir die mittleren und späteren Lebensabschnitte durchlaufen, tritt* Vata *mehr in den Vordergrund, wir benutzen den Geist häufiger und den Körper oft weniger. Unsere Gewebe trocknen leichter aus und unsere Sinne stumpfen ab.*

Im Ayurweda gibt es spezielle verjüngende Therapien, Rasayanas, *die sich mit dem Altern beschäftigen. Hier möchte ich einfach nur den Gedanken einführen, daß sich unsere Bedürfnisse mit der Zeit verändern. Wir müssen Maßnahmen gegen den überschüssigen Schleim ergreifen, der sich in der Kindheit bilden kann, bevor er sich zu Erkältungen und Bronchitis entwickelt. Dies können wir beispielsweise tun, indem wir das Verdauungsfeuer unserer Kinder unterstützen: wir setzen ihnen keine übergroßen Mengen an Käse, Tiefkühlkost und eiskalten Getränken vor. Im Bereich von 15 bis 45 Jahren müssen wir wahrscheinlich eher Feuer beruhigen und zeitweise eine mehr* pittaorientierte *Ernährung einhalten, obwohl wir einem anderen konstitutionellen Typus angehören. Auf unser Leben könnte sich das so auswirken, daß wir uns bei Salsa, Eiern oder Alkohol mehr zurückhalten.* Vata *muß hauptsächlich im Alter beruhigt werden, auch hier wieder ohne Berücksichtigung der persönlichen Konstitution. Für eine ältere Person bedeutet das selbst bei guten Zähnen Lebensmittel mit mehr Feuchtigkeit, bessere Schmierung, mehr Suppen und Eintöpfe und leichtverdauliche Nahrungsmittel und weniger knusprige, knackige, eisgekühlte Lebensmittel.*

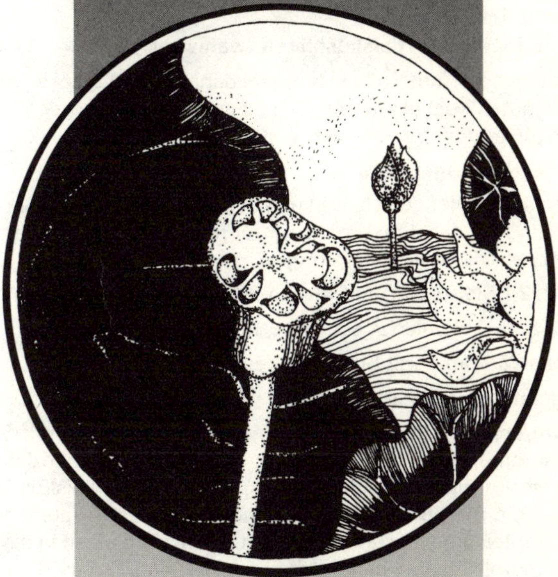

Nachspeisen

Birnenschaum

Zubereitungszeit: 15 Minuten Zubereitung, 1 Stunde Abkühlen, für 4 – 5 Personen

Sattvisch, wenig + Vata, - Pitta, - Kapha ✿ ✷ ❤

In einem Topf ohne Deckel bei mittlerer Hitze

2 Tassen frischen Apfel- oder Birnensaft

erwärmen. Während der Saft warm wird,

3 Tassen frische Birnen (ungefähr 3 mittlere bis große Birnen)

waschen, Kerngehäuse entfernen und würfeln. Zusammen mit

1 1/2 Teelöffeln Zimt
3 getrockneten Hibiskusblüten (wahlweise)

zu dem Saft geben. Zum Kochen bringen, dann bei mittlerer Hitze ohne Dekkel zehn Minuten köcheln lassen. Die Mischung bei geringer Wärmezufuhr mit einem Mixer pürieren, bis alles glatt ist.

2 Teelöffel Agar-Agar

dazugeben, kurz aufkochen lassen und bei geringer Wärmezufuhr 5 Minuten lang köcheln und dabei mehrmals umrühren. Danach mit einem Mixer so lange pürieren, bis alles sehr cremig ist.

1 1/2 Eßlöffel Sucanat, Fruchtzucker oder Apfeldicksaft

einrühren. Zum Abkühlen in schlanke, hohe Gläser füllen.

* **Rotationsdiät Tag 1** mit Sucanat oder Apfeldicksaft

** **Reinigend in der Polarity-Therapie** mit Fruchtzucker

Bemerkungen: Die Hibiskusblüten bringen noch etwas Vitamin C und einen Hauch zusammenziehenden Geschmack hinein. Zusammenziehender Geschmack ist vor allem für *Pitta* und *Kapha* hilfreich. Hibiskus klingt zwar etwas exotisch, man findet ihn aber ohne weiteres in Kräuterläden oder in der Kräuterabteilung von Naturkostläden. Wenn man einen in der Wohnung hat, der nicht mit Chemie behandelt wurde, können dessen Blüten verwendet werden. Ein guter Nachtisch für Kinder und Erwachsene.

Abwandlung: Man kann dieses Rezept als Schichtspeise zubereiten. Dazu 1/4 Tasse Saft zusätzlich erwärmen. Wenn er warm ist, in eine kleine Schüssel mit 1/2 Tasse Rosinen gießen und einweichen lassen, während man den Birnenschaum macht. Den Schaum 10 – 15 Minuten lang im Topf abkühlen lassen, dann in Schichten in schlanke, hohe Gläser geben und dabei mit den eingeweichten Rosinen und 1/4 Tasse gehackter Walnüsse abwechseln. *Sattvisch, wenig + Vata, 0 Pitta, 0 Kapha*

Apfelschaum

Zubereitungszeit: 20 Minuten und 30 Minuten zum Abkühlen,
für 4 Personen

SATTVISCH AN DER GRENZE ZU RAJASISCH* ✸ ❤ ❄

4 Äpfel (ungefähr 3 Tassen)

waschen und klein würfeln. Zusammen mit

1/2 Tasse frischem biologischem Apfelsaft
1/2 Tasse Sucanat oder Apfeldicksaft
2 Teelöffeln Zimt

in einen Topf geben. Zum Kochen bringen, dann Platte herunterschalten, so daß alles nur noch köchelt. Das Obst ohne Deckel ungefähr 5 Minuten kochen lassen. Wenn es gar ist, etwa die Hälfte der Obstmischung in eine Schüssel füllen und zum Abkühlen beiseite stellen. Den Rest mit einem Mixer pürieren. Zu dem Püree im Topf

2 Teelöffel Agar-Agar

geben. Unter Rühren kurz aufkochen lassen, Platte herunterschalten und weitere 5 Minuten köcheln lassen, bis der Agar-Agar sich aufgelöst hat. Dabei mehrmals umrühren. Bei hoher Geschwindigkeit noch einmal kurz pürieren. Das Püree zusammen mit

1 Tasse frischem Kuhmilchjoghurt oder Sojajoghurt

unter das nicht pürierte Obst in der Schüssel rühren. In vier einzelne Dessertschälchen geben, zudecken und stehen lassen, bis alles fest geworden ist.

* *0 Vata, wenig + Pitta, + Kapha mit frischem Kuhmilchjoghurt*

* *wenig + Vata, 0 Pitta, wenig + Kapha mit frisch gemachtem Sojajoghurt*

* Dieses Rezept kann als Gericht für * **Rotationsdiät Tag 1** verwendet werden, dann Kuhmilchjoghurt nehmen.

Bemerkungen: Manche Gerichte sind stärker *sattvisch* oder *rajasisch* als andere. Dieses Rezept gehört zu denen, bei denen man sich über die Kategorie streiten könnte. Sucanat hat *rajasische* Wirkung. Joghurt auch, vor allem dann, wenn es eine Weile gestanden hat, wie das bei den meisten gekauften Joghurts der Fall ist. Säfte aus Flaschen haben *rajasische* Wirkung, frisch sind sie *sattvisch*. Diese Zutaten wirken also erhitzend auf den Geist. Wenn *Sattva* für Dich wichtig ist, sind frisches Joghurt und frische Fruchtsäfte in diesem Gericht am besten, und als Süßmittel kann Honig oder Ahornsirup verwendet und zum Schluß mit dem Joghurt zugegeben werden.

Honigpudding

Zubereitungszeit: 30 Minuten und Zeit zum Abkühlen, für 4 Personen
*Sattvisch** ✿ ✷ ❤ ❄

In einem mittelgroßen Topf oder einem doppelwandigen Topf

2 1/2 Tassen frische Rohmilch oder Sojamilch
1/2 Teelöffel feingehackte rohe Ingwerwurzel, geschält

zum Kochen bringen. Die Milch nach dem Aufkochen noch 20 Sekunden weiter kochen lassen und dann

5 Teelöffel granuliertes (Instant-) Tapioka
1/4 Teelöffel Salz

einrühren. Platte fast ganz abschalten und 10 Minuten weiter köcheln lassen. Nur umrühren, wenn die Mischung am Boden ansetzt.

2 Eigelb

verschlagen. Mit dem köchelnden Pudding gut verrühren und weitere 4 Minuten köcheln lassen.

2 Eiweiß

steifschlagen und unter den Pudding heben. Dann

1 Teelöffel Vanilleextrakt
1/4 Teelöffel Zimt
1/4 Teelöffel Kardamom

einrühren. Von der Platte nehmen und einige Minuten abkühlen lassen.

1/3 Tasse kaltgeschleuderten Honig

einrühren. Gut vermischen. Zudecken und abkühlen lassen. Warm oder kalt servieren. Dieser Pudding ist suppig.

** - Vata, - Pitta, wenig + Kapha mit Kuhmilch*

** 0 Vata, - Pitta, - Kapha mit Sojamilch*

Früchtepudding

Zubereitungszeit: 10 Minuten, dazwischen 2 Stunden Einweichzeit, für 4 Personen
Sattvisch, wenig + Vata, - Pitta, - Kapha ✿ ✷ ❤ ❄

In einem Topf

1/2 Tasse getrocknete biologische Aprikosen, kleingeschnitten
2 1/2 Tassen frischen biologischen Apfelsaft
1/3 Tasse feinen Perltapioka
1 Messerspitze Salz
1 Teelöffel Zimt

vermischen. Deckel auflegen und zwei Stunden oder länger stehen lassen. (Ich mische das normalerweise morgens zusammen, lasse es den ganzen

Tag im Kühlschrank stehen und mache es dann fertig, wenn ich abends nach Hause komme.) Bei mittlerer Hitze zum Kochen bringen. Platte herunterschalten und noch 5 Minuten unter häufigem Umrühren köcheln lassen.

2 Eßlöffel Ahornsirup (wahlweise)

unterrühren. Abkühlen lassen (während Du ißt) und servieren.

**** Aufbauend in der Polarity-Therapie**

Bemerkungen: Dieses Gericht wirkt ziemlich beruhigend auf die Verdauung. Wenn Du es beruhigender für *Vata* machen willst, solltest Du den Apfelsaft durch ungesüßten Aprikosennektar ersetzen und den Pudding kühl, aber nicht kalt servieren.

RAJASISCH (Saft aus der Flasche), - Vata, - Pitta, 0 Kapha

**** Aufbauend in der Polarity-Therapie**

Abwandlung:

Mandel-Nektarinen-Pudding

Zubereitungszeit: 2 1/2 Stunden und Abkühlzeit, für 4 Personen
SATTVISCH, - Vata, 0 Pitta, wenig - Kapha ✱

2 1/2 Tassen Wasser

zum Kochen bringen und

3 Eßlöffel rohe Mandeln

damit übergießen. 15 Minuten oder länger stehen lassen. Dann die Schalen von den Mandeln abreiben und sie mit dem Wasser bei hoher Geschwindigkeit in einem Mixbecher oder in der Küchenmaschine pürieren, bis glatte Mandelmilch entsteht. Falls nötig, durch ein Drahtsieb geben, um Stückchen zu entfernen. Diese Mandelmilch in einen mittelgroßen Topf geben und

1/3 Tasse feinen Perltapioka
1 Messerspitze Salz
1/2 Teelöffel gemahlenen Kardamom

zugeben. Deckel auflegen und wie vorher stehen lassen, 2 Stunden oder länger. Nach dem Einweichen bei mittlerer Hitze zum Kochen bringen und Platte danach sofort fast ganz abschalten. Unter ständigem Rühren weitere 5 Minuten köcheln lassen. Von der Platte nehmen und

1/4 Tasse Ahornsirup
2 Tassen frische grobgeschnittene Nektarinen

unterrühren. Abkühlen lassen und servieren.

*** Rotationsdiät Tag 2**

Frisches Ananas-Dessert

Zubereitungszeit: 15 Minuten und eine halbe Stunde zum Abkühlen, für 4 – 6 Personen

SATTVISCH, 0 Vata, - Pitta, 0 Kapha ✷

2 Tassen frische süße Ananas, feingeschnitten

waschen und vorbereiten: Die stachlige äußere Schicht und den harten inneren Kern abschneiden. Die Frucht fein hacken und danach sowohl Fruchtfleisch als auch Saft in eine Rührschüssel geben. In einem kleinen Topf

2 Tassen biologischen Apfelsaft
4 Teelöffel Agar-Agar

mischen und zum Kochen bringen. Platte auf niedrige Hitze zurückschalten und 5 Minuten köcheln lassen.

1/2 Tasse braunen Reissirup
1/2 Teelöffel frische Ingwerwurzel, sehr fein gehackt

einrühren. Die Ananas mitsamt Saft hinzufügen. Gut umrühren. In 4 große oder 6 kleine schlanke hohe Gläser füllen. Kalt stellen.

**** Aufbauend in der Polarity-Therapie**

Abwandlung: Dieses Rezept kann man als Gericht für *** Rotationsdiät Tag 3** verwenden. Dazu den Apfelsaft durch frischen ungesüßten Ananassaft ersetzen und den Ingwer weglassen.

SATTVISCH, - Vata, - Pitta, mäßig + Kapha

**** Aufbauend in der Polarity-Therapie**

Bemerkungen: Agar-Agar, aus Algen gemacht, wirkt wie Pektin beruhigend und leicht abführend auf den Dickdarm. Seine Verwandtschaft, Alginat, ist nützlich, um Schwermetalle aus dem Körper zu ziehen; die einzellige Grünalge *Chlorella* steht in dem Ruf, für diesen Zweck besonders gut geeignet zu sein.

Dories türkische Süßspeise

Zubereitungszeit: 15 Minuten und 1/2 Stunde zum Festwerden, ergibt 36 Quadrate von 4 cm Länge

RAJASISCH, - Vata, - Pitta, - Kapha ✿ ✷ ❤ ❄

2 Eßlöffel rohe Haselnüsse oder abgezogene Mandeln

kleinhacken. In einer kleinen Pfanne bei geringer Hitze zum Rösten aufstellen, ungefähr 5 Minuten lang. Während die Nüsse rösten,

2 Tassen Aprikosennektar, ungesüßt

in einem kleinen Topf zum Kochen bringen.

5 oder 6 ungeschwefelte getrocknete Aprikosen

kleinschneiden. Wenn der Aprikosennektar gerade aufgekocht ist,

2 Teelöffel Agar-Agar

dazugeben, noch einmal aufkochen lassen, Platte herunterschalten und unter gelegentlichem Rühren 5 Minuten köcheln lassen. Ungefähr 1 Minute lang zusammen mit den kleingeschnittenen Aprikosen und

1/2 Teelöffel Mandelaroma*

mit einem Mixer pürieren. In eine nicht eingefettete quadratische Form von ca. 23 x 23 cm gießen und obenauf die gerösteten Nüsse zu beliebigen Mustern legen. Zum Festwerden in den Kühlschrank stellen.

Bemerkungen: Dieses Rezept von Dolores Chiappone ergibt ein gutes, leichtes Dessert, und es macht auch Kindern Spaß, beim Zubereiten und Austeilen zu helfen.

* Mandelaroma gibt es inzwischen auch ohne Alkohol als Mandelöl, das in anderen Ölen konserviert wird, zum Beispiel Sojaöl und Vitamin E. Man kann in Reformhäusern und Naturkostläden danach suchen.

Abwandlung:

Kokosspeise

Die Anweisungen oben befolgen, dabei aber anstelle des Obstnektars und der Aprikosen 2 Tassen Kokosnektar, 1/4 Tasse zerkleinertes ungesüßtes Kokosfleisch und 1 Eßlöffel Fruchtzucker oder Sucanat (wahlweise) verwenden. Die Nüsse kann man weglassen. Sehr gut für Pitta.

Rajasisch, - Vata, - Pitta, 0 Kapha

**** Aufbauend in der Polarity-Therapie**

Abwandlung:

Papayaspeise

Die Anleitung befolgen wie oben.

2 Tassen Papayanektar, ungesüßt

zum Kochen bringen. Während der Nektar warm wird,

2 (10 cm lange) Stücke getrocknete ungesüßte Papaya

kleinschneiden. 1/4 von der kleingeschnittenen Papaya für die spätere Garnierung zurückbehalten.

2 Teelöffel Agar-Agar

zu dem heißen Papayanektar geben und kurz aufkochen lassen. Platte herunterschalten und 5 Minuten köcheln lassen, dabei gelegentlich umrühren, bis der Agar-Agar sich aufgelöst hat. 3/4 der kleingeschnittenen Papaya mit dem heißen Papayanektar pürieren. In eine nicht eingefettete Form von ca. 23 x 23 cm gießen. Garnieren mit:

1/4 Tasse Rosinen und dem Rest der kleingeschnittenen Papaya (zum Beispiel zum Erntedankfest in Form von Ähren)

Rajasisch, - Vata, wenig + Pitta, wenig + Kapha

**** Aufbauend in der Polarity-Therapie**

Das nächsten vier frischen Obstdesserts stammen von Liz Halford, und ich lasse sie am besten einfach selbst für sich sprechen: „Es versteht sich von selbst, daß das Obst makellos und reif sein sollte. Ich lasse mich am liebsten vom Gefühl beim Anfassen und vom Geruch leiten: also vor dem Kaufen berühren und beriechen. Bei der Auswahl der Desserts hat die Farbe eine große Rolle gespielt, zum Beispiel das Rosagold der Beutelmelone im Kontrast zum Dunkelrot der Himbeeren (in **„Beutelmelone mit frischen Himbeeren“**). Oder die grünen und rosagoldenen Streifen, wenn man abwechselnd eine Scheibe Honigmelone und Beutelmelone hinlegt, und das im Kontrast zu dem dunkleren Goldton der pürierten Mango (in **„Melonen mit Mangosauce“**). Wenn Du also eine Obstsorte ersetzen mußt, versuche, eine zu finden, die eine Bereicherung und kein Schandfleck auf der Farbpalette ist!“ (Frau Halford malt und kocht gleichermaßen, wie hier deutlich wird.)

Kühle Nektarinen

Zubereitungszeit: 20 Minuten und 1 Stunde zum Abkühlen, für 6 Personen
Sattvisch, - Vata, - Pitta, 0 Kapha ✸

In einer breiten, tiefen Pfanne

1/2 Tasse Apfeldicksaft
Saft und fein geraspelte Schale einer biologischen Orange
1/2 Tasse Wasser

bis zum Kochen erhitzen.

6 Nektarinen, vorzugsweise biologische

halbieren und die Kerne entfernen, dann zu der Flüssigkeit geben und köcheln lassen, bis sie weich, aber nicht musig sind, ungefähr 10 – 15 Minuten. Von der Platte nehmen, abkühlen lassen. Direkt vor dem Servieren bestreuen mit:

1 Eßlöffel Orangenblütenwasser*
1/4 Tasse Pekannüsse, feingehackt

* Orangenblütenwasser ist in Spezialabteilungen für Backzutaten erhältlich.

Beutelmelone mit frischen Himbeeren

Zubereitungszeit: 15 Minuten, für 6 Personen
Sattvisch, - Vata, - Pitta, wenig + Kapha ✸

1 ganze reife Beutelmelone (gekühlt)

mit einem Messer schälen. Halbieren und die Kerne entfernen. Jede Hälfte in 6 Spalten schneiden. Die 12 Spalten aufrecht auf

eine längliche Servierplatte

setzen und in einer geraden Linie anrichten. Über die Mitte jeder Spalte ebenfalls in einer geraden Linie

3 Tassen frische reife Himbeeren (2 Schälchen)

streuen. Sofort servieren.

Bemerkungen: Wie Liz, die Urheberin dieses Rezeptes, zu sagen pflegt: „Wenn Du von dieser Kombination noch nie etwas gehört hast – Schande über Dein Haupt. Sie ist ganz einfach und so elegant." Und außerdem noch leicht.

Melonen mit Mangosauce

Zubereitungszeit: 15 Minuten, für 6 Personen
Sattvisch, - Vata, - Pitta, wenig + Kapha ✷

1/2 gekühlte reife Beutelmelone
1/2 gekühlte reife Honigmelone

schälen und in jeweils 6 Spalten schneiden. Die 12 Spalten aufrecht und in gerader Linie auf einer Servierplatte anrichten.

2 sehr reife gekühlte Mangos

schälen. Das Fruchtfleisch bis zum Kern von den Mangos schneiden. Die Mangos mit dem Mixer oder in der Küchenmaschine pürieren, bis die Mischung ganz glatt ist. In ununterbrochenem Strom in gerader Linie über die Mitte der Melonenspalten gießen. Sofort servieren. „Ein würdiger Abgang für Mangos, die zu lange in der Obstschale gelegen haben."

Würzbirnen

Zubereitungszeit: 30 Minuten, für 6 Personen
Sattvisch, wenig + Vata, - Pitta, - Kapha ✿ ✷ ❤ ❄

1 kleine biologische Zitrone

feinhacken und dabei die Kerne entfernen. In einem Mixbecher pürieren.

1/2 Tasse Apfeldicksaft
1/2 Tasse Wasser
1 Teelöffel gemahlenen Kardamom
1 Teelöffel gemahlenen Koriander

zugeben. Mixer nur lange genug einschalten, daß alles vermischt ist. Die Mischung in einem breiten flachen Topf erhitzen. Während sie warm wird,

6 reife Birnen

schälen und halbieren. Die Kerngehäuse entfernen und die Birnen mit der Schnittseite nach unten in den Topf legen. Deckel auflegen. Köcheln, bis die Birnen weich sind, 10 – 15 Minuten. Die Birnen herausnehmen und in sechs Servierschüsselchen geben. Die restliche Mischung weitere 10 Minuten einkochen lassen, bis sie dick und sirupähnlich ist.

1 Teelöffel Vanilleextrakt (wahlweise)

zufügen. Von der Platte nehmen. Die Sauce über die Birnenhälften gießen und mit

frisch gerösteten Mandelblättchen

bestreuen. Kann sofort oder gekühlt serviert werden.

Halva-Bällchen

Zubereitungszeit: 10 Minuten und Zeit zum Abkühlen, ergibt 18 – 24 Bällchen

Sattvisch, - Vata, + Pitta, + Kapha ❤ ❄

In einer Eisenpfanne bei geringer Hitze

4 Eßlöffel ganze Sesamkörner

anrösten. Wenn die Sesamkörner braun werden und köstlich duften, von der Platte nehmen und in einem Mixbecher oder der Küchenmaschine mahlen.

4 Eßlöffel rohes Sesam-Tahin
2 Eßlöffel kaltgeschleuderten Honig
1 Teelöffel Vanilleextrakt

in einer Schüssel vermischen. Die gemahlenen Sesamkörner dazugeben und zu Bällchen von ungefähr 2 – 3 cm Durchmesser formen. Abkühlen lassen und servieren.

Gefüllte Feigen

Zubereitungszeit: 5 – 15 Minuten je nach Menge

Sattvisch, + Vata, 0 Pitta, 0 Kapha ✿ ✸ ❤ ❄

Von

getrockneten Calmyrna- oder anderen Feigen

die Stiele entfernen und die Früchte längs entlang der Mitte aufschlitzen. Mit

ganzen rohen Walnüssen oder Cashewkernen*

füllen. Auf einer Platte anrichten und servieren.

* Für ein Gericht für * **Rotationsdiät Tag 4** Cashewkerne verwenden.

Abwandlung: Für einen *vata*beruhigenden Nachtisch getrocknete Datteln verwenden und mit Cashewkernen füllen.

Rajasisch, - Vata, 0 Pitta, + Kapha

*** Rotationsdiät Tag 4**

**** Aufbauend in der Polarity-Therapie**

Knusprige Kokosplätzchen

Zubereitungszeit: 30 – 45 Minuten, ergibt 15 Stück von 7 – 8 cm

Mässig rajasisch (Eier, Datteln), - Vata, - Pitta, 0 Kapha ✿ ✸ ❤ ❄

Backofen auf 145 °C vorheizen.

2 Eiweiß

fast steif schlagen.

1/2 Tasse Dattelzucker oder Fruchtzucker

vorsichtig unter den Eischnee heben, danach

1 feingehackte Dattel
1/4 Tasse getrocknete ungesüßte Papaya, feingehackt
1 Teelöffel Vanilleextrakt*
1/3 Tasse geröstete Cashewkerne (wahlweise)
2 Tassen ungesüßte Kokosflocken

Mit einem Löffel auf ein antihaftbeschichtetes oder ein gut eingefettetes Backblech* geben und mit

gerösteten Sesamkörnern

garnieren. 12 – 15 Minuten backen.

Bemerkungen: Wenn diese Plätzchen zu duften anfangen, ist es an der Zeit, sie herauszunehmen. Weil sie so leicht sind, läuft der Übergang von „fertig" zu „verbrannt" sehr schnell ab – Du bist hiermit gewarnt!

* **Rotationsdiät Tag 4:** Für das Allergie-Rotationsprogramm (Siehe S. 317) zum Einfetten des Backbleches Sesamöl und anstatt des Vanilleextraktes Vanilleschote verwenden. Ein großer Vorteil dieser Plätzchen ist, daß sie ohne zusätzliches Fett oder Mehl hergestellt werden – trotz des guten Geschmacks!

Das Beanspruchen von Macht

Berechtigte Wut kann zu wirkungsvoller und gezielter Aktivität führen. Unterdrückte, nicht ausgelebte Wut kann viele Probleme verursachen, u. a. Bulimie und Gewichtsprobleme. Ich setze diesen Einschub zu den **Knusprigen Kokosplätzchen,** *die zwischen den Zähnen knirschen, weil ich in den zwanzig Jahren meiner Ernährungspraxis viele Frauen gesehen habe, die sich zähneknirschend durch Situationen voller nicht anerkannter Macht und gerechtfertigter Wut geackert haben.*
Mein Partner Gordon Bruen hat einmal gesagt: „Unsere Körper sind unsere Freunde, und sie sagen uns, daß wir uns zu Wort melden, daß wir handeln sollen! Unsere Zeit bewegt sich oft in Richtung Entmachtung und Verzweiflung. Indem wir uns für unser Essen verantwortlich machen, gehen wir einen höchst realen ersten Schritt in die Richtung, uns um den Planeten zu kümmern. Wir bekommen dadurch Macht, dieser Schritt ist gut und erfüllt uns. Er ist sogar revolutionär."
Vor einigen Jahren hielt ich mich in Kainchi in den Bergen von Uttar Pradesh in einem Ashram *auf. Eines Tages setzte ich mich vor eine große Statue der Vaishnavi Devi, einer Hindugöttin, und öffnete mich jeglichem Geschehen. Nach ein paar Stunden überkam mich eine riesige und furchtbare Wut, die sich auf nichts Bestimmtes, nichts Erkennbares bezog. Es war beängstigend. Die erste Schlußfolgerung in diesem Moment war, daß man mit Hindu-Gottheiten nicht spielen darf, und flüchtete schleunigst zurück in mein Zimmer, um mich, wie ich hoffte, vor diesen mächtigen Einflüssen zu verstecken. Jetzt, etwa ein Jahrzehnt später, weiß ich immer noch nicht, was ich davon halten soll, aber ich habe da einen Verdacht: Weibliche Wut ist real, und sie ist Teil des Geheiligten. Und was mir auch allmählich klar wird: sie ist eine uns innewohnende Kraft.*

Traumplätzchen

Zubereitungszeit: 20 – 30 Minuten, ergibt 15 Plätzchen

SATTVISCH, - Vata, 0 Pitta, + Kapha ✿ ❤ ❄

Backofen auf 140 °C vorheizen.

1 Tasse rohe Mandeln

in einem Mixbecher, mit der Küchenmaschine oder was auch immer fein mahlen. Mit

1/4 Tasse Ahornsirup
1 – 2 Messerspitzen frisch gemahlenem Kardamom
2 Teelöffeln Wasser

vermischen. Den Teig in Portionen von je 1/2 Teelöffel auf ein Backblech tropfen lassen. Sie werden sich etwas ausbreiten. 15 – 20 Minuten lang backen oder so lange, bis sie leicht goldbraun werden. Nur einige Minuten abkühlen lassen, dann vorsichtig mit einem Schieber entfernen und auf einem Teller oder einem Holzbrett auskühlen lasen.

*** Rotationsdiät Tag 2**: Das Backblech mit Mandel- oder Aprikosenöl einfetten , wenn Du eine strenge Rotationsdiät einhältst.

Bemerkungen: Diese leckeren Plätzchen folgen eng einem Rezept gleichen Namens aus *The Allergy Self-Help Cookbook* von Marjorie Hurt Jones, R. N. Für Allesesser ist das eine wunderbare Quelle für einfallsreiche Rezepte.

Abwandlungen: Für ein Gericht für *** Rotationsdiät Tag 3** 1 Tasse gemahlene Sonnenblumenkerne, 1/3 Tasse braunen Reissirup (eine Marke nehmen, in der NUR Reis enthalten ist), 1/3 Tasse Korinthen, 1/4 Teelöffel Muskat und 2 Teelöffel Wasser verwenden. Wie oben vorgehen.

SATTVISCH, - Vata, 0 Pitta, mäßig + Kapha

Für ein weiteres Gericht für *** Rotationsdiät Tag 3** 1 Tasse gemahlene Haselnüsse, 1/4 – 1/3 Tasse braunen Reissirup, 1/4 Teelöffel Muskatblüte und 2 Teelöffel Wasser verwenden. Wie oben zubereiten.

SATTVISCH, - Vata, 0 Pitta, + Kapha

Gewürzplätzchen

Zubereitungszeit: ungefähr 1 Stunde,
ergibt 10 – 12 große und 18 runde Kekse von 5 cm Ø

*SATTVISCH AN DER GRENZE ZU RAJASISCH** ❤ ❄

Backofen auf 170 °C vorheizen.

1/4 Tasse Butter oder Ghee
1/2 Tasse Fruchtzucker

zusammen schaumig schlagen.

1/2 Tasse Melasse

einrühren.

1 Tasse Reis- oder Haferkleie
2 1/2 Tassen Gersten- oder Vollkornweizenmehl
1 Teelöffel Backnatron
1/4 Teelöffel Nelken
1/2 Teelöffel Zimt
1/2 Teelöffel getrockneten Ingwer
1/2 Teelöffel Salz

vermischen. Die trockenen Zutaten abwechselnd mit

1/2 Tasse oder mehr Wasser

unter den Teig rühren. Gegen Ende wird der Teig sehr dick werden, und es ist am einfachsten, den letzten Rest Mehl mit den Händen einzukneten. Wenn nötig, mehr Mehl verwenden, um den Teig besser bearbeiten zu können. Auf einem leicht eingefetteten Backblech (ca. 28 x 40 cm) ausrollen und mit einem Rädchen beliebige größere Formen ausschneiden (bei der letzten Wintersonnenwende haben wir Elfen und Engel gemacht). Den Teig zwischen den Plätzchen vorsichtig entfernen, die Plätzchen auf dem Backblech belassen. Den restlichen Teig für normale Gewürzkekse verwenden. Jeweils ungefähr einen Teelöffel zwischen den Händen zu einer Kugel formen, die Kugel vorsichtig auf ein weiteres gefettetes Backblech legen. Beide Backbleche etwa 10 – 12 Minuten lang zum Backen einschieben oder so lange, bis an einem in der Mitte hineingesteckten Zahnstocher nichts mehr klebenbleibt.

** - Vata, 0 Pitta, + Kapha (mit Reiskleie und Vollkornweizenmehl)*

** 0 Vata, 0 Pitta, 0 Kapha (mit Haferkleie und Gerstenmehl)*

** 0 Vata, 0 Pitta, wenig + Kapha (mit Haferkleie und Vollkornweizenmehl)*

Kokosnuß-Dessert

Zubereitungszeit: 10 Minuten und 1/2 Stunde zum Abkühlen,
für 4 – 6 Personen
WENIG RAJASISCH (wegen der Kokosmilch aus der Dose),
- Vata, - Pitta, + Kapha ✿ ✷ ❤ ❄

2 Teelöffel Pektin
1/2 Tasse kochendes Wasser

bei geringer Hitzezufuhr 1 Minute oder länger mit einem Mixer schlagen.

400 ml Kokosmilch
1 Teelöffel frischen Zitronensaft
1/3 Tasse Fruchtzucker

dazurühren. Mit

1/4 Tasse gerösteter Kokosnuß

garnieren. In kleinen Schüsseln oder über frischem Obst wie Pfirsichen, Beeren oder reifer Mango servieren.

Oma Bergers Millikucha

Zubereitungszeit: 3 1/2 bis 4 Stunden, ergibt 24 Stück
Rajasisch, 0 Vata, 0 Pitta, + Kapha ❤ ❄

Um den Teig herzustellen,

1 Teelöffel Reiskleiesirup
1/4 Tasse warmes Wasser

in einer kleinen Schüssel vermischen. In der Mischung

1 Eßlöffel Trockenhefe

auflösen. Zudecken und 10 Minuten gehen lassen. In einer großen Schüssel

1/4 Tasse Reiskleiesirup
125 g (knapp 1 kl. Becher) frisches Kuhmilchjoghurt oder frisch gemachtes Sojajoghurt

mit einem Holzlöffel vermischen.

1 Tasse gesiebtes Gerstenmehl oder feines Vollkornweizenmehl

hineinrühren. Die Hefemischung dazugeben und gut verrühren.

1 verschlagenes Ei
2 Eßlöffel sehr weiche Butter oder Ghee
noch 2 Tassen Mehl, eßlöffelweise

dazugeben. So lange schlagen, bis der Teig sich von der Schüsselwand zu lösen beginnt. Den Teig auf eine bemehlte Arbeitsfläche geben und ungefähr 7 Minuten lang kneten. Zu einer Kugel formen. In eine leicht mit Öl ausgestrichene Keramik- oder Edelstahlschüssel (keine Plastikschüssel) geben und einmal umdrehen, so daß die Oberfläche eingeölt ist. Mit einem Handtuch abdecken und an einem warmen Ort ungefähr 1 Stunde gehen lassen, bis die Kugel doppelt so groß ist. (**Beachte:** Bei Gerstenmehl bekommt man nicht die doppelte Größe, also einfach nicht unter einer Stunde gehen lassen.)

Für die Füllung

1/2 Tasse Reiskleiesirup
1/4 Tasse Ahornsirup
1/2 Tasse Rosinen
1 1/4 Tassen Walnüsse, feingehackt
2 Teelöffel Zimt

mischen.

2 Eßlöffel Butter oder Ghee

schmelzen oder erwärmen. Etwas von dem Ghee oder der Butter verwenden, um 2 Springformen von 20 cm Durchmesser einzufetten. Den Rest zurückbehalten und damit den Teig einfetten, wenn man die Schnecken macht. 1/2 Tasse der Füllung nehmen und so gleichmäßig wie möglich auf den beiden eingefetteten Formen verteilen.

Backofen auf 200 °C vorheizen.

Um die Schnecken (Millikucha) zu machen, den Teig kurz durchkneten und in zwei Teile aufteilen. Die erste Hälfte auf einer bemehlten Arbeitsfläche zu einem Quadrat von 30 x 30 cm ausrollen. Mit der

geschmolzenen Butter

bestreichen und mit

Zimt

bestreuen. Die Hälfte der übrigen Füllung auf dem Teig verteilen. Mit einem nassen Messer den Teig in Streifen von etwa 2,5 cm Breite schneiden und jeden Streifen zu einer Schnecke aufrollen. (Wenn man noch nie Millikucha gemacht hat, ist es wichtig zu wissen, daß sie klein sind. Man kann in die Versuchung geraten, sie so groß wie Zimtrollen zu machen. Das sind sie nicht. Sie sind nur etwa 2,5 cm hoch, also ist es wichtig, die Streifen nur so breit zu schneiden.)

Dasselbe Vorgehen mit dem Rest des Teiges und der Füllung wiederholen. Die Schnecken in die eingefetteten Formen setzen, wobei die Millikucha sich kaum berühren. Die Schnecken mit einem Handtuch abgedeckt noch einmal 45 Minuten gehen lassen.

Das Handtuch entfernen und die Millikucha für 20 Minuten zum Backen in den Ofen schieben oder so lange, bis sie leicht gebräunt sind. Bis zu 10 Minuten lang abkühlen lassen, dann zum Abkühlen auf Drahtgitter legen. Wenn etwas von der Füllung in der Form bleibt, noch warm wieder zurück auf die Schnecken geben.

Bemerkungen: Dieses Rezept wird hier zu Ehren von Großmutter Hattie Berger verzeichnet, der 96jährigen Matriarchin des Herling-Clans, die erst letztes Jahr nach vielen Jahren, die mit großartigen Bäckereien, Lebhaftigkeit und Liebe erfüllt waren, von uns gegangen ist. Ihre Millikucha waren berühmt, weil sie so ungeheuer lecker und verlockend sind. Einige Einwohner von Baltimore werden, wie ich befürchte, diese abstoßend gesunde Version ihrer Nichte Michele nicht wiedererkennen. Es ist das einzige Rezept mit Hefe in diesem Buch, und ungefähr so oft würde man in einem therapeutischen ayurwedischen Programm Hefe zu sich nehmen: einmal unter zweihundert Rezepten. Wenn Du eine hefefreie Ernährung einhältst, sollte auch dieses Rezept, wie die meisten Süßspeisen, unprobiert bleiben.

Abwandlung: Das Joghurt kann durch 1/2 Tasse abgekochte Kuhmilch oder Sojamilch und 1 Teelöffel frischen Zitronensaft ersetzt werden. Die Milch soweit abkühlen lassen, daß sie nur noch warm ist, bevor Du sie verwendest.

Apfelschnitten

Zubereitungszeit: 1 Stunde, für 12 Personen

*Sattvisch, 0 Vata, - Pitta, 0 Kapha** ✿ ❤ ❄

Den Backofen auf 170 °C vorheizen.

12 biologische Äpfel (9 Tassen)

waschen, die Kerngehäuse entfernen und in Scheiben schneiden. Die Äpfel in einem großen Topf bei mittlerer Hitze mit

2 Teelöffeln Zimt
2 Eßlöffeln frischem Zitronensaft
95 ml Apfeldicksaft (Süßmittel)
1 Tasse frischem biologischem Apfelsaft

kochen. Alles zusammen 10 – 15 Minuten köcheln lassen, während Du den Boden machst. In einer mittelgroßen Schüssel

1 1/2 Tassen Gersten- oder Vollkornweizenmehl
1/4 Teelöffel Salz
3 Eßlöffel kaltgepreßtes Sesam-, Walnuß- oder Mandelöl
1/2 Tasse kaltes Wasser

mit einer Gabel vermischen. Falls nötig, mehr Mehl zugeben, damit der Teig zu einem Klumpen zusammenhält. Die Teigkugel auf ein leicht bemehltes Backblech bringen. Den Teig als Boden auf dem Teig verteilen und an den Kanten etwas hochbiegen.

Wenn man die Äpfel ziemlich fest mag, kann man die Platte jetzt abschalten und die Äpfel verwenden. Wenn man sein Obst weicher mag, kann man sie weiterköcheln lassen, bis sie die richtige Konsistenz haben. Sie verändern sich während des Backens nicht sonderlich. Die gekochten Äpfel vorsichtig auf den Boden geben und gleichmäßig verteilen. Überschüssige Flüssigkeit über dem Ganzen verteilen. Zum Backen in den Ofen schieben und 30 Minuten backen oder so lange, bis der Boden leicht gebräunt ist. In Stücke schneiden und heiß oder kalt servieren.

* Dieses Rezept wirkt am stärksten beruhigend für *Kapha*, wenn man Gerstenmehl statt Vollkornweizenmehl verwendet.

Abwandlung: Dieses Rezept kann für die *** Rotationsdiät Tag 1** verwendet werden, wenn man den Zitronensaft wegläßt.

Beeriger Kuchen

Zubereitungszeit: 1/2 Stunde und 1 zum Abkühlen,
ergibt 1 Kuchen von 24 cm Ø
SATTVISCH, - Vata, - Pitta, wenig + Kapha ✱ ❤

Mandel-Nuß-Boden, S. 257

vorbereiten. Während der Boden backt,

4 Tassen frische Erdbeeren (etwa 750 g)
3/4 Tassen Fruchtzucker

zerdrücken und vermischen. Zur Seite stellen. Wenn der Boden fertig ist, zum Auskühlen zur Seite stellen. In einem kleinen Topf

1/2 Tasse frischen Kirschsaft oder Apfelwein

zum Kochen bringen.

2 Teelöffel Pektin

hinzufügen. 1 –2 Minuten lang mit einem Mixer gut verrühren. Dann

1/3 Tasse Kokosmilch

einrühren, bis alles gut vermischt ist. Die Pektinmischung unter die Erdbeeren heben, bis alles gründlich vermengt ist. Vorsichtig auf den Boden geben. Im Kühlschrank erkalten lassen.

Bemerkungen: Eine unserer Lieblingssüßspeisen, die etwas süßer sind, für besondere Gelegenheiten.

Leckerer Süßkartoffel-Kuchen

Zubereitungszeit: 2 Stunden, ergibt 1 Kuchen von 24 cm Ø

SATTVISCH, - Vata, 0 Pitta, + Kapha ❤ ❄

Füllung:

2 mittelgroße Süßkartoffeln

waschen und in einen Topf mit kochendem Wasser geben. Das Wasser noch einmal aufkochen lassen, dann die Platte auf mittlere Hitze zurückschalten. Kochen, bis die Kartoffeln weich sind, ungefähr 30 – 45 Minuten. Die Schalen entfernen.

Den **Boden** vorbereiten:

1 ungebackener Kuchenboden von 24 cm Ø,
Gersten- oder Vollkornweizenboden, S. 257

Den Teigklumpen für den Boden zum Abkühlen in den Kühlschrank stellen. Den Backofen auf 170 °C vorheizen.

Zur Herstellung der **Füllung**

2 Eier (oder Ei-Ersatz [ohne Hühnereiweiß])

mit dem Mixer verschlagen. Nach und nach, in 2-cm-Stücken

200 g festen Tofu
die gekochten Süßkartoffeln

einrühren. Jetzt

3 Eßlöffel Sesamöl
2/3 Tassen Sucanat
1/3 Tasse braunen Reissirup
1 Eßlöffel Melasse
1 Teelöffel Zimt
1/2 Teelöffel getrockneten gemahlenen Ingwer
1/4 Teelöffel Muskat
1/4 Teelöffel Muskatblüte
1/2 Teelöffel Salz
1 Teelöffel Vanilleextrakt

dazugeben. Den gekühlten Teig in einer Backform zurechtdrücken und die Füllung hineingießen. 55 – 60 Minuten lang backen, oder so lange, bis die Füllung fest ist. LECKER!

Bemerkungen: Das schmeckt genau wie Kürbiskuchen, bleibt aber ohne den Drang zur Toilette. Ich mache es bei Einladungen an Feiertagen, wenn ich nur für den Nachtisch zuständig bin. Dieses Rezept gehört offensichtlich nicht zu den guten Sachen, die man nach einem langen Arbeitstag noch schnell zusammenrührt. Es ist nicht schwierig, aber die Zubereitung braucht lange. Ursprünglich wurde ich zu diesem Rezept durch einen Artikel über Kürbiskuchen in der Ausgabe der *Vegetarian Times* vom November 1993 angeregt und danke der Autorin Carol Wiley Lorente vielmals.

Gersten- oder Vollkornweizenboden

Zubereitungszeit: 1 Stunde oder weniger, meist unbeaufsichtigt
ergibt 1 Boden von 24 cm Ø
*SATTVISCH** ✿ ✷ ❤ ❄

Backofen auf 180 °C vorheizen. In einer Rührschüssel

1 1/2 Tassen feines Gersten- oder Vollkornweizenmehl
1/2 Teelöffel Salz

vermischen. Mit den Fingern

6 Eßlöffel kalte Butter oder Ghee

in Stückchen von Erbsengröße oder kleiner unter das Mehl krümeln

oder 6 Eßlöffel kaltes Sesam- oder Mandelöl

einrühren. Mit einer Gabel

4 – 6 Eßlöffel kaltes Wasser

einrühren. Nur soviel Wasser zufügen, daß der Teig zu einem Klumpen zusammenhält. Die Schüssel zudecken und 1/2 Stunde oder länger zum Abkühlen in den Kühlschrank stellen. Danach den gekühlten Teig mit den Fingern vorsichtig in einen Springformboden von 24 cm Ø drücken. Im vorgeheizten Ofen 30 Minuten backen oder so lange, bis der Boden leicht gebräunt ist. Oder ungebacken verwenden und die Anweisungen für den jeweiligen Kuchen befolgen, den Du gerade machst.

** - Vata, 0 Pitta, + Kapha (mit Vollkornweizen)*
** 0 Vata, 0 Pitta, + Kapha (mit Gerstenmehl)*

Mandel-Nuß-Boden

Zubereitungszeit: 30 Minuten, ergibt 1 Boden von 24 cm Ø
SATTVISCH * ✿ ✷ ❤ ❄

Den Backofen auf 180 °C vorheizen. In einer größeren Schüssel

2 Eßlöffel fein gemahlene rohe Mandeln
3 Eßlöffel Sucanat
1 1/4 Tassen Gersten- oder Vollkornweizenmehl
1 Prise Salz

vermischen. Mit den Händen oder einem Schneidrädchen

4 Eßlöffel kalte Butter

zur Konsistenz von Grieß zerkleinern und unter das Mehl geben. So viel

ungefähr 4 Eßlöffel kaltes Wasser

zugeben, daß der Teig sich zu einem Klumpen zusammendrücken läßt. Den Teig in eine nicht gefettete Springform von 24 cm Ø legen und in Form drücken. 15 Minuten lang backen. Aus dem Backofen nehmen und abkühlen lassen.

** - Vata, 0 Pitta, wenig + Kapha (mit Gerstenmehl)*
** - Vata, 0 Pitta, + Kapha (mit Vollkornweizenmehl)*

Kapha-Boden

Zubereitungszeit: 25 Minuten, ergibt 1 Boden von 24 cm Ø

SATTVISCH, + Vata, - Pitta, - Kapha ✿ ✷ ❤ ❄

Backofen auf 210 °C vorheizen. Mit einer Gabel

3/4 Tassen Gerstenmehl
1 1/2 Eßlöffel Sesamöl
1/4 Tasse kaltes Wasser
1/4 Teelöffel Salz

vermischen. Wenn nötig, etwas mehr Gerstenmehl zufügen, so daß der Teig in einem Klumpen zusammenhält. Eine Springform von 23 cm Durchmesser mit Gerstenmehl bestäuben und auch die Finger bemehlen. Den Teig in der Form andrücken, er wird dünn sein. 15 Minuten lang backen. Oder ungebacken verwenden, wie im Rezept Deiner Wahl angegeben.

Bemerkungen: Das *Murrieta Hot Springs Vegetarian Cookbook* enthält viele köstliche fettfreie Rezepte. Das Rezept für Quiche-Boden in diesem Buch hat mir bei der Erfindung dieses Rezeptes geholfen. Es ist insofern ein sehr gutes Rezept, als es kein Cholesterin und nur einen geringen Anteil Fett enthält und recht gut schmeckt. Während man diesen Boden für Quiches am besten erst für sich bäckt, verwende ich ihn für Kuchen und Aufläufe ungebacken und backe ihn erst zusammen mit der Füllung.

Das Gerstenmehl kann durch Vollkornweizenmehl ersetzt werden, wenn Du einen fettarmen Boden für *Vata* oder *Pitta* suchst (SATTVISCH, - Vata, - Pitta, wenig + Kapha.)

Bananen-Gewürzkuchen

Zubereitungszeit: 45 Minuten, für 9 – 12 Personen

SATTVISCH, - Vata, 0 Pitta, + Kapha ❤ ❄

Den Backofen auf 170 °C vorheizen. In einer mittelgroßen Rührschüssel

2 reife Bananen

zerdrücken. Dann

1 Ei

hineinschlagen.

1/2 Tasse Sesamöl
1/2 Tasse Reiskleiesirup
1/2 Tasse gemahlene Walnüsse
1 Teelöffel Zimt
1/2 Teelöffel gemahlenen Kardamom
1/4 Teelöffel gemahlenen trockenen Ingwer

zugeben. Vermischen. Dann zu dem Teig

1 Tasse Teffmehl

1 Tasse Gerstenmehl
1 Teelöffel Backnatron
1/2 Teelöffel Salz
1 Tasse biologische Rosinen

geben. Den Teig in eine leicht eingefettete quadratische Kuchenform von etwa 23 cm Kantenlänge geben und 30 Minuten lang backen oder so lange, bis an einem Messer, das man in die Mitte steckt, nichts mehr klebenbleibt. Abkühlen und mit **Honig-Muskat-Guß** überziehen.

Bemerkungen: Das Rezept für „Würzigen Apfelmuskuchen" von Rebecca Wood hat mich ursprünglich zu diesem Rezept inspiriert.

Abwandlung: Die 1 Tasse Teffmehl und die 1 Tasse Gerstenmehl können durch 2 Tassen Vollkornweizenmehl oder 1 1/2 Tassen Haferkleie ersetzt werden.

Sattvisch, - Vata, 0 Pitta, + Kapha (mit Vollkornweizenmehl)

Sattvisch, wenig + Vata, 0 Pitta, wenig + Kapha (mit Haferkleie)

Honig-Muskat-Guß

Zubereitungszeit: 5 Minuten und Zeit zum Abkühlen,
reicht als Guß für 1 Kuchen (24 cm Ø)
Sattvisch, 0 Vata, wenig + Pitta, - Kapha ✿ ✷ ❤ ❄

In einer kleinen Schüssel

3 Eßlöffel kaltgeschleuderten Honig
1 Teelöffel frische abgekochte Milch oder Sojamilch
1/4 Teelöffel gemahlenes Muskat

verrühren. Gekühlt am besten.

Mascarponeguß

Zubereitungszeit: 10 Minuten oder weniger,
reicht als Guß für 1 Kuchen von 24 cm Ø
Rajasisch, - Vata, + Pitta, + Kapha ❤ ❄

In einer kleinen Schüssel

3/4 Tassen (150 g) aufgeschlagenen Mascarpone
2 Eßlöffel Fruchtzucker oder Sucanat
2 Eßlöffel frischen Zitronensaft

mit einer Gabel, oder für besseres Glattrühren mit einem elektrischen Mixer, vermischen. Mit einem Buttermesser auf dem Kuchen verteilen.

Abwandlung: Der Mascarpone kann durch gleiche Mengen an Soja-Frischkäse oder Soja-Sauerrahm ersetzt werden. Nur 1 Teelöffel frischen Zitronensaft und die gleiche Menge Süßmittel verwenden.

Rajasisch, 0 Vata, 0 Pitta, mäßig + Kapha

Möhrenkuchen

Zubereitungszeit: 1/2 Stunde und 1 Stunde zum Backen,
ür 10 – 12 Personen

*SATTVISCH** ❤ ❄

Den Backofen auf 160 °C vorheizen. In einem Topf bei mittlerer Hitze

2 Tassen geraspelte biologische Karotten (2 große Karotten)
1/2 Tasse getrocknete Ananas, feingehackt
1/2 Tasse biologische Korinthen oder Rosinen
3/4 Tassen braunen Reissirup
1 Tasse frischen Apfelsaft
1/2 Tasse Wasser
1 Teelöffel Zimt
1/2 Teelöffel Piment
1/2 Teelöffel Muskat
1/4 Teelöffel Nelken
2 Eßlöffel Ghee oder Butter
1 Eßlöffel frischen Zitronensaft

10 Minuten lang erwärmen. Abkühlen lassen.

2 Tassen Vollkornweizenmehl oder Gerstenmehl
1/2 Teelöffel Salz
1 Teelöffel Backnatron

vermischen.

2 Eier

verschlagen. Die Eier unter den Rest der nassen Zutaten rühren. Die trockenen Zutaten und

1/2 Tasse rohe Walnüsse, gehackt (wahlweise)

dazugeben. Den Teig in eine leicht gefettete Kuchenform von ca. 15 x 25 cm gießen und ungefähr 1 Stunde lang garbacken. An einem Messer, das man in die Mitte steckt, darf nichts mehr klebenbleiben. Mit **„Honig-Muskat-Guß“**, S. 259, oder mit **„Mascarponeguß“**, S. 259, servieren.

** wenig + Vata, 0 Pitta, wenig + Kapha (mit Gerstenmehl)*

** 0 Vata, 0 Pitta, + Kapha (mit Vollkornweizenmehl)*

Abwandlung: Für eine *vata*beruhigende Version Vollkornweizenmehl und Ananas- oder Ananas-Kokos-Saft verwenden.

SATTVISCH, - Vata, mäßig + Pitta, + Kapha

Cholesterinfreier Möhrenkuchen: Für eine cholesterinfreie Version Ei-Ersatz (ohne Hühnereiweiß) anstelle der Eier und 2 Eßlöffel Sesamöl anstelle des Ghee verwenden. Als Guß den **Honig-Muskat-Guß** mit Sojamilch verwenden. Das ist etwas trockener als die obige Version, aber immer noch gut.

SATTVISCH, mäßig + Vata, 0 Pitta, 0 Kapha

Rosiger Bete-Kuchen

Zubereitungszeit: 60 – 70 Minuten, meist unbeaufsichtigt, für 8 Personen

SATTVISCH* ❤ ❄

Den Backofen auf 160 °C vorheizen.

3 mittelgroße Bete (geraspelt 2 Tassen)

waschen und raspeln. Zur Seite stellen. In einer Rührschüssel

1 Ei

verschlagen. Dann

2/3 Tassen frischen Orangensaft (ungefähr 1 große Orange)
1 Eßlöffel Orangenschale (Orangeat) (biologisch, geraspelt)
1/2 Teelöffel geraspelte frische Ingwerwurzel
1 Teelöffel Zimt
1/4 Teelöffel Muskat
1 Messerspitze Piment
2 Eßlöffel Ghee (falls nötig erwärmt, leichter zu verrühren)
1/2 Tasse Ahornsirup

einmixen. Die geraspelten Bete einrühren.

2 Tassen Vollkornmehl: Weizen- oder Gerstenmehl
1/2 Teelöffel Salz
2 Teelöffel Backpulver

verrühren und dann unter die nassen Zutaten heben.

1/2 Tasse biologische Rosinen

unter den Teig heben. Eine runde Backform von 24 cm Durchmesser oder eine Muffins-Backform mit 8 – 12 Vertiefungen leicht einfetten und den Teig hineingeben. 40 Minuten lang backen oder so lange, bis an einem Messer, das man in die Mitte des Kuchens steckt, nichts mehr klebenbleibt. Ohne Guß ergibt das eine gute und nicht zu süße Zwischenmahlzeit.

Vorschlag für den Guß:

Honig-Zitronen-Sauce, S. 216
oder Mascarponeguß, S. 259

* *- Vata, mäßig + Pitta, + Kapha (mit Weizenmehl)*

* *0 Vata, mäßig + Pitta, 0 Kapha (mit Gerstenmehl)*

Tropisches Früchtebrot

Zubereitungszeit: 30 Minuten und 2 Stunden zum Backen,
ergibt 1 großen Kuchen oder 12 kleine
Sattvisch, mäßig + Vata, - Pitta, + Kapha ❄

Den Backofen auf 140 °C vorheizen. Eine flache Pfanne mit 3 cm Wasser auf den Boden des Ofens stellen.

2 Eigelb

schaumig schlagen.

3 Eßlöffel Ghee oder Butter
1/2 Tasse Sucanat

dazuschlagen, bis alles locker und schaumig ist.

1/4 Tasse Reis- oder Haferkleie
1/2 Tasse Vollkornweizen- oder Gerstenmehl
1/2 Teelöffel Zimt
1 Messerspitze Nelkenpulver
1 Messerspitze Muskat

vermischen. Die trockenen Zutaten abwechselnd mit einigen Teelöffeln von

1 Eßlöffel geriebene Orangenschale (Orangeat), biologisch
1/4 Tasse frischer Orangensaft

vierteltassenweise unter die Ghee-Eier-Mischung rühren, bis Mehl und Saft vollständig mit dem Teig gemischt sind. Ein Schneidbrett mit

1 – 2 Eßlöffeln Mehl

bestreuen und auch ein Messer bemehlen. Auf dem Brett und mit dem Messer

2 Tassen getrocknete Papaya (340 g)
3/4 Tassen getrocknete Datteln (225 g)
1/2 Tasse Feigen
1/2 Tasse rohe Cashew-Stücke

in Stücke von ca. 1,5 cm schneiden. Die Früchte, Nüsse und Mehl auf dem Brett vermischen und unter den Teig rühren.

2 Eiweiß

schlagen, bis sie steif werden und gerade anfangen, am Mixer hochzuklettern. Unter den Teig heben. Eine Kastenform mit Pergament- oder Backpapier auslegen und den Teig in die Form geben. Oder eine Muffins-Backform mit 12 einzelnen Papierförmchen auslegen und den dicken Teig in diese Förmchen geben, einen gehäuften Eßlöffel pro Form. Auf der obersten Einschubleiste des Backofens garbacken, ungefähr 2 Stunden lang. Es macht Spaß, diese kleinen Kuchen zu backen und mit Schleifen als kleine Geschenke zu verpacken.

Abwandlung: Anstelle der Eier kann Ei-Ersatz (ohne Hühnereiweiß) nehmen, wenn man will. Die entsprechende Menge für 2 Eier verwenden und zu Anfang mit einrühren.

Sattvisch, + Vata, - Pitta, mäßig + Kapha

Feiertags-Früchtebrot

Zubereitungszeit: 30 Minuten und 2 Stunden zum Backen,
ergibt 1 großen Kuchen oder 12 kleine
Sattvisch, mäßig + Vata, - Pitta, + Kapha ❄

Den Backofen auf 140 °C vorheizen. Eine flache Pfanne mit 3 cm Wasser auf den Boden des Backofens stellen. In einer Rührschüssel

2 Eigelb (oder Ei-Ersatz [ohne Hühnereiweiß] für 2 Eier)

schaumig rühren.

1/3 Tasse Sesamöl
1/4 Tasse Reiskleiesirup
1 Teelöffel Melasse
1/4 Tasse Aprikosennektar oder Traubensaft

einrühren. Ein Schneidbrett und ein Messer mit

1 – 2 Eßlöffeln Mehl

bestäuben. Auf dem Brett

2 Eßlöffel Orangenschale (Orangeat), biologisch

fein schneiden. Dann

1 Tasse getrocknete türkische Aprikosen
1/2 Tasse getrocknete Ananas
1/2 Tasse rohe Walnüsse

grob schneiden. Alles zusammen mit

1/3 Tasse getrockneten Kirschen (falls erhältlich)
1/3 Tasse Korinthen
1/3 Tasse biologische Rosinen

unter den Teig geben.

2 Eiweiß

steifschlagen, bis sie gerade anfangen, am Mixer hochzuklettern. Vorsichtig unter den Teig heben. Eine Kastenform mit Pergament- oder Backpapier auslegen und den Teig in die Form geben. Oder eine Muffins-Backform mit 12 einzelnen Papierförmchen auslegen und in jede einen gehäuften Eßlöffel voll Teig geben. Zum Backen auf der obersten Leiste in den Ofen schieben und ungefähr 2 Stunden lang garbacken.

Bemerkungen: Zuerst haben wie diese zwei Früchtebrote zu Weihnachten gemacht und dabei in Erinnerungen an die wunderbaren Feiertags-Kreationen meiner Mutter und Gords Großmutter geschwelgt. Wir sehnten uns nach dem vollen Geschmack dieser Früchtebrote, wollten aber eine frische Abwandlung haben. Diese hier schmecken wie die althergebrachten Früchtebrote, sind aber ohne Alkohol und ohne chemisch befrachtetes Obst. Wenn Du biologisches Trockenobst bekommen kannst, ist das noch besser. Als meine Mutter zu diesen Früchtebroten hier mit dem Kopf nickte, wußte ich, daß ich auf der richtigen Spur bin!

Süßmittel

Kaltgeschleuderter Honig und Ahornsirup sind beliebte ayurwedische Süßmittel und haben sattvische Eigenschaften. Beide passen zu einem ayurwedischen Ernährungsprogramm. Die zwei haben allerdings eine etwas unterschiedliche Dynamik und werden daher zur Beruhigung verschiedener Doshas benutzt. Kaltgeschleuderter Honig ist sowohl erwärmend als auch trocknend und daher in kleinen Mengen ein ausgezeichnetes Süßmittel für Kapha. Seine Hitze macht ihn verstärkend für Pitta, wenn er regelmäßig verwendet wird. Die Süße und die wärmenden Eigenschaften von Honig überwiegen seine Trockenheit für Vata und ergeben damit auch für Vata ein gutes Süßmittel. Es ist wichtig, daran zu denken, daß man Honig, den man verwenden will, nicht erwärmt, denn das kann Ama, giftige Abfallprodukte, erzeugen. Wenn man Honig in eine heiße Flüssigkeit einrührt, zum Beispiel eine Tasse Tee, ist das noch in Ordnung. Man kann Honig auch zu Ende der Zubereitung eines Gerichtes zufügen, wenn er danach nicht gekocht wird. Ahornsirup ist süß, kühl und feucht. Er ist ein gutes Süßmittel zur Beruhigung von Pitta (wie immer in Maßen) und auch von Vata. Seine Eigenschaften verstärken Kapha, und so sollte er von Menschen, bei denen dieses Dosha vorherrscht, selten eingesetzt werden.

Süßmittel, die in puncto beruhigende Eigenschaften und Reinheit gleich nach Honig und Ahornsirup kommen, sind Fruchtdicksäfte in Flaschen, Jaggery (Gur), Brauner Reissirup und Gerstenmalz. Andere Süßmittel, die man in kleinen Mengen verwenden kann, sind Sucanat ®, Fruchtzucker, Zuckerrohrsaft und Melasse. Diese letzteren Süßmittel haben, mit Ausnahme von frisch gepreßtem Zuckerrohrsaft, rajasische Wirkung und sollten daher lieber nicht regelmäßig verwendet werden. In welcher Wechselbeziehung jedes dieser Süßmittel mit den konstitutionellen Typen steht, ist im Anhang II unter „Überarbeitete Lebensmittel- Richtlinien für die grundlegenden konstitutionellen Typen“ wiedergegeben.

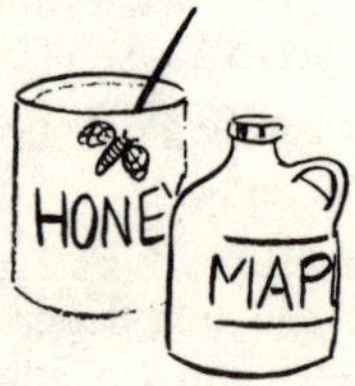

Bei weißem und braunem Zucker gibt es unterschiedliche Meinungen. Viele ayurwedische Köche und Ärzte meiden Weißzucker gänzlich. Er wird als ziemlich rajasisch und damit als zu erhitzend (auf lange Sicht) betrachtet. Im Übermaß bringt er auf kurze Sicht Vata und Kapha aus dem Gleichgewicht und verstärkt auf lange Sicht Pitta. Brauner Zucker wird im Grunde aus Weißzucker hergestellt und deswegen ebenfalls nicht verwendet. Ich bin Anhänger dieser Lehrmeinung. Ich kenne allerdings ayurwedische Ärzte, die Zucker wegen seiner kühlenden Wirkung auf Pitta kurzzeitig verwenden. Aus meiner eigenen Erfahrung als amerikanische Spezialistin würde ich das nicht tun, weil so viele Menschen, die ich gesehen habe, an den Auswirkungen übermäßigen Zuckerverzehrs litten.

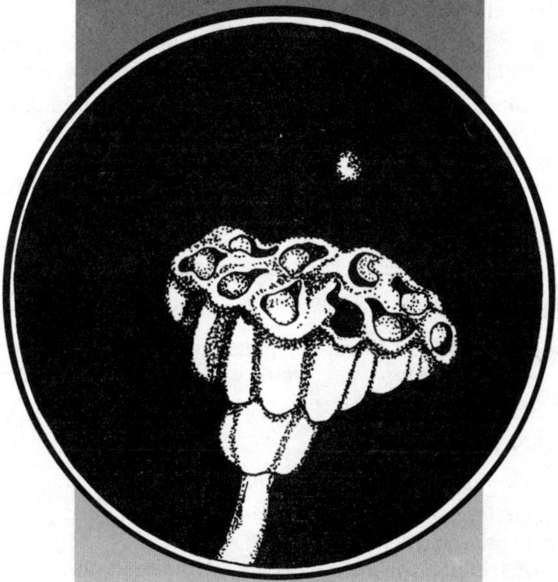

Getränke

Tridosha-Tee

Zubereitungszeit: 10 – 15 Minuten, ergibt 3 – 4 Tassen
Sattvisch, - Vata, - Pitta, - Kapha ✿ ✷ ❤ ❄

In einem Edelstahltopf

1 Liter Wasser

zum Kochen bringen. Von der Platte nehmen und

1 Eßlöffel *Gotu Kola*
1 Eßlöffel getrocknete Krause Minze
1 Eßlöffel Rosenblütenblätter
1 Messerspitze Fenchelsamen

zufügen. Umrühren, Deckel auflegen und 10 Minuten oder länger ziehen lassen. Absieben und servieren. Kann kühl oder heiß serviert werden.

Bemerkungen: Dieser Tee wirkt beruhigend und stärkend auf alle *Doshas* und ist vor allem gut für Geist, Nerven und Verdauung. *Gotu Kola* ist sehr gut geeignet, um den Geist und die Betrachtungsweise der Dinge positiv zu stimmen, sollte aber nicht im Übermaß verwendet werden, vor allem wenn eine Neigung zu Kopfschmerzen vorhanden ist oder derzeit Hautjucken besteht.

*Vata*beruhigender Tee

Zubereitungszeit: 15 – 20 Minuten, ergibt 3 – 4 Tassen
Sattvisch, — Vata, mäßig + Pitta, - Kapha ✿ ✷ ❤ ❄

In einem Edelstahltopf

1 Liter Wasser

zum Kochen bringen. Die Platte auf niedrige Hitze herunterschalten und

1 Teelöffel ganze Kardamomsamen
2 Stangen Zimt
1 1/2 Teelöffel frische Ingwerwurzel, geschält und kleingeschnitten
1 Eßlöffel getrocknete Süßholzwurzel, kleingeschnitten oder aufgeschlitzt
1 Messerspitze Fenchelsamen
1 Teelöffel getrocknete biologische Orangenschale
1/2 Teelöffel ganze Anissamen
1 Teelöffel getrocknete pulverisierte Sarsaparilla (wahlweise)

zufügen. Gut umrühren. Den Deckel auflegen und 10 Minuten vorsichtig köcheln lassen. Von der Platte nehmen und den Tee noch einmal 5 Minuten ziehen lassen. Absieben. Ungesüßt mit frischer abgekochter Milch (wahlweise) servieren oder nach Geschmack mit Honig süßen.

Anmerkung: Dieser süße, *Tschai*-ähnliche Tee ist besonders gut geeignet, um *Vata* zu harmonisieren und den wirkungsvollen Ablauf der Verdauung zu unterstützen.

*Pitta*beruhigender Tee

Zubereitungszeit: 15 Minuten, ergibt 3 – 3 1/2 Tassen
Sattvisch, wenig + Vata, — Pitta, 0 Kapha ✿ ✷ ❤ ❄

In einem Edelstahltopf

1 Liter Wasser

zum Kochen bringen. Von der Platte nehmen und

2 Eßlöffel getrocknete Luzerneblätter (Alfalfa)
3 Eßlöffel getrocknete Beinwellwurzel
1 Eßlöffel Krause Minze
1 Eßlöffel Rotklee
1 Messerspitze Fenchelsamen
1 Eßlöffel getrocknete Hibiskusblüten
1 Eßlöffel Rosenblütenblätter

zufügen. Deckel auflegen und 10 Minuten oder länger ziehen lassen. Abgießen und dabei den Tee auch aus den Kräutern herausdrücken. Mit etwas Ahornsirup süßen, wenn gewünscht. Heiß oder kalt gut.

Anmerkungen: Dieser Tee ist vor allem für *Pitta* nahrhaft, wirkt allgemein stärkend und bringt Spannung in den Körper. Er ist ein recht starkes Gebräu. Wenn Du willst, kannst Du ihn mit weiteren 2 Tassen Wasser verdünnen. Einfache Kamille oder Minze ergibt einen guten einfachen Tee, der beruhigend auf *Pitta* wirkt, wenn die Betonung auf einfach liegt.

*Kapha*belebender Tee

Zubereitungszeit: 10 – 15 Minuten, ergibt 3 – 4 Tassen
Sattvisch, - Vata, + Pitta, — Kapha ✿ ✷ ❤ ❄

In einem Edelstahltopf

1 Liter Wasser

zum Kochen bringen. Auf niedrige Hitze herunterschalten und

1/2 Teelöffel getrocknete Wacholderbeeren
1/4 Teelöffel schwarzen Pfeffer
1 Teelöffel ganze Kardamomsamen
1 Eßlöffel getrocknetes *Gotu Kola*
1 Eßlöffel frische Ingwerwurzel, geschält und kleingeschnitten
1/2 Teelöffel getrockneten Salbei

zufügen. Deckel auflegen und bei niedriger Wärmezufuhr 10 Minuten oder länger köcheln lassen. Absieben und mit etwas Honig servieren, wenn Du willst.

Anmerkungen: Sehr gut, um dem Geist Klarheit zu verschaffen und den Kreislauf anzuregen. Allein an dem Tee zu riechen, während er gemacht wird, kann eine positive Wirkung auf die geistige Klarheit haben. Er stimuliert auch Verdauung und Aushusten von Schleim.

☞

In entsprechenden Läden und im Versandhandel kann man inzwischen *Vata-*, *Pitta-* und *Kapha-*Tees in Teebeuteln bekommen. Als einfache Methode zum Ausgleichen können sie hilfreich sein.

Einfache heiße Ingwermilch

Zubereitungszeit: 5 Minuten, ergibt 2 Tassen
Sattvisch, - Vata, + Pitta, - Kapha ✿ ❤ ❄

In einem kleinen Topf

1 Tasse frische Rohmilch
1 Tasse Wasser
1 - 2 Teelöffel frische Ingwerwurzel, geschält und geraspelt oder kleingeschnitten

zum Kochen bringen. Nach 20 – 30 Sekunden die Platte herunterschalten und noch 1 oder 2 Minuten köcheln lassen. Von der Platte nehmen, abseihen und servieren, mit Honig gesüßt oder ungesüßt.

Anmerkungen: Das ist eine der besten Möglichkeiten, Milchprodukte zu sich zu nehmen, vor allem direkt vor dem Schlafengehen. Der frische Ingwer regt das Verdauungsfeuer an, stärkt allgemein die Verdauung und wirkt leicht abführend und austreibend auf überschüssiges *Kapha*. Man nennt ihn *Vishwabhesaj*, die universelle Medizin, wegen der Art, wie er alle drei *Doshas* harmonisiert (durch seine Wirkung). Du solltest Dich aber nicht zu der Annahme verleiten lassen, daß *Pitta* so viel Ingwer verträgt wie *Vata* oder *Kapha*. Im Übermaß kann Ingwer Entzündungen hervorrufen, vor allem bei *Pitta*.

Heiße Kräutermilch

Zubereitungszeit: 10 – 15 Minuten, ergibt 1 Tasse
Sattvisch, - Vata, - Pitta, 0 Kapha ✿ ❤ ❄

In einem kleinen Topf

1 Tasse frische Rohmilch

zum Kochen bringen. Von der Platte nehmen und

1/4 Teelöffel Fenchelsamen
1/2 - 1 Messerspitze Safran (wahlweise)
1 Teelöffel Rosenblütenblätter, biologisch

einrühren. Deckel auflegen, von der Platte nehmen und 10 Minuten oder länger ziehen lassen. Absieben und servieren, mit oder ohne Süßmittel.

Anmerkungen: Beruhigend und entspannend, mit Kräutern, die beruhigende und/oder neutrale Wirkung auf alle *Doshas* haben. Weder Rosenblüten noch Safran sollte man jemals erhitzen.

Leichter Minztee

Zubereitungszeit: 5 – 10 Minuten, ergibt 2 Tassen

Sattvisch, - Vata (in Maßen), - Pitta, - Kapha ✿ ✷ ❤ ❄

2 Tassen Wasser

zum Kochen bringen. Von der Platte nehmen und

2 - 3 Teelöffel getrocknete Krause oder Pfefferminze, oder
1 Eßlöffel frische, kleingehackte Minze

einrühren. Deckel auflegen und 5 Minuten oder länger ziehen lassen. Abseihen und servieren, auf Wunsch gesüßt. Diesen Tee kann man kühl oder heiß servieren.

Verdauungsfördernder Tee

Zubereitungszeit: 10 – 30 Minuten, ergibt 2 – 3 Tassen

Sattvisch, - Vata, + Pitta, - Kapha ✿ ✷ ❤ ❄

4 Tassen Wasser

zum Kochen bringen.

5 cm frische Ingwerwurzel, geschält und beliebig kleingeschnitten
1 Teelöffel Kreuzkümmelsamen
1 Teelöffel Koriandersamen
1 Teelöffel Gelbwurz
1 Prise Fenchel (wahlweise)

dazugeben. Platte herunterschalten und ohne Deckel 10 – 30 Minuten köcheln lassen, je nachdem, wie kräftig Du den Geschmack haben willst und wieviel Verdauungshilfe Du benötigst. Abseihen und nach den Mahlzeiten schluckweise trinken. Vor allem nach schwereren Mahlzeiten oder nach solchen mit Hülsenfrüchten hilfreich. Ausgezeichnet geeignet, um *Agni* zu stärken.

**** Reinigend in der Polarity-Therapie**

Anmerkungen: Diese Kräuter werden in indischen Gerichten häufig empfohlen, um die Verdauung zu unterstützen und ihnen etwas von dem unverwechselbaren Geschmack zu verleihen. Manchmal hast Du vielleicht keinen Appetit auf ein indisches Curry, brauchst aber die Unterstützung, die diese Kräuter Deiner Verdauung bieten. Dann kann dieser Tee sehr hilfreich sein.

Hallo-Wach für die Leber

Zubereitungszeit: 5 Minuten, ergibt 1 Tasse

Sattvisch, - Vata, + Pitta (im Übermaß), - Kapha ✿ ✷ ❤ ❄

1 Tasse reines Wasser

zum Kochen bringen.

☞

Saft 1/2 halben frischen Zitrone, biologisch bevorzugt
hineinpressen.

1/4 Teelöffel gemahlene Gelbwurz
hineinrühren. Trinken. Guten Morgen!

**** Reinigend in der Polarity-Therapie**

Es ist Valentinstag 1994. Ich lese in der örtlichen Zeitung, daß wir Amerikaner an diesem Feiertag 655 Millionen Dollar für Süßigkeiten ausgeben. Und ich weiß, daß rund um den Erdball gestern 40 000 Kinder verhungert sind, letztes Jahr mehr als 14 Millionen Kinder. Das macht mich wahnsinnig. Ich mag nicht, was ich da sehe. Wenn wir hoffen, eine Zukunft zu gestalten, in der wir alle leben können, können wir nicht weiterhin den Lebensstandard aufrechterhalten, den wir im Westen derzeit haben. Er geht zu Lasten vieler Schwestern und Brüder in anderen Teilen der Erde. Und zu Lasten vieler anderer Arten und Rassen, sowohl bei Tieren und Pflanzen als auch beim Menschen. Wir müssen radikal einfacher werden und als weltweite Gemeinschaft zusammenarbeiten.

Wenn ich mir die Menüs in Anhang IV ansehe, fällt mir dasselbe Auseinanderklaffen auf. Wenige von uns hier im Westen haben das Glück, so gut zu essen, wie es in diesen Menüs vorgesehen ist. Und Milliarden von uns, die jetzt auf der Erde leben, bekommen noch nicht einmal annähernd drei Mahlzeiten am Tag, und noch viel weniger drei ganz bestimmte Mahlzeiten. In gewisser Weise hinterlassen die Menüs in mir das Gefühl eines grausamen Scherzes, eine kulinarische Konvention, die teilweise aus dem Verlangen kommt, zu helfen, Ideen zu vermitteln, wie man all diese Rezepte kombinieren kann. Aber auf einer anderen Ebene unterstreicht das nur den ungeheuren Unterschied zwischen dem, was ist, und dem, was sein könnte, dem, was für so viele von uns heute unerreichbar ist.

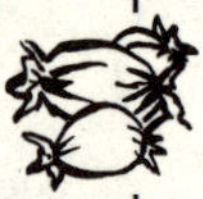

Einfacher Ingwer-Tee

Zubereitungszeit: 10 – 20 Minuten, für 6 Personen
Sattvisch, - Vata, + Pitta, - Kapha ✿ ❤ ❄

1 1/2 Liter reines Wasser
zum Kochen bringen.

2 Teelöffel geraspelte frische Ingwerwurzel, geschält
dazugeben. Deckel auflegen und bei niedriger Hitze köcheln, bis er den gewünschten Geschmack hat: 5 bis 15 Minuten.

**** Reinigend in der Polarity-Therapie**

Anmerkungen: Dieser Tee eignet sich ausgezeichnet, um *Agni*, das Verdauungsfeuer, zu unterstützen und zu stärken. Man kann ihn nach jeder

Mahlzeit schluckweise trinken, vor allem dann, wenn man mit etwas mehr Eiweiß in Form von Hülsenfrüchten in der Ernährung experimentiert. Er ist hilfreich, um die Verdauung zu verbessern, Gase zu verringern und Übelkeitsgefühle abzubauen.

Abwandlungen:

Ingwer-Hibiskus-Tee: Um bei Erkältung ein beruhigendes, heißes Getränk zu erhalten, kannst Du einige Zimtstangen und einen Eßlöffel Hibiskusblätter zufügen. Ein wenig Honig zum Süßen ist gut.

Sattvisch, - Vata, ++ Pitta, — Kapha

**** Reinigend in der Polarity-Therapie**

Ingwer-Ajuwan-Tee: Für Erleichterung bei Nebenhöhlenverstopfung eine Prise Ajuwan zufügen.

Sattvisch, - Vata, ++ Pitta, — Kapha

**** Reinigend in der Polarity-Therapie**

Lungentee: Dem Grundtee je 1 Eßlöffel Wildkrischrinde und *Osha*wurzel zufügen. Den fertigen Tee mit Honig süßen. Gut für die beanspruchten Bronchien im Winter (vielleicht vorher mit einer Spur homöopathischen Phospors?)

Sattvisch, - Vata, + Pitta, - Kapha

**** Reinigend in der Polarity-Therapie**

Ingwer-Koriander-Tee: Einen Eßlöffel ganze Koriandersamen mit dem Ingwer mitziehen lassen, so daß eine mildere, Gase vertreibende Version entsteht.

Sattvisch, - Vata, 0 Pitta, - Kapha ✿ ✷ ❤ ❄

Fasten

Vernünftiges Fasten wird im Ayurweda genutzt, um dem Verdauungstrakt eine Ruhepause zu gönnen und dem Körper eine Chance zu geben, sich von alten, eingelagerten Giftstoffen zu befreien.

*Fasten in seiner einfachen Form kann bedeuten, eine Mahlzeit auszulassen und sie durch eine Tasse **Darmreinigungs-Tee**, S. 272 und/oder durch **Frischen Gemüsesaft**, S. 273, zu ersetzen. Der kaliumreiche Saft hält den Elektrolytspiegel und stellt Kalorien bereit, während der Tee den Darm reinigt und tonisiert. Wenn Du fastest, auf das Essen verzichtest, solltest Du auch auf Eile, Streß und Sorgen verzichten. Mach aus diesen wenigen Stunden entspannte Stunden. Nimm Dir ein Fasten nicht für einen Zeitpunkt vor, zu dem auf der Arbeit oder zu Hause eine größere Aufgabe zu bewältigen ist. Bei Frauen kann Fasten am ersten oder zweiten Tag der Menstruation hilfreich sein, um den Körper bei seinem natürlichen Reinigungszyklus zu unterstützen.*

Wenn man sich beim Auslassen einer Mahlzeit wohl fühlt, kann man versuchen, über zwei Mahlzeiten zu fasten. Will man länger fasten, ist es gut, das unter Aufsicht eines erfahrenen ayurwedischen oder Ge-

sundheitstherapeuten zu tun, wenn man noch Neuling ist. Von der Konstitution her haben Kaphas *die besten Voraussetzungen zum Fasten.* Pittas *und* Vatas *müssen beim Planen ihrer Fastentage aufpassen, vor allem, um günstige Zeiten zu wählen.*
Wie oft soll man fasten? Das schwankt sehr stark mit der jeweiligen Person. Dr. Sunil Joshi, der zu den führenden indischen Experten für Pancha Karma *(die fünf therapeutischen Reinigungsverfahren) gehört, empfiehlt Fasten bis zu einmal in 14 Tagen beziehungsweise mindestens einmal in 25 Tagen. Kinder, Babys und schwangere Frauen sollten außer unter seltenen Voraussetzungen nicht fasten. Zu diesen Zeiten sollte der physische Aufbau im Vordergrund stehen, nicht die Reinigung.*
Als eine andere Möglichkeit, zum ersten Mal zu fasten, kann man eine Mahlzeit wie beschrieben einnehmen, also den Darmreinigungs-Tee und den frischen Genüsesaft, und danach ein einfaches Kichadi *(heilender indischer Eintopf, S. 128) als Mittag- und Abendessen. Du solltest erleben, wie Dein Körper sich dabei fühlt. Wenn er Kraft und Begeisterung empfindet, solltest Du das zum Ausdruck kommen lassen. Wenn er bei der Aussicht, eine Mahlzeit auszulassen, müde oder ängstlich ist, solltest Du gnädig mit Dir selbst umgehen. Tu, was Du kannst und was für Dich geeignet ist.*

Zusätzliche Unterstützung beim Fasten
Ölmassage
Yoga
Trockene Bürstenmassage
Ruhige Spaziergänge
Pranayama
Ausruhen

Darmreinigungs-Tee

Zubereitungszeit: 20 Minuten, ergibt 4 Tassen
Sattvisch, - Vata, 0 Pitta, 0 Kapha ✿ ✷ ❤ ❄

1 1/4 Liter reines Wasser

zum Kochen bringen.

1 Eßlöffel frische geraspelte Ingwerwurzel
1 Eßlöffel Gelbwurz
1 Eßlöffel getrocknete Süßholzwurzel

zufügen. Deckel auflegen und Platte herunterschalten. 10 - 15 Minuten köcheln lassen. Abseihen und trinken.

**** Reinigend in der Polarity-Therapie**

Bemerkungen: Dieser Tee wurde mir ursprünglich von Dr. Sunil Joshi, Nagpur, für Fastentage empfohlen. Er ist vor allem für Menschen mit entzündetem oder blockiertem Darm hilfreich. Der enthaltene Ingwer baut Abfallstoffe, *Ama*, ab, die Gelbwurz reinigt das Blut, und die Süßholzwurzel läßt die Entzündung abklingen. Er würde allgemein nicht angewandt werden, wenn eine Entzündung ohne *Ama* besteht, weil der Ingwer die Hitzeentwicklung ungünstig erhöhen könnte.

Frischer Gemüsesaft

Zubereitungszeit: 20 Minuten mit der Reinigungszeit für die Presse, ergibt 2 Tassen
Sattvisch, - Vata, + Pitta (im Übermaß), - Kapha ✿ ✷ ❤

Für dieses Rezept brauchst Du eine Gemüsepresse oder einen Entsafter.

6 Karotten, biologisch
1 Stangensellerie, biologisch
1/2 Pfund rohen Spinat (1/2 Büschel)

waschen. Mit Presse oder Entsafter zu Saft verarbeiten und

1/2 – 1 Tasse reines Wasser

hinterherschicken.

Bemerkungen: Dieser Saft ist eine bemerkenswert reiche Quelle an Mineralstoffen und Vitaminen und vor allem für viele Arten von Gelenkschmerzen gut, wenn er regelmäßig eingenommen wird.

Wenn ein *Pitta* nach einer guten frischen Gemüsekombination sucht, wird es klug sein, viel weniger Karotte und mehr Römischen Salat, Gurke und/oder frischen Fenchel (Knollenfenchel) zu verwenden, wenn der Saft regelmäßig getrunken werden soll. Man kann auch mehr Wasser zum Verdünnen des Saftes verwenden, bis zur Hälfte, obwohl je nach Verhältnis der Nährstoffgehalt sinkt.

Tschai

Zubereitungszeit: 15 Minuten oder länger, ergibt 6 Tassen
*Sattvisch** ✿ ❤ ❄

3 Tassen frische rohe Kuh- oder Sojamilch
3 Tassen reines Wasser

in einen großen Topf gießen und zum Kochen bringen.

1 Zimtstange
Samen aus 5 Kardamomschoten
1 Messerspitze ganze schwarze Pfefferkörner
1 Messerspitze Fenchelsamen
1 Teelöffel bis 1 Eßlöffel frisch geraspelte Ingwerwurzel, geschält

zufügen. Deckel auflegen und leise köcheln lassen, bis der Geschmack Dir zusagt, 1/4 bis 1 Stunde. Heiß servieren, mit

☞

kaltgeschleudertem Honig

gesüßt.

** - Vata, 0 Pitta, mäßig + Kapha (mit Kuhmilch und 1 Teelöffel Ingwer)*

** - Vata, + Pitta, wenig + Kapha (mit Kuhmilch und 1 Eßlöffel Ingwer)*

** 0 Vata, 0 Pitta, 0 Kapha (mit Sojamilch und 1 Teelöffeln Ingwer)*

Aufbauender Mandeltrunk

Zubereitungszeit: Einweichen über Nacht plus 10 Minuten, für 1 Person

SATTVISCH, - Vata, - Pitta, + Kapha ✿ ✷ ❤ ❄

8 rohe Mandeln
1 Tasse Wasser

über Nacht zusammen einweichen lassen. Am Morgen die Hälfte des Wassers aufheben und den Rest abgießen. Die Schalen von den Mandeln reiben. In einem kleinen Topf

3/4 Tasse rohe Milch

zum Kochen bringen. Die Milch mit den Mandeln, der halben Tasse Wasser und

1 Eßlöffel Rosenblütenblätter
1/4 Messerspitze Safran
1 Messerspitze gemahlenem Kardamom (wahlweise)
1/2 Teelöffel kaltgeschleudertem Honig

in einen Mixbecher gießen. Glattmixen. Trinken.

Bemerkung: Diese Abwandlung eines traditionellen *Rasayanas* bringt *Vata* auf den Boden, beruhigt reizbares *Pitta* und tonisiert die Nerven.

Schneller heißer Apfelwein

Zubereitungszeit: 10 – 15 Minuten, für 6 Personen

SATTVISCH, 0 Vata, - Pitta, - Kapha ✿ ❤ ❄

In einem großen Topf

3 Tassen frischen Apfelwein
2 Tassen reines Wasser
2 Zimtstangen
1 Nelke

erhitzen. Heiß servieren.

Abwandlung: **Heißer Kirschwein:** Kirschwein (in Literflaschen in Naturkostläden erhältlich) mit 3 Nelken oder mit 1/4 Teelöffel Kardamom und 1/4 Teelöffel Zimt verwenden.

RAJASISCH (der Wein aus der Flasche), - Vata, 0 Pitta, - Kapha

Heißes Carob-Getränk

Zubereitungszeit: 5 – 10 Minuten, ergibt 3 Tassen
Sattvisch, 0 Vata, - Pitta, - Kapha ✿ ❤ ❄

In einem kleinen Topf

1 1/2 Tassen Sojamilch
1 1/2 Tassen Wasser

zum Kochen bringen. Sofort von der Platte nehmen und mit

2 Eßlöffeln rohem Carob-Pulver
1 Eßlöffel kaltgeschleudertem Honig
1 Eßlöffel Dacopa (gemahlene Dahlienwurzel) (wahlweise)

verrühren. Heiß servieren.

Getränk für * **Rotationsdiät Tag 3**

** **Aufbauend in der Polarity-Therapie**

Abwandlung: Die Sojamilch kann durch frische rohe Kuhmilch ersetzt werden. 20 Sekunden oder länger abkochen.

Sattvisch, - Vata, - Pitta, + Kapha

Bemerkungen: Das ergibt ein beruhigendes Getränk für einen kalten Winterabend. Dacopa ist einfach getrocknete Dahlienwurzel, die im Handel als Instant-Kaffee-Ersatz, zum Beispiel als Caffix erhältlich ist.

Mandelmilch

Zubereitungszeit: 10 Minuten plus 2 Stunden oder länger zum Einweichen, ergibt 2 Tassen
Sattvisch, - Vata, 0 Pitta, wenig + Kapha ✿ ✷ ❤ ❄

2 Tassen reines Wasser

zum Kochen bringen. Von der Platte nehmen und etwas abkühlen lassen. Dann über

3 Eßlöffel rohe Mandeln, vorzugsweise biologische

gießen. Die Mandeln mindestens 15 Minuten einweichen lassen, besser sind 2 – 8 Stunden. Es ist am einfachsten, sie über Nacht einzuweichen. Die Schalen von den Mandeln abreiben und die Mandeln mit dem Einweichwasser in einen Mixbecher oder in die Küchenmaschine geben. Bei niedriger Geschwindigkeit einige Sekunden lang mahlen, dann bei hoher Geschwindigkeit glattmixen. Durch ein Edelstahlsieb abseihen, wenn man es ganz glatt haben will.

Mit

1 Eßlöffel Ahornsirup (wahlweise)

süßen.

☞

Diese Milch kann man als Basis für Mischgetränke, Suppen oder Backwaren verwenden.

Getränk für * **Rotationsdiät Tag 2**

Nußmilch

Zubereitungszeit: 10 Minuten, manchmal Einweichzeit vorher, ergibt 1 Tasse
SATTVISCH, - Vata, + Pitta und Kapha (im Übermaß) ✿ ✷ ❤ ❄

Nußmilch ist leicht herzustellen, wenn man einen Mixbecher oder eine Küchenmaschine hat. Einfach

1 1/2 Eßlöffel rohe Nüsse, zum Beispiel Walnüsse, Cashewkerne, Mandeln oder Pekannüsse

im Mixbecher oder der kleinen Schüssel trocken zu einem feinen Pulver vermahlen.

1 Tasse heißes Wasser

zufügen. Im Mixbecher bei hoher Geschwindigkeit pürieren, bis alles glatt ist. Diese Nußmilch kann man ungesüßt in Suppen, Saucen und Backwaren verwenden. Sie kann mit Kräutern, etwas Miso, Tamari oder Sojasauce gewürzt werden. Oder man kann sie mit

1 Teelöffel kaltgeschleudertem Honig (für *Vata* oder *Kapha*) oder Ahornsirup (für *Pitta* oder *Vata*)

süßen.

Heiße Sesammilch

Zubereitungszeit: 5 Minuten, für 1 Person
SATTVISCH, - Vata, + Pitta und Kapha (im Übermaß) ✿ ✷ ❤ ❄

1 Tasse Wasser

zum Erhitzen aufsetzen. In eine Tasse

1 Teelöffel rohes Sesam-Tahin
1/2 Teelöffel kaltgeschleuderten Honig (wahlweise)

geben. Wenn das Wasser heiß ist, aber nicht kocht, in die Tasse gießen und mit einem Teelöffel umrühren. Das Getränk kann mit

1 Messerspitze Vanilleextrakt

aromatisiert werden. Gut zum schluckweisen Trinken, wenn es an einem kühlen Abend spät geworden ist.

***Abwandlung für* * Rotationsdiät Tag 4:** Statt mit Honig mit Dattelzucker oder Fruchtzucker süßen und statt des Vanilleextraktes etwas Vanilleschote verwenden.

Izas Tropen-Mischgetränk

Zubereitungszeit: 5 Minuten, ergibt 1 Tasse oder mehr
Sattvisch, - Vata, 0 Pitta, 0 Kapha ✿ ✱ ❤ ❄

1/2 reife Banane, bevorzugt biologisch
Saft einer großen Orange, ebenso
1/2 reife Birne, ebenso
1/2 – 1 Tasse biologischer Fruchtsaft

zusammen pürieren, bis alles glatt ist. Trinken.

**** Reinigend in der Polarity-Therapie**

Bemerkungen: Ich habe höchst deutliche und präzise Instruktionen für die Niederschrift dieses geheimen Rezeptes und seines Namens erhalten, und zwar von meiner 4 3/4 Jahre alten Oberküchenhilfe Iza Helen Rose. Es eignet sich vorzüglich zum Herunterspülen ungesunder Substanzen wie zum Beispiel ayurwedischer Kräuter und anderer geheimnisvoller Mixturen.

Pfirsich-Mischgetränk

Zubereitungszeit: 5 Minuten, ergibt 1 Tasse
Sattvisch, - Vata, 0 Pitta, etwas + Kapha ✱

2 Eßlöffel abgezogene Mandeln

in einem Mixbecher oder mit der Küchenmaschine zu einem feinen Pulver mahlen.

1/2 Tasse Wasser

zuerst bei niedriger, dann bei hoher Geschwindigkeit schluckweise zugeben und pürieren.

2 sehr reife Pfirsiche in Scheiben
1 Eßlöffel Ahornsirup

zugeben, auch hier wieder bei niedriger, dann bei hoher Geschwindigkeit (dem Mixgerät ein paar Pausen gönnen, vor allem, wenn es schon älter ist). Bei Zimmertemperatur oder gekühlt servieren. Schöne Pfirsichfarbe.

*** Rotationsdiät Tag 2**

Bemerkungen: Mischgetränke kann man leicht im Mixbecher oder mit der Küchenmaschine herstellen. Alles, was man braucht, ist eine Flüssigkeit wie frischer Obstsaft, frische Milch oder Nußmilch, die man mit seinem reifen Lieblingsobst kombiniert und dann mixt, bis alles glatt ist. (Davon rührt wohl die englische Bezeichnung „smoothies" für solche Mischgetränke, die wörtlich „Glatties" bedeutet.) Man kann auch nach Geschmack und wegen ihrer positiven Wirkung auf die Verdauung Kräuter und Gewürze beifügen. Zur Herstellung von „ayurwedischen Mischgetränken" sollte man einfach nur daran denken, die Zutaten bei Zimmertemperatur oder kühl, aber nicht gefroren zu verwenden und die Mischung relativ einfach zu halten. Wenn das Verdauungsfeuer gut ist, kann man verschiedene Obstsorten mischen. Wenn nicht, ist es besser, jeweils nur eine Obstsorte zu verwenden. Einzelne Obstsorten sind das geringste Problem für die Verdauung. Izas Tropen-Mischgetränk gehört zu meinen Lieblings-Mischgetränken.

Teil Drei

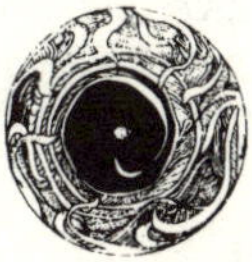
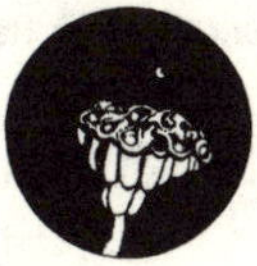
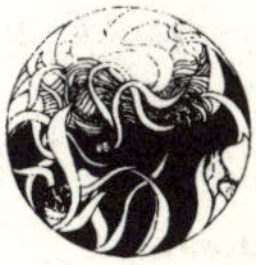
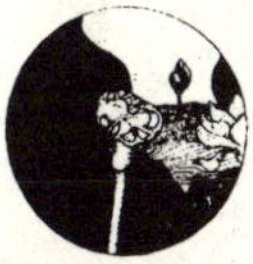
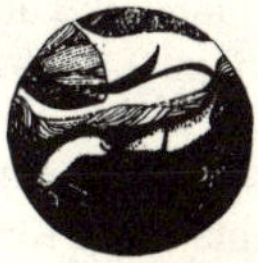
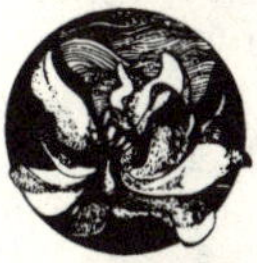
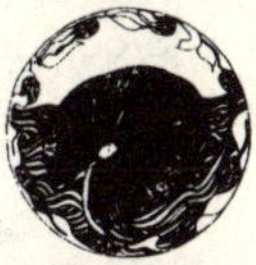

Anhang

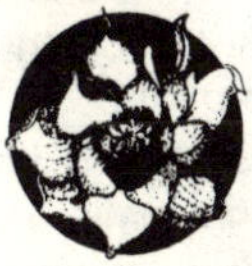
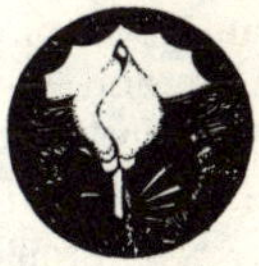
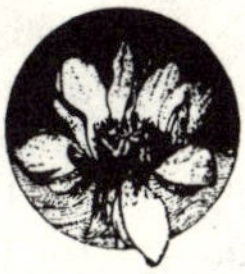
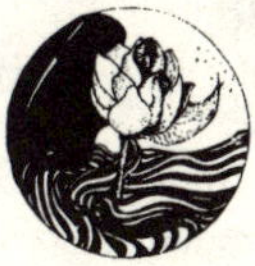
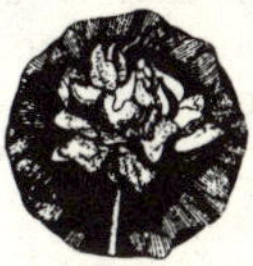

Anhang I: Entdecke Deine Veranlagung

Jeder konstitutionelle Typ hat bestimmte Charaktereigenschaften. Du kannst Dich selbst einschätzen, indem Du den untenstehenden Fragebogen ausfüllst. Setze ein Häkchen neben die Möglichkeit, die Dich am besten beschreibt; gelegentlich mußt Du wahrscheinlich mehr als eine Spalte ankreuzen. Neben jedes Häkchen schreibst Du eine „1", wenn diese Zeile manchmal auf Dich zutrifft, und eine „2", wenn sie meistens oder oft auf Dich zutrifft. (Wenn es Dir wirklich ständig schwerfällt, Dich für die eine oder andere Antwort zu entscheiden, schreibe 5 zusätzliche Punkte in die Vata-Spalte!) Entspanne Dich und sei so ehrlich mit Dir selbst, wie Du nur kannst.

Vata

__ Schlank und auch schlank gewesen; kann ungewöhnlich groß oder klein sein

__ Schlank als Kind

__ Leichte Knochen und/oder feingliedrig

__ Schwierigkeiten beim Zunehmen

__ Kleine, aktive, dunkle Augen

__ Haut trocken, wird leicht rauh, *vor allem im Winter*

__ Im Vergleich zur übrigen Familie dunklerer Teint; leicht bräunend

__ Haar: dunkel, stark, borstig, widerspenstig, *trocken*

__ Bevorzugtes Klima: Wärme, Feuchtigkeit, Sonne

__ Variierender Appetit; kann sehr hungrig werden, dabei sind meist die „Augen größer als der Magen"

Pitta

__ Mittlere, wohlproportionierte Erscheinung

__ Mittlere Größe als Kind

__ Mittelstarke Knochenstruktur

__ Nimmt leicht zu oder ab, wenn der Wille da ist

__ Durchdringende hellgrüne, graue, amberfarbene *oder blaue* Augen

__ Haut/*Haare:* fettig/ ölig

__ Helle Haut; kriegt schneller einen Sonnenbrand als der Rest der Familie

__ Haar: fein, hell, leicht fettend; blond, rot oder schnell ergrauend

__ Bevorzugtes Klima: kühl, leichte Brise

__ Irritiert, wenn eine Mahlzeit übergangen oder hungrig wird; guter Appetit

Kapha

__ Tendenz zu starker Statur

__ Plump oder ein wenig pummelig als Kind

__ Schwere Knochenstruktur

__ Nimmt leicht zu und hat Probleme, wieder abzunehmen

__ Große, attraktive Augen mit langen Wimpern

__ Haut: dick, kühl, geschmeidig

__ Bräunt langsam, aber gleichmäßig; Haut bleibt länger kühl als bei anderen

__ Haar: dick, wellig, leicht fettig, hell oder dunkel

__ Bevorzugtes Klima: fühlt sich überall wohl, solange es nicht zu feucht ist

__ Guter Appetit, ißt gern, kann jedoch Mahlzeiten ohne körperliche Proble-

Vata

__ Ausscheidung unregelmäßig; Stuhl kann trocken und hart sein; evtl. Verstopfung

__ *Die Verdauung ist manchmal gut, manchmal nicht. Gase kommen häufiger vor*

__ Arbeit: Abneigung gegen Routine, *hat lieber Spontaneität*

__ Arbeitsqualitäten: Kreatives Denken. *Muß sich Ideen meistens aufschreiben, damit sie nicht vergessen werden*

__ Geist immer aktiv, denkt ständig über neue Pläne und wichtige Dinge nach

__ Gedächtnis manchmal nicht ganz verläßlich

__ Gern körperlich aktiv *oder Ruhelosigkeit spiegelt sich in Angewohnheiten wider wie mit den Fingern zu trommeln oder mit einem Bein zu wippen*

__ *Dinge schnell zu erledigen fällt leicht*

__ Fühlt sich geistig eher enspannt bei körperlicher Betätigung

__ Ändert seine Meinung leicht

Pitta

__ Regelmäßige und problemlose Ausscheidung; Stuhl ist weich, ölig, locker; mindestens ein- oder zweimal täglich

__ Gewöhnlich gute Verdauung

__ Arbeit: mag Planung und Routine, besonders wenn selbst bestimmt

__ Arbeitsqualität: Leiter und Initiator; *muß aufpassen, daß nicht zu kritischer oder ungeduldiger Umgang mit sich selbst und mit anderen*

__ Hat einen scharfen Verstand

__ Gedächtnis normalerweise ziemlich gut

__ Mag körperliche Aktivitäten, besonders Wettkämpfe

__ Bringt normalerweise gute Arbeitsleistung und will Tempo selbst bestimmen

__ Bewegung *oder kreative Beschäftigung helfen,* die Emotionen unter Kontrolle zu halten

__ Hat feste Meinungen und teilt sich anderen gern mit

Kapha

me übergehen, wenn es sein muß (mag es aber nicht)

__ Regelmäßige Ausscheidung; Stuhl gleichmäßig, dick und schwer

__ Gute Verdauung; manchmal etwas langsam

__ Arbeit: mag Routine *lieber, als an etwas mit Spontaneität heranzugehen*

__ Arbeitsqualitäten: Kann Projekte problemlos abwikkeln und gut organisieren; *Kann leicht ziemlich ruhig und geduldig bleiben*

__ *Kann geistige Unruhe ziemlich leicht loswerden, das war noch nie schwierig*

__ *Gedächtnis gut bis ausgezeichnet*

__ Mag am liebsten entspannende Freizeitaktivitäten

__ Läßt sich gern etwas Zeit, wenn etwas zu erledigen ist

__ Bewegung hält das Gewicht im Rahmen, was eine Diät allein nicht schaffen würde.

__ Ändert Meinung und Ideen nur langsam

Vata

__ Tendiert zu Angst oder Furcht bei Streß

__ Träumt oft, erinnert sich aber kaum an Träume

__ Wechselhafte Stimmungen und Einfälle

__ Mag Knabbereien, Snacks

__ Bei Krankheit vornehmlich nervöse Störungen oder scharfer Schmerz, *oder Verdauungsstörungen*

__ Leichter Schlaf; Schlaflosigkeit kann manchmal zum Problem werden

__ Findet, Geld ist zum Ausgeben da *oder zum Teilen*

__ Sexualität schwankend; rege Fantasie

__ Brüchige Fingernägel oder Nägel mit Riefen und Erhebungen

__ Kalte Hände und Füße; transpiriert kaum

__ Leichter, schneller, veränderlicher Puls, kalte Hände

__ Veränderlicher Durst.

Pitta

__ Tendenz zu Ärger, Frustration oder Irritiation unter Streß

__ Oft farbige Träume, erinnert sich leicht daran

__ Starke Ausdruckskraft der Gefühle und Ideen

__ Mag eiweißreiche Kost wie Geflügel, Fisch, Eier, Bohnen

__ Bei Krankheit am wahrscheinlichsten Fieber, Ausschlag, Entzündungen

__ Gewöhnlich guter Schlaf

__ Findet, Geld sollte am besten für besondere Dinge ausgegeben werden oder für Anschaffungen, die nützlich sind

__ Sexualität wach und bereit

__ Biegsame Nägel, aber stark

__ Guter Kreislauf, gelegentlich transpirierend

__ Starker, voller Puls; warme Hände

__ Gewöhnlich durstig

Kapha

__ Tendenz, schwierige Situationen vermeiden zu wollen, *anstatt sich ihnen zu stellen*

__ Erinnert sich nur an besonders intensive oder bedeutungsvolle Träume

__ Zuverlässig, stabil; liebt keine Veränderungen

__ Mag fett- und stärkehaltige Nahrung, Brot

__ Bei Krankheit Tendenz, überschüssige Flüssigkeit oder Schleim zurückzuhalten

__ Tiefer, guter Schlaf

__ Kann Geld gut zusammenhalten, sparen*; legt Wert darauf, für sein Geld einen guten Gegenwert zu bekommen*

__ Konstante Sexualität und Bereitschaft

__ Starke, dicke Nägel

__ Maßvolle Transpiration

__ Gleichmäßiger, *rhythmischer*, langsamer Puls; kühle Hände

__ Selten durstig

Addiere in jeder Spalte Deine Punkte. Die Konstitution (oder Konstitutionen) mit den meisten Punkten zeigt Dir, wo Dein Haupt-*Prakruti* liegt. Wenn Du zwei Konstitutionen fast gleich oft angekreuzt hast, hast Du wahrscheinlich ein zweifaches *Dosha: Vata-Pitta, Pitta-Kapha* usw. Nur selten sind alle drei ziemlich gleichmäßig vertreten, und das Ergebnis ist ein *Tridosha-* oder ein *Vata-Pitta-Kapha*-Typ.

Wenn Dir bei einem *Dosha* Einzelheiten aufgefallen sind, die von Deiner Gesamt-Konstitution abweichen, kann das darauf hindeuten, daß bei diesem *Dosha* etwas aus dem Gleichgewicht geraten ist. Wenn Du zum Beispiel hauptsächlich *Vata*-Eigenschaften angekreuzt hast, aber ebenso in der *Pitta*-Spalte „Gewöhnlich durstig" und „Bevorzugtes Klima: kühl, leichte Brise" und „Irritiert, wenn eine Mahlzeit übergangen wird" und wenn all diese letztgenannten Eigenschaften sich während der letzten paar Jahre entwickelt haben, dann könnte das darauf hindeuten, daß Du zwar vom grundsätzlichen konstitutionellen Typus *(Prakruti)* her ein *Vata* bist, derzeit aber bei *Pitta* (Dein *Vikruti*) ein Ungleichgewicht besteht. Im Text findest Du darüber weitere Informationen.

(**Entdecke Deine Veranlagung** basiert auf dem Fragebogen „Entdecken Sie Ihre Veranlagung" aus dem Buch „The Ayurvedic Cookbook" von Amadea Morningstar und Urmila Desai, in Deutsch erschienen unter dem Titel „*Die Ayurveda-Küche*" beim Heyne Verlag, Kochbücher und Getränkebücher Nr. 4633.)
Die ***schräggestellten*** Abschnitte zeigen an, daß es sich um von o.g. Quelle abweichende bzw. ergänzende Angaben handelt.

Anhang II: Überarbeitete Lebensmittel-Richtlinien für die grundlegenden konstitutionellen Typen

Beachte: Diese Tabelle bietet allgemeine Richtlinien an, die sich darauf beziehen, wie bestimmte Nahrungsmittel die drei *Doshas* beeinflussen. Es wird unvermeidbar sein, daß Du spezifische Anpassungen vornehmen mußt,

	Vata NEIN ▼	***Vata*** JA ▲	***Pitta*** NEIN ▼
Früchte	Äpfel, *roh*	Ananas	Ananas, sauer
	Birnen, *roh*	Aprikosen	Äpfel, sauer
	Früchte, getr.	Avocado	Aprikosen, sauer
	Gefrorenes Obst	Bananen	Bananen
	Granatapfel	Beeren, *alle*	Beeren, sauer
	Obst mit Zucker	Datteln	Erdbeeren**
	Persimonen (Dattelpflaumen)	Erdbeeren	Früchte, sauer
	Pflaumen	Feigen, frisch	*Gefrorenes Obst*
	Preiselbeeren	Früchte, süß	Grapefruit
	Quitten	Grapefruit	Kirschen, sauer
	Wassermelonen	Kirschen	Kiwi**
		Kiwi	Limonen*
		Kokosnuß	*Obst mit Zucker*
Beachte: *Früchte und Fruchtsäfte werden am besten für sich verzehrt bzw. getrunken.*		Limonen	*Orangen, sauer*
		Mango, *reif*	Papaya
		Melone, süß	Pfirsiche**
		Orangen	Preiselbeeren
		Papaya	Rhabarber
* *Nahrungsmittel sind in Maßen genossen in Ordnung*		Pfirsiche	*Saure Sobbe*
** *Nahrungsmittel können gelegentlich gegessen werden*		Rhabarber	Weintrauben, *grüne*
		Rosinen, eingeweicht	Zitronen*
		Saure Sobbe	*Zwetschgen, sauer*
		Trauben	
		Zitronen	
		Zwetschgen	
Gemüse	Gefrorenes, getrocknetes oder mit Mikrowelle zubereitetes Gemüse	Gekochtes Gemüse, frisch	*Scharfes Gemüse*
		Acorn-Kürbis	*Sauer eingelegtes Gemüse*
		Artischocken	Aubergine
		Bete	

abhängig von der Jahreszeit, der Tageszeit, der jeweiligen Stärke des Verdauungsfeuers, Nahrungsmittel-Allergien und so weiter. Diese Tabelle ist als allgemeine Anleitung gedacht, die Dich in die Lage versetzen soll, Deine eigenen Nahrungsmittel-Bedürfnisse besser kennenzulernen.

JA ▲ wirkt ausgleichend und NEIN ▼ reizt die jeweilige Konstitution.

* Nahrungsmittel sind in Maßen genossen in Ordnung

** Nahrungsmittel können gelegentlich gegessen werden

Pitta JA ▲	***Kapha*** NEIN ▼	***Kapha*** JA ▲	
Ananas, süß* *Äpfel, süß** Aprikosen, süß *Avocado** Beeren, süß Birnen Datteln Feigen Früchte, süß *getrocknete Früchte, die meisten, eingeweicht* Granatäpfel Kokosnuß Mango, *reif* Melonen Orangen, süß Persimonen (Dattelpflaumen) Pflaumen Quitten, süß Rosinen Weintrauben, süß Wassermelonen *Zwetschgen, süß*	Saures und sehr süßes Obst Ananas Avocado Bananen Datteln Feigen, frisch Grapefruit Kiwi* Kokosnuß Limonen** Melonen Orangen Papaya Rhabarber *Saure Sobbe* Trauben* Wassermelonen Zitronen* *Zwetschgen*	Aprikosen Beeren Birnen Erdbeeren* Feigen, getrocknet Granatäpfel Kirschen Mango, *reif* Persimonen (Datttelpflaumen) Pfirsiche *Pflaumen* Preiselbeeren Quitten Rosinen	**Früchte** ***Beachte:*** *Früchte und Fruchtsäfte werden am besten für sich verzehrt bzw. getrunken.* ** Nahrungsmittel sind in Maßen genossen in Ordnung* *** Nahrungsmittel können gelegentlich gegessen werden*
Süßes, bitteres oder zusammenziehendes-Gemüse *Acorn-Kürbis*	Süßes, saftiges und schweres Gemüse Sauer eingelegtes Gemüse	Rohes, scharfes, bitteres und zusammenziehendes Gemüse	**Gemüse**

	Vata NEIN ▼	Vata JA ▲	Pitta NEIN ▼
Gemüse (Fortsetzung)	Auberginen	Bockshornkleeblätter*	Bete
	Beteblätter*	Bohnen, grün, gut gekocht	Bockshornkleeblätter
	Blattgemüse*	*Bohnensprossen*	*Brunnenkresse**
	Blumenkohl	Brunnenkresse	*Chilischoten, scharf*
	Brokkoli**	*Butternut-Kürbis*	Knoblauch
	Chicoree	*Fenchel*	Kohlrabi*
	Chilischoten	Gurken	*Kresse**
	*Chinakohl***	Karotten	*Kürbis***
	Endiviensalat	*Knoblauch, gekocht**	Lauch (Porree), gekocht**
	Endiviensalat, fransiger	*Kresse**	*Möhren**
	Erbsen**	Kürbis*	Möhrengrün**
	Grünkohl	Lauch (Porree), gekocht	Oliven, grün
	Guy Lon	Feldsalat*	Pepperoni
	*Jicama**	Meerrettich**	Raukenkohl*
	Kartoffeln, weiße	*Mungbohnensprossen, gekocht*	Rettich
	Klettenwurzel	Okra, gekocht	Rettich (japan. Daikon)**
	Kohl	Oliven, *schwarze + grüne*	*Schalotten*
	Kohlrabi	*Pastinaken*	*Senfgrün*
	Kopfsalat*	Rettich	Spinat**
	Löwenzahnblätter	Rettich (japan. Daikon)*	Tomaten
	Mais, frisch**	*Scallopini-Kürbis*	*Zwiebeln, gekocht**
	*Mangold**	*Schalotten, gekocht*	Zwiebeln, roh
	Möhren	*Schwed. Rübe*	
	Möhrengrün	Senfgrün*	
	Pak Choi	*Sommerkürbis*	
	Pepperoni	Spargel	
	Petersilie*	Süßkartoffeln (Bataten)	
	Pilze	*Winterkürbis*	
	Portulak	Zucchini	
	Radicchio	Zwiebel, gekocht	
	*Raukenkohl**		
	*Rohes Gemüse im Übermaß**		
	Rosenkohl		
	Sellerie		
	*Sellerie-Kopfsalat-Kreuzung (Celtuce)***		

** Nahrungsmittel sind in Maßen genossen in Ordnung*

*** Nahrungsmittel können gelegentlich gegessen werden*

Gemüse (Fortsetzung)

Pitta JA ▲

Artischocken
Blattgemüse
Blumenkohl
Bohnen, grün
Bohnensprossen
Brokkoli
Butternut-Kürbis
Chicoree
Chinakohl
Endivie, fransige
Endiviensalat
Erbsen
Feldsalat
Fenchel
grüne Pfefferschoten*
Grünkohl
Gurken
Guy Lon
Jicama
Kartoffeln, weiß
Klettenwurzel
Kohlblätter
Kopfsalat
Löwenzahnblätter
Mais, frisch
Mangold
Okra
Oliven, schwarz*
Pak Choi
Paprika*
Pastinake
Petersilie
Pilze**
Portulak
Radicchio
Rosenkohl
Scallopini-Kürbis

Kapha NEIN ▼

Acorn-Kürbis
Butternut-Kürbis
*Fenchel**
Gurken
Oliven, schwarze oder grüne
Petersilie**
Schwed. Rübe
Spaghettikürbis
Süßkartoffeln
Tomaten
Winterkürbis

Kapha JA ▲

*Artischocken**
Auberginen*
Bete
Beteblätter
Blattgemüse, alle Arten
Blumenkohl
Bockshornkleeblätter
Bohnensprossen
Brokkoli
Brunnenkresse
Chicoree
Chilischoten
Chinakohl
Endivie, fransige
Endiviensalat
Erbsen
Feldsalat
Grüne Bohnen
Grüne Pfefferschoten
Grünkohl
Guy Lon
Jicama
Kartoffeln, weiß
Klettenwurzel
Knoblauch
Kohlbätter
Kohlrabi
Kopfsalat
Lauch (Porree)
Löwenzahnblätter
Mais, frisch
Mangold
Meerrettich
Möhren*
Möhrenenkraut
Okra
Pak Choi

** Nahrungsmittel sind in Maßen genossen in Ordnung*

*** Nahrungsmittel können gelegentlich gegessen werden*

	Vata NEIN ▼	*Vata* JA ▲	*Pitta* NEIN ▼
Gemüse (Fortsetzung) ** Nahrungsmittel sind in Maßen genossen in Ordnung* *** Nahrungsmittel können gelegentlich gegessen werden*	*Senfgrün* *Senfkohl** *Spaghettikürbis*** Spinat* Sprossen* *Tah Tsai* Tomaten *Topinambur** *Weißkohl* *Zuckererbsenschoten** Zwiebeln, roh		
Getreide	Kaltes, trockenes, aufgepufftes Getreide Gefrorene oder in der Mikrowelle zubereitete Produkte Buchweizen Gerste** Hafer, trocken	Amaranth* Hafer, gekocht Reis, *jegliche Sorten* *Teff** Weizen Wildreis	Amaranth** Buchweizen Hafer, trocken Haferkleie* Hafermüsli Hirse Mais *Popcorn** Quinoa*

Pitta JA ▲	*Kapha* NEIN ▼	*Kapha* JA ▲	
Schwed. Rübe Sellerie *Sellerie-Kopfsalat-Kreuzung (Celtuce)* Senfgrün* *Senfkohl* *Sommerkürbis* Spargel Sprossen, *alle Arten* *Süßkartoffeln* *Tah Tsai* *Topinambur* *Weißkohl* *Winterkürbis* *Yellow Crookneck-Kürbis* Zucchini *Zuckererbsenschoten*		Paprika* Pepperoni Petersilie Pilze** Portulak Radicchio Raukenkohl Rettich Rosenkohl *Scallopini-Kürbis* *Schalotten* Sellerie *Sellerie-Kopfsalat-Kreuzung (Celtuce)* Senfgrün *Senfkohl* Sommerkürbis Spargel Spinat Sprossen aller Arten *Tah Tsai* *Topinambur* *Weißkohl* *Yellow Crookneck-Kürbis* *Zucchini* *Zuckerschoten* Zwiebeln*	**Gemüse (Fortsetzung)** * *Nahrungsmittel sind in Maßen genossen in Ordnung* ** *Nahrungsmittel können gelegentlich gegessen werden*
Gerste Hafer, gekocht Reis, Basmati Reiswaffeln Reis, weißer Weizen Weizenkleie Weizenmüsli	Hafer, gekocht Reis, brauner Reis, weißer Weizen *Wildreis*	Amaranth Buchweizen Gerste Hafer, trocken Haferkleie Hirse Mais Müsli, fettarm *Popcorn*	**Getreide**

	Vata NEIN ▼	*Vata* JA ▲	*Pitta* NEIN ▼
Getreide (Fortsetzung)	Haferkleie Hirse Mais Müsli Popcorn Quinoa* Reiswaffeln** Roggen Weizenkleie (im Übermaß)		Reis, braun** Roggen *Teff** *Wildreis***
Tierische Produkte	Kaninchen Lammfleisch *Rindfleisch*** Schweinefleisch Wild	Eier Ente + *Enteneier* Hühner- oder Putenfleisch, weißes Fleisch Meeresfrüchte *Süßwasserfische*	Eigelb Ente Lammfleisch Meeresfrüchte, die meisten Rindfleisch Schweinefleisch Wild
Leguminosen	*Chana Dal* Erbsen, gespalten *Khala Chana* Kichererbsen (Garbanzos) *Kidneybohnen*** Kuherbsen Limabohnen Linsen, normale *Navybohnen* *Pintobohnen* Schwarze Bohnen Sojabohnen *Sojamargarine* Sojamehl Sojapulver Tempeh Weiße Bohnen	in Maßen und gut durchgekocht: Azukibohnen Mungbohnen Rote Linsen Schwarze Linsen *Sojajoghurt*** Sojakäse** Sojamilch, flüssig* Teparybohnen Tofu* *Tur Dal* *Urud Dal*	Rote Linsen Schwarze Linsen *Sojakäse*** *Sojamargarine* *Sojajoghurt* *Tur Dal* *Urud Dal**

** Nahrungsmittel sind in Maßen genossen in Ordnung*

*** Nahrungsmittel können gelegentlich gegessen werden*

Pitta JA ▲	*Kapha* NEIN ▼	*Kapha* JA ▲	
		Quinoa Reis, Basmati, in kleinen Mengen mit Pfefferkörnern oder Nelken Reiswaffeln* Roggen *Teff** Weizenkleie**	**Getreide (Fortsetzung)**
Eiweiß* Hühner- oder Putenfleisch, weißes Fleisch Kaninchen Shrimps** Süßwasserfische*	Ente Lammfleisch Meeresfrüchte Rindfleisch Schweinefleisch Süßwasserfische** Wild**	Eier, keine Spiegel- oder Rühreier mit Fett Hühner- oder Putenfleisch, dunkles Fleisch Kaninchen	**Tierische Produkte**
Azuki-Bohnen *Chana Dal* Erbsen, halbiert *Khala Chana* Kichererbsen (Garbanzos) Kidneybohnen Kuherbsen Limabohnen Linsen, normale Mungbohnen *Navybohnen* *Pintobohnen* Schw. Bohnen Sojabohnen Sojamehl* Sojamilch, fl. Sojapulver** Tempeh *Teparybohnen* Tofu Weiße Bohnen	Kidneybohnen Linsen, normale Mungbohnen* Schwarze Linsen Sojabohnen** *Sojajoghurt* Sojakäse Sojamargarine Sojamehl Sojamilch, kalt Sojapulver Tempeh Tofu, kalt Urud Dal	Jegliches Vorkeimen der folgenden ist gut: Azukibohnen *Chana Dal* Erbsen, halbiert *Khala Chana* Kichererbsen Kuherbsen Limabohnen *Navybohnen* *Pintobohnen* Rote Linsen Schwarze Bohnen Sojamilch, warm* *Teparybohnen* Tofu, warm* *Tur Dal* Weiße Bohnen	**Leguminosen** ** Nahrungsmittel sind in Maßen genossen in Ordnung* *** Nahrungsmittel können gelegentlich gegessen werden*

	Vata NEIN ▼	*Vata* JA ▲	*Pitta* NEIN ▼
Nüsse	Erdnüsse	In Maßen: Cashewkerne Haselnüsse Kokosnuß *Macadamianüsse* Mandeln Paranüsse Pekannüsse Pinienkerne Pistazien** Walnüsse, normale Walnüsse, schwarze	Cashewkerne Erdnüsse Haselnüsse *Macadamianüsse*
Samen	Flohsamenwegerich**	Chia-Samen (Hyptis suavolens) Leinsamen Kürbiskerne Sesam Sonnenblumenkerne	Chia-Samen (Hyptis suavolens)** Leinsamen** Sesam**
Süßmittel	Zucker, weiß	*Ahornsirup* Fruchtdicksäfte, *die meisten* Fruchtzucker (Fructose) Gerstenmalzsirup Honig, kaltgeschleudert Jaggery Melasse Reissirup, braun Sucanat Zuckerrohrsaft	Honig, kaltgeschleudert* Jaggery Melasse Zucker, weiß**
Beilagen	Chili* Ingwerpulver Ketchup Sprossen* Zwiebel, roh	Algen Ghee Gomasio Ingwer, frisch Joghurt, *frisch*	*Chilischoten* Gomasio Ingwerpulver Joghurt, *frisch* Käse, gerieben

** Nahrungsmittel sind in Maßen genossen in Ordnung*

*** Nahrungsmittel können gelegentlich gegessen werden*

Pitta JA ▲	*Kapha* NEIN ▼	*Kapha* JA ▲	
Kokosnuß Mandeln, gut eingeweicht	Cashewkerne Erdnüsse Haselnüsse Kokosnuß *Macadamianüsse* Paranüsse Pekannüsse Pinienkerne Pistazien Walnüsse, normale Walnüsse, schwarze	Mandeln, gut eingeweicht	**Nüsse**
Flohsamenwegerich Kürbiskerne* Sonnenblumenkerne	Flohsamenwegerich Sesam**	Chia-Samen (Hyptis suavolens) Leinsamen* Kürbiskerne* Sonnenblumenkerne*	**Samen**
Ahornsirup *Fruchtdicksäfte* Fruchtzucker (Fructose)* Gerstenmalzsirup Reissirup, braun Sucanat* Zuckerrohrsaft	*Ahornsirup*** Fruchtzucker (Fructose) Gerstenmalzsirup Jaggery Melasse Reissirup, braun Sucanat Zucker, weiß Zuckerrohrsaft	Honig, kaltgeschleudert *Fruchtdicksäfte, v. a. Apfel und Birne*	**Süßmittel** ** Nahrungsmittel sind in Maßen genossen in Ordnung* *** Nahrungsmittel können gelegentlich gegessen werden*
Algen, gut gespült * Ingwer, frisch** Kokosnuß Kopfsalat	Algen, *in Maßen*, gut gespült** Joghurt Käse, gerieben	Ghee* Knoblauch Kopfsalat Korianderblätter Meerettich	**Beilagen**

	Vata NEIN ▼	*Vata* JA ▲	*Pitta* NEIN ▼
Beilagen (Fortsetzung)		Käse, gerieben Knoblauch Kokosnuß Kopfsalat* Korianderblätter* Limone Mango-Chutney* Mango-Pickles* Mayonnaise Meerettich* Minzblätter* Papaya-Chutney* Pfeffer, schwarz Pickles* Rettich Rettich (jap., Daikon) Seetang, Hijki *Seetang, Kelp* Seetang, Kombu Senf Sesamsamen, *auch schwarz* Sojasauce Tamari* Zitonenpickles* *Zitrone* Zwiebeln, gekocht	Ketchup Knoblauch Limone Limonenpickles *Mango-Chutney* ** Mangopickles Mayonnaise *Meerettich* Papaya-Chutney Pickles Rettich Rettich (jap., Daikon)* Salz, *im Übermaß* Seetang (Kelp) Seetang, ungewaschen, *im Übermaß* Senf Sesamsamen, auch schwarz Sojasauce Tamari* Zitrone Zwiebeln (bes. roh)
Gewürze	Curryblätter (Neem)*	Ajuwan *Amchoor* Anis Asafoetida (Hing) Basilikum Bockshornklee* Bohnenkraut Cayennepfeffer* *Dill* Estragon	Ajuwan *Amchoor* Anis Asafoetida (Hing)* *Basilikum** Bockshornklee Bohnenkraut Cayennepfeffer Estragon* Ingwer (*bes. Pulver*)

** Nahrungsmittel sind in Maßen genossen in Ordnung*

*** Nahrungsmittel können gelegentlich gegessen werden*

Pitta JA ▲	*Kapha* NEIN ▼	*Kapha* JA ▲	
Korianderblätter Minzblätter Pfeffer, schwarz Seetang, Hijki, gut gespült Seetang, Kombu Sprossen	Ketchup Kokosnuß Limone Limonenpickles Mango-Chutney Mangopickles Mayonnaise Papaya-Chutney Pickles Salz Seetang, gut gespült** *Seetang, Hijki*** *Seetang, Kelp* Seetang, Kombu* Sesamsamen, *auch schwarz*** Sojasauce Tamari Zitrone	*Minzblätter* Pfeffer, schwarz Rettich Rettich (jap., Daikon) Senf Sprossen Zwiebeln	**Beilagen (Fortsetzung)**
Basilikumblätter, frisch Curryblätter (Neem) Dill Fenchelsamen Gelbwurz Kardamom* Koriander Krause Minze Kreuzkümmel	*Amchoor* Mandelextrakt* Tamarinde	Ajuwan Anis Asafoetida (Hing) Basilikum Bockshornklee Cayennepfeffer Curryblätter (Neem) Dill Estragon	**Gewürze**

** Nahrungsmittel sind in Maßen genossen in Ordnung*

*** Nahrungsmittel können gelegentlich gegessen werden*

	Vata NEIN ▼	_Vata_ JA ▲	_Pitta_ NEIN ▼
Gewürze (Fortsetzung)		_Fenchelsamen_	Knochblauch (bes. roh)
		Ingwer	Kümmel, _auch indischer_
		Kardamom	Lorbeerblätter
		Knoblauch	Majoran
		Koriander	Mandelextrakt
		Krause Minze	Meerettich
		Kreuzkümmel	Mohnsamen*
		Kümmel, _auch indischer_	Muskatblüte
		Kurkuma (Gelbwurz)	Muskatnuß
		Lorbeerblätter	Nelken
		Majoran	Oregano*
		Meerettich	Paprikapulver
		Mohnsamen	Piment
		Muskatblüte	Pippali*
		Muskatnuß	Rosmarin
		Nelken	Salbei
		Orangenschale	Senfsamen
		Oregano	Sternanis
		Paprikapulver	Tamarinde
		_Petersilie_*	Thymian*
		Pfeffer, schwarz	Zwiebeln (bes. roh)
		_Pfefferminze_*	
		Piment	
		Pippali	
		Rosenwasser	
		Rosmarin	
		Safran	
		Salbei	
		Senfsamen	
		Sternanis	
		Tamarinde	
		Thymian	
		Vanille	
		Wasserminze	
		Winterkohl	
		Zimt	
		Zwiebeln (gekocht)	

* _Nahrungsmittel sind in Maßen genossen in Ordnung_

Gewürze (Fortsetzung)

Pitta JA ▲	*Kapha* NEIN ▼	*Kapha* JA ▲
Orangenschalen*		Fenchel*
Petersilie*		Gelbwurz
Pfeffer, schwarz		Ingwer, frisch und Pulver
Pfefferminze		Kardamom
Rosenwasser		Knoblauch
Safran		Krause Minze
Vanille*		Kreuzkümmel
Wasserminze		Kümmel, auch indischer
Winterkohl		Lorbeerblätter
Zimt*		Majoran
		Meerettich
		Mohnsamen
		Muskatblüte
		Muskatnuß
		Nelken
		Orangenschale
		Oregano
		Paprikapulver
		Petersilie
		Pfeffer, schwarz
		Pfefferminze
		Piment
		Pippali
		Rosmarin
		Safran
		Salbei
		Senfsamen
		Sternanis
		Thymian
		Vanille
		Wasserminze
		Winterkohl
		Zwiebel

** Nahrungsmittel sind in Maßen genossen in Ordnung*

	Vata NEIN ▼	***Vata*** JA ▲	***Pitta*** NEIN ▼
Milchprodukte	*Jegliche Produkte, die nicht frisch sind* Eis *Hartkäse*** *Milchpulver (Kuhmilch)* *Milchpulver (Ziegenmilch)* Sauerrahm Ziegenmilch**	*Alle frischen Produkte in Maßen* *Butter** *Buttermilch, frisch* *Ghee* Joghurt, *frisch hergestellt* *Kuhmilch, frisch, roh* *Panir, frisch hergestellt* *Weichkäse, frisch hergestellt*	*Jegliche Produkte, die nicht frisch sind* Wasser Butter, gesalzen Buttermilch Eis Fetakäse Hartkäse Joghurt, *unverdünnt* Sauerrahm
Öle	*Stark gebratene Speisen* *Ranzige Öle*	Alle *frischen kaltgepreßten* Öle, bes. Sesamöl *Färberdistelöl*	*Stark gebratene Speisen* *Ranzige Öle* Im Übermaß: Aprikosenöl Maisöl Mandelöl Sesamöl* Sojaöl Sonnenblumenöl Walnußöl
Getränke	*Alkohol** Apfelsaft Birnensaft *Carob*** *Eis*kalte Getränke Gemüsesaftmischung, Handelsprodukt Granatapfelsaft Kaffee Kalte Milchgetränke	*Aloe-vera-Saft** Ananassaft Aprikosensaft Bananenshakes oder -pürees Beerensaft Gemüsebrühen** *Getreidetee* Grapefruitsaft *Karotten-Gemüse-Mischgetränke*	Alkohol Bananengetränk *Beerensaft, sauer* Eiskalte Getränke *Gemüsesaftmischung, Handelsprodukt* Gesalzene Getränke Grapefruitsaft Kaffee

** Nahrungsmittel sind in Maßen genossen in Ordnung*

*** Nahrungsmittel können gelegentlich gegessen werden*

Pitta JA ▲	Kapha NEIN ▼	Kapha JA ▲	
Joghurt, *frisch hergestellt,* verdünnt 1 : 2 - 3 Teile Wasser Butter, ungesalzen* Ghee Hüttenkäse, *frisch* Kuhmilch, *frisch, roh* *Panir, frisch hergestellt*** *Weichkäse, frisch hergestellt* Ziegen milch, *frisch, roh*	Jegliche Produkte, die nicht frisch sind Alle Käsesorten Butter Buttermilch Eis Joghurt, unverdünnt Kuhmilch Sauerrahm	Ghee Joghurt, verdünnt (1 : 4 oder mehr Teile Wasser) Ziegenmilch, *frisch*	**Milchprodukte**
In Maßen alle folgenden, kaltgepreßt: Avocadoöl* Kokosöl Olivenöl* Sojaöl Walnußöl	Aprikosenöl Avocadoöl Färberdistelöl Kokosöl Olivenöl* Sesamöl*	*Alle folgenden, kaltgepreßt, in kleinen Mengen:* Mandelöl Maisöl Sonnenblumenöl	**Öle**
Aloe-vera-Saft Apfelsaft Aprikosensaft Beerensaft, süß Birnensaft *Carob* Gemüsebrühe, *wenig gesalzen* Getreidetee *Granatapfelsaft* Kirschsaft, süß Kokosnußmilch	Alkohol, *im Übermaß* Bananengetränke Gemüsesaftmischung, Handelsprodukt Getränke, eiskalt Getränke, stark gesalzen (z. B. Bouillon) Grapefruitsaft Kohlensäurehaltige Getränke	*Aloe-vera-Saft* Apfelsaft Aprikosensaft Beerensäfte Birnensaft *Carob* Gemüsebrühe, leicht gesalzen Getreidetees *Granatapfelsaft* Kaffee** *Karotten-*	**Getränke** ** Nahrungsmittel sind in Maßen genossen in Ordnung* *** Nahrungsmittel können gelegentlich gegessen werden*

Getränke (Fortsetzung)

***Beachte:** Alle aufgeführten Getränke sollten am besten frisch zubereitet werden. Frische Getränke sind vorzuziehen gegenüber Getränken aus der Flasche, und Getränke aus der Flasche sind gefrorenen vorzuziehen, sowohl bei Säften als auch bei sonstigen Getränken.*

Vata NEIN ▼

Koffein
Kohlensäurehaltige Getränke
Pflaumensaft**
Preiselbeersaft
Tees, stark**
Tomatensaft

Kräutertee:
Alfalfa (Luzerne)**
Borretsch
Brennesseln**
Brombeere
Chrysantheme*
*Erdbeere**
Gerste
Hibiskus*
Hopfen**
Jasmin**
Klettenwurzel
Löwenzahnwurzel
Maisfäden
Mate
Meerträubel
Mistel*
Passionsblume*
*Rotklee**
Schafgarbe
Veilchen*
Winterkohl*

Vata JA ▲

Karotten-Ingwer-Saft
Karottensaft
Kokosnußmilch
Limonade
Mangosaft
Milch, warm und gewürzt
Milchgetränke, heiß, frisch
Misobrühe
Orangensaft
Papayasaft
Pfirsichnektar
Saure Säfte und Tees
Schokolade*
Traubensaft

Kräutertee:
Ajuwan
Bancha, mit Milch und Süßmittel
Basilikum
Beinwell
Bockshornklee
Echte Katzenminze
Eibisch
Eukalyptus
Fenchelsamen
Flohkraut
Früchtetee
Ginseng*
Haferstroh
Hagebutte
Himbeere*
Holunderblüten
Ingwer, frisch
Ingwer, wilder
Kamille

Pitta NEIN ▼

Karotten-Ingwer-Saft
Karottensaft, *im Übermaß*
Kirschsaft, sauer
Kohlensäurehaltige Getränke
Limonade
Misobrühe**
Orangensaft*
Papayasaft
Preiselbeersaft
Saure Säfte, Tees, Getränke
Schokolade
Tomatensaft

Kräutertee:
Ajuwan
Basilikum**
Bockshornklee
Eukalyptus
Flohkraut
Früchtetee
Ginseng
Hagebutten**
Ingwer*
Ingwer, wilder
Mate
Meerträubel
Nelken
Osha
Salbei
Sassafras (Steinbrech)
Wacholderbeere
Weißdorn
Ysop
Zimt**

** Nahrungsmittel sind in Maßen genossen in Ordnung*

*** Nahrungsmittel können gelegentlich gegessen werden*

Getränke (Fortsetzung)

Pitta JA ▲

Mangosaft
Milchgetränke, kühl, *frisch*
Pfirsichnektar
Pflaumensaft
Sojamilch
Traubensaft
Winterkohl
Ziegenmilch

Kräutertee:

Alfalfa (Luzerne)
*Bancha**
Beinwell
Borretsch
Brennessel
Brombeere
Chicoree
Chrysantheme
Echte Katzenminze
Eibisch
Erdbeere
Fenchelsamen
Gerste
Haferstroh
Hibiskus
Himbeere
*Holunderblüte**
Hopfen
Jasmin
Kamille
Klettenwurzel
Lavendel
Lotus
Löwenzahnwurzel
Maisfäden
Mistel
Orangenschale*
Passionsblume

Kapha NEIN ▼

Kokosnußmilch
Limonade
Milchgetränke, kalt
Misobrühe**
Orangensaft
Papayasaft
Saure Säfte, Getränke und Tees
Schokolade
Sojamilch, kalt
Tomatensaft

Kräutertee:

*Beinwell**
Eibisch
Früchtetee
Haferstroh*
Hagebutten**
*Lotus***
Süßholz

Kapha JA ▲

Ingwersaft
Karottensaft
Karottensaft-Kombinationen
Kirschsaft, *außer wenn* sauer
Koffein**
Mangosaft
Pfirsichnektar
Pflaumensaft
Preiselbeersaft
Sojamilch, warm und stark gewürzt
Tees, stark
Traubensaft*
Winterkohl
Ziegenmilch, warm und stark gewürzt

Kräutertee:

Ajuwan
Bancha
Basilikum
Bockshornklee
Borretsch
Brennessel
Brombeere
Chrysantheme
Echte Katzenminze
Erdbeer*blätter*
Eukalyptus
Fenchelsamen*
Flohkraut
Gerste
Ginseng
Hibiskus
Himbeere
Holunderblüten
Hopfen

** Nahrungsmittel sind in Maßen genossen in Ordnung*

*** Nahrungsmittel können gelegentlich gegessen werden*

	Vata NEIN ▼	*Vata* JA ▲	*Pitta* NEIN ▼
Getränke (Fortsetzung)		Krause Minze Lavendel Lotus *Melisse* Nelken Orangenschalen *Osha* Pfefferminze Rose Safran Salbei *Sarsaparilla* Sassafras (Steinbrech) Süßholz Wacholderbeere Weißdorn Ysop Zimt Zitronengras (Sereh)	
** Nahrungsmittel sind in Maßen genossen in Ordnung* *** Nahrungsmittel können gelegentlich gegessen werden*			
Sonstiges	*Chlorella-Algen**	*Spirulina und andere Blaualgen**	*Spirulina und andere Blaualgen***

Die Tabelle **Überarbeitete Lebensmittel-Richtlinien für die grundlegenden konstitutionellen Typen** basiert auf der *Tabelle für geeignete und ungeeignete Nahrungsmittel je nach Veranlagung* aus dem Buch *„The Ayurvedic Cookbook“* von Morningstar und Desai, in Deutsch erschienen beim Heyne Ver-

Pitta JA ▲	*Kapha* NEIN ▼	*Kapha* JA ▲	
Pfefferminze Rose *Rotklee* Safran Sarsaparilla Schafgarbe Süßholz Veilchen Zitronengras (Sereh) Zitronenmelisse	**Anmerkung:** Für *Kapha* Fruchtsäfte 1 : 1 mit Wasser mischen und in Maßen trinken	Ingwer, *fr.* + getr. Ingwer, *wilder* Jasmin Kamille Klettenwurzel *Krause Minze* Lavendel *Löwenzahn* Maisfäden Mate *Meerträubel* *Melisse* Melisse *Mistel* Nelken Orangenschalen *Osha* *Passionsblume* Pfefferminze Rose *Rotklee* Safran Salbei *Sarsaparilla** Sassafras (Steinbrech) Schafgarbe Veilchen Wacholderbeere Weißdorn Ysop Zimt Zitronengras	**Getränke (Fortsetzung)** * *Nahrungsmittel sind in Maßen genossen in Ordnung*
Chlorella-Algen		*Chlorella-Algen* *Spirulina und andere Blaualgen*	**Sonstiges**

---

lag unter dem Titel „Die Ayurveda-Küche“, Kochbücher und Getränkebücher Nr. 4633.
Die ***schräggestellten*** Abschnitte zeigen an, daß es sich um von o.g. Quelle abweichende bzw. ergänzende Angaben handelt.

Anhang III: Eine Anleitung für die Arbeit zu Hause

Es folgt ein Verfahren, das ich während der letzten paar Jahrzehnte mit meinen Kursteilnehmern und Patienten durchgeführt habe. Es ist einfach, und trotzdem kannst Du eine Menge daraus lernen. Normalerweise dauert es eine Stunde oder etwas weniger. Du brauchst ein Stück Papier und etwas zum Schreiben.

Nimm Dir einen Moment Zeit, um Dich zu entspannen und Deine Mitte zu finden. Wenn Du bereit bist, solltest Du ohne Beurteilung auf Dein Eßverhalten während der letzten ein bis fünf Tage zurückblicken. Soweit es geht, solltest Du Dir einfach nur einen Überblick verschaffen, was und wie Du gegessen hast – ohne Lob, Tadel, Kritik oder Kommentar. Einfach nur ansehen. Wenn Du das Gefühl hast, daß Du bereit bist, schreibst Du von dem, was Du in den letzten bis zu fünf Tagen gegessen hast, alles auf, woran Du Dich erinnern kannst.* Wenn Du willst, kannst Du auch notieren, wie Du Dich gefühlt hast, körperlich und gefühlmäßig. Das Hauptaugenmerk liegt aber darauf, was Du gegessen hast und wie Du es gegessen hast. Wenn Du diese Gedächtnis-Aufzeichnung über Deine Ernährungsgewohnheiten beendet hast, kannst Du damit eine Selbsteinschätzung vornehmen, wenn Du willst. Ich stelle meistens die folgenden Fragen:

1. Kannst Du sagen, welche Geschmacksrichtung hier vorherrscht? Bevorzugst Du zum Beispiel eher süße oder eher saure Lebensmittel? Gut gewürzte Gerichte oder eher Gerichte ohne ausgeprägten Geschmack?
2. Haben die Nahrungsmittel, zu deren Verzehr Du besonders neigst, eine bestimmte Beschaffenheit? Haben für Dich eher knackige Speisen eine besondere Anziehungskraft oder glatte, knusprige oder breiige? Was siehst Du, wenn Du Dir die Aufzeichnungen über Deine Ernährungsgewohnheiten anschaust?
3. Fallen Dir Temperaturen auf, die vorherrschen? Suchst Du Dir eher heiße oder kalte Gerichte aus? Rohe Speisen oder gekochte?

Diese ersten drei Fragenbereiche benutze ich, um mehr Klarheit darüber zu bekommen, was jemand wirklich bevorzugt. Du bekommst dadurch auch Anhaltspunkte, ob Deine Nahrungsmittelauswahl normalerweise Deine Kon-

* Andere Möglichkeit: Wenn Dein Erinnerungsvermögen nicht so gut ist, kannst Du dieses Verfahren vielleicht in einer etwas anderen Art anwenden. Entscheide Dich, wie lange Du Buch über Deine Eßgewohnheiten führen willst, und dann schreibe ein bis fünf Tage lang nach jeder Mahlzeit oder Zwischenmahlzeit alles auf, was Du gegessen und getrunken hast. Auch hier solltest Du wieder, soweit möglich, weder Dich selbst beurteilen noch ein Urteil darüber fällen, was oder wie Du ißt. Wenn Du Deine Aufzeichnungen beendet hast, kannst Du Dich mit den obigen Fragen wie beschrieben befassen.

stitution harmonisiert oder sie chronisch verstärkt. Diese Informationen bilden eine Basis für die weitere Arbeit. Ich machen dann so weiter:

4. Siehst Du irgendwelche Problembereiche, Gebiete, auf denen Du gern intensiver arbeiten würdest?

   Kannst Du diese Problembereiche wertungsfrei als Beobachtung formulieren, zum Beispiel: „Ich esse wirklich gern spätabends noch eine Menge, wenn ich allein bin."? Es kann sein, daß diese Beobachtungen oder diese Problembereiche Gefühle aufsteigen lassen. Es ist in Ordnung, wenn Du sie anerkennst, wenn Du bemerkst, daß damit starke Gefühle verbunden sind. Oder vielleicht ist mit einem Problembereich auch gar kein Gefühl verbunden, Du könntest dagegen sehr abgestumpft sein oder keine offensichtlichen Gefühle dafür haben. Wenn Du das bemerkst, ist es auch in Ordnung.

5. Gibt es etwas, was Du in diesem Problembereich gern tun oder anders machen würdest? Wenn ja, schlage ich vor, daß Du nur kleine Veränderungen planst, von denen Du Dir ziemlich sicher bist, daß Du sie durchhalten kannst. Du kannst immer noch später weitere Veränderungen vornehmen. Es ist wichtiger, daß Du lernst, Vertrauen in Deine eigene Fähigkeit zu haben, Dich zu verändern, als daß Du tiefgreifende und ideale Bedingungen planst und es sich herausstellt, daß es schwierig oder unmöglich ist, sie alle auf einmal zu bewältigen.

   Ein Beispiel, das sich auf das oben erwähnte Essen spät abends bezieht, könnte so lauten: „Wenn ich anfange, mich so zu fühlen, mache ich mir erst einmal eine Tasse heißen Tee und setze mich hin." Oder: „Wenn dieser Gedanke hochkommt, mache ich erst einmal einen Spaziergang in der Nachluft und lasse die Eindrücke auf mich wirken, wie sich die Luft auf meiner Haut anfühlt, welche Gerüche in der Luft liegen, Geräusche, andere Eindrücke." Was auch immer Dir da einfällt, es sollte eine kleine Verpflichtung sein, die sich jetzt für Dich gut anläßt, die Du auch realistischerweise durchführen kannst. Gib Dir eine Obergrenze vor, wie lange Du das gern ausprobieren würdest, eine Woche, einen Monat, was auch immer. Auch hier gilt wieder, daß es völlig in Ordnung ist, wenn Du Dir etwas nur für kurze Zeit vornimmst. Wenn Dir das, was Du tust, gefällt, kannst Du es Dir immer noch für eine weitere Zeitspanne vornehmen. Wichtiger ist es, daß Du Dir eine realistische Zeitspanne vorgibst, so daß Du die Veränderung auch wirklich erfahren kannst.

6. Wenn mehrere Problembereiche oder mögliche Veränderungen auftauchen und Du ab sofort daran arbeiten möchtest, dann solltest Du Dir für den Anfang nur einen davon heraussuchen. Du kannst Dir Deinen Selbsteinschätzungszettel ja aufheben, so daß Du mit den anderen Bereichen später arbeiten kannst, wenn Du dafür bereit bist. Wenn Du merkst, daß Du im Augenblick überhaupt nicht für irgendwelche Veränderungen bereit bist, solltest Du das auch notieren.

7. Nimm Dir die Zeit, Deine Ernährungsaufzeichnungen noch einmal durchzusehen und alle Stärken zu notieren, die Dir auffallen, sie anzuerkennen. Es kann sein, daß Du Dir an einem Tag die Zeit genommen hast, eine

frische Mahlzeit zuzubereiten oder in aller Ruhe zu essen. Oder Du könntest an einem oder allen dieser fünf Tage eine Mahlzeit mit anderen geteilt haben oder Deinen Bedürfnissen entsprechend gegessen haben. Du solltest Dir erlauben, jegliche Stärken, die Dir auffallen, anzuerkennen. Wenn Du in Deinen Ernährungsaufzeichnungen keine Stärken finden kannst, solltest Du auch das registrieren.

Diskussion: Im Ayurweda ist die Ernährung ein großer Teil des Wohlbefindens und des Heilens. Die Person, die da ißt, nimmt bei ihrer eigenen Heilung den wichtigsten Part ein. Dich mit Deinem eigenen Stil und Deiner eigenen Geschmacksrichtung vertraut zu machen, ist der erste Schritt in die Richtung, daß Du das Positive unterstützt, das Du Dir selbst angedeihen läßt, und daß Du Dir selbst die Chance gibst, Handlungen oder Einstellungen zu ändern, die Dir nicht zuträglich sind. Wir alle haben ganze Eimer voller Urteile geerbt und gesammelt, die wir auf dieser Reise mit uns herumtragen. Diese Urteile wollen sich in den Vordergrund drängen und ihre Meinung zu unseren Handlungen, unserem Verhalten, unseren Gefühlen und Gedanken abgeben. In dieser Übung oder in diesem Verfahren fordere ich Dich auf, Deine Eimer voller Urteile einen Augenblick lang zur Seite zu stellen, soweit Dir das möglich ist, damit Du sehen und hören kannst, und zwar ohne all das weiße Rauschen und die Statik, die von diesen Eimern ausgeht. In welchem Umfang auch immer Du das tust – es ist in Ordnung.

Wenn Du feststellst, daß es bei Deinen bevorzugten Geschmacksrichtungen oder Beschaffenheiten oder Temperaturen für Speisen Schwerpunkte gibt, solltest Du vielleicht zurückblättern und Dir noch einmal das Material darüber ansehen, das weiter vorn in diesem Buch zu finden ist, um andere Blickwinkel mit einzubeziehen.

Anhang IV: Menübeispiele

Tridosha-Menüs

✿ *Frühlingstag*

Frühstück:	Frühstücksreis, Ingwer-Koriander-Tee.
Mittagessen:	Mungsprossen-Suppe oder Arme-Leute-Spargelcremesuppe mit heißen Tortillas (für *Vata* und *Pitta* aus Weizen, für *Kapha* aus Mais), Junges Mischgemüse mit Estragon-Petersilien-Salatsauce.
Zwischenmahlzeit:	Ingwer-Birnen-Muffins, *Tridosha*-Tee.
Hauptmahlzeit:	Frischer Spinat-Gurken-Salat mit Estragon-Honig-Senf-Salatsauce, Quinoa-Spargel-Pilaf, Gedämpfte Artischocken.
Nachtisch:	(wahlweise) Dories türkische Süßspeise, Tschai.

✷ *Sommertag*

Frühstück:	Auswahl an frischem Obst: Aprikosen, Beeren, Süßkirschen, dunkle Weintrauben oder *Tridosha*-Obstsalat oder Frischer Obstsalat mit *pitta*beruhigendem Tee oder *Tridosha*-Tee, Bananen-Pfirsich-Muffins (bei großem Hunger).
Mittagessen:	Leichter Gurken-Gazpacho, Wildreissalat, Leichter Pfefferminztee.
Zwischenmahlzeit:	Kokos-Früchte-Mischgetränk oder frisches Obst: Beeren, reife Mango, Melone.
Hauptmahlzeit:	Gelierter Himbeer-Kiwi-Salat, Paella, frisch geraspelte Karotten mit Krauser Minze und Limone, *pitta*beruhigender Tee.
Nachtisch:	(wahlweise) Knusprige Kokosplätzchen.

❤ *Herbsttag*

Frühstück:	Heiße Quinoa oder Heißes Teff, Verdauungsfördernder Tee.
Mittagessen:	Ein *Kichadi* mit frischem Gemüse der Saison wie Blattgemüse und Winterkürbis, Zucchini-Salat, *Tridosha*-Tee.
Zwischenmahlzeit:	Heißer *Tschai*.

Hauptmahlzeit: Eine Tasse Herzhafte Gemüsesuppe, Schmackhafter Gemüseauflauf, eine Auswahl heißer Tees.

Nachtisch: (wahlweise) Frisches Ananas-Dessert.

❄ *Wintertag*

Frühstück: Herzhafter Rührtofu, *Tridosha*-Tee.

Mittagessen: *Ama*verminderndes *Dal* (zurückhalten beim Knoblauch), Quinoa mit Korianderblättern, Frische Sprossen-Gemüse-Mischung (wahlweise).

Zwischenmahlzeit: Geröstete Nüsse oder Roberts Apfelmus, Schneller heißer Apfelwein.

Hauptmahlzeit: Vegetarisches Stroganoff, Glasierte Bete (wahlweise), kleiner Gemischter Salat mit Cremiger Pesto-Salatsauce (wahlweise), heiße Tees.

Nachtisch: (wahlweise) Gewürzplätzchen.

Schneller Tag

Frühstück: Auswahl an frischem Obst: Aprikosen, dunkle Weintrauben, reife Mango, Beeren, Auswahl an kaltem Getreide: Reis, Vollkorn-Weizen, Hafer, Mais, Kuh-, Ziegen- oder Sojamilch.

Mittagessen: Brokkoli-Cremesuppe, Heiße *Chappatis* oder auch Rebekahs Tortillas, Frische Sprossen mit Gerösteten Sonnenblumenkernen.

Zwischenmahlzeit: Auswahl an frischem Obst: Äpfel, Orangen (süß), Bananen.

Hauptmahlzeit: Nudeln mit Leichter Basilikum-Sauce (Mais- oder Weizennudeln zur Auswahl), Sommersalat, heiße Tees.

Nachtisch: (wahlweise) Aprikosen-Tapioka (morgens vorbereitet).

Wochenende

Brunch: Crepes mit verschiedenen Füllungen oder Pfannkuchen aus Hafer- oder Gerstenmehl (s. S. 65), mit Ahornsirup, rohem Honig und/oder heißer Aprikosen-Sauce.

Zwischenmahlzeit: Gefüllter Stangensellerie oder Auswahl an frischem Obst: Äpfel, Orangen, Birnen, Bananen.

Hauptmahlzeit: Salattafel Superior, Gemüsebratlinge, Nudelsalat (wahlweise), Obstmischgetränke oder Wasser.

Nachtisch: (wahlweise) Apfelschnitten.

*Vata*beruhigende Menüs

✿ *Frühlingstag*

Frühstück:	Frühstücksbrei mit Reis und Mandeln, *Vata*beruhigender Tee.
Mittagessen:	Nori-Rollen mit Dip, Junges Mischgemüse mit Estragon-Honig-Senf-Salatsauce, Einfacher Ingwer-Tee.
Zwischenmahlzeit:	Abgezogene Mandeln oder frischer Frucht- oder Gemüsesaft.
Hauptmahlzeit:	Butter-Pekan-Nudeln, Zuckererbsenschoten, wie ich sie mag, Verdauungsfördernder Tee.
Nachtisch:	(wahlweise) Traumplätzchen.

✷ *Sommertag*

Frühstück:	*Vata*-Obstsalat, Frühstücksreis (bei großem Hunger), *Vata*beruhigender Tee.
Mittagessen:	Frischer Salat aus jungen Zucchini, Korianderblätter-Quiche, Vollkornweizencracker (wahlweise).
Zwischenmahlzeit:	Izas Tropen-Mischgetränk oder frisches Obst: Aprikosen, Bananen, Weintrauben oder Zwetschgen und anderes *vata*geeignetes Obst der Saison.
Hauptmahlzeit:	Lieblings-Cajun-Okragericht, Süßkartoffelplätzchen, Einfacher Salat mit Cremiger Knoblauch-Salatsauce, *Vata*beruhigender Tee.
Nachtisch:	(wahlweise) Kokosspeise.

❤ *Herbsttag*

Frühstück:	Heißer Bulgur, Einfache heiße Ingwermilch.
Mittagessen:	*Ama*vermindernes *Dal* mit Karotten und Zucchini, Einfacher Basmatireis mit Ghee, warme Milch oder Tee.
Zwischenmahlzeit:	Banane.
Hauptmahlzeit:	Thai-Pfannengericht, Einfacher Basmatireis, Kartoffelpüree aus Süßkartoffeln, *Tschai* oder *vata*beruhigender Tee.
Nachtisch:	(wahlweise) Halva-Bällchen.

❄ *Wintertag*

Frühstück: Haferflockenbrei mit Geschmack, Einfache heiße Ingwermilch oder *Tschai.*

Mittagessen: Ein *Kichadi* oder Süßkartoffelsuppe.

Zwischenmahlzeit: Heißer Kirschwein oder geröstete Nüsse oder Kerne.

Hauptmahlzeit: Dories Molé-Enchiladas, Grüne Bohnen mit Gerösteten Mandeln, Einfacher brauner Basmatireis (bei großem Hunger), Einfacher Ingwer-Tee.

Nachtisch: (wahlweise) Bananen-Gewürzkuchen oder Leckerer Süßkartoffel-Kuchen.

Schneller Tag

Frühstück: Aufbauender Mandeltrunk, Gesunder Instant-Haferschleim.

Mittagessen: Fruchtjoghurt, Tahin-Röllchen, Wasser oder Kräutertee.

Zwischenmahlzeit: Frisches Obst: Banane, Orange oder Weintrauben

Hauptmahlzeit: Ivys Orient-Suppe, *vata*beruhigender Tee, heiße *Chappatis* mit Ghee.

Nachtisch: (wahlweise) Gefüllte Früchte: Datteln mit Cashewkernen.

Wochenende

Brunch: Du kannst wählen zwischen Pfannkuchen mit Blaubeeren, Vollkornweizencrepes und Korianderblätter-Quiche, *Tschai.*

Zwischenmahlzeit: Angelas Guacamole und Vollkornweizencracker oder frisches Obst oder Gemüsesaft.

Hauptmahlzeit: Nudeln mit Cremiger Pestosauce, Verdauungsfördernder Tee, Zucchinisalat.

Nachtisch: (wahlweise) Papayaspeise.

Einige Abwandlungen

Frühstück: Heiße Quinoa oder Rührei mit Gemüse oder Frühstücks-Tacos oder Zimtrollen mit heißer Milch.

Mittagessen: siehe Mittagessen, S.71 – 72

Hauptmahlzeit: Wildreissalat oder Paella oder Quinoa-Spargel-Pilaf oder Bohnen-Fadennudeln mit Zuckererbsenschoten oder Schmackhafter Gemüseauflauf oder Vegetarisches Stroganoff oder Selbstgemachte Eiernudeln mit Leichter Basilikum-Sauce oder Nudeln ganz einfach.

Unterwegs (auf Reisen)

Beachte: Im allgemeinen ist es für *Vatas* am besten, wenn sie den Schwerpunkt auf warme, feuchte, gekochte Speisen legen und sich bei rohen, leichten, knusprigen, trockenen Speisen zurückhalten, vor allem auf Reisen.

Frühstück:	Frisches Obst: Aprikosen, Beeren, Kirschen, Kiwi, Mango, Papaya, Pfirsich, Ananas, Zwetschgen, Erdbeeren oder Haferflockenbrei oder Heißer Bulgur. Heißen Tee (eigene Teebeutel mitnehmen) oder verlorene, weichgekochte oder Rühreier mit Vollkorn-Weizentoast, Tortillas oder Muffins oder Pfannkuchen oder Waffeln (eigene verdauungsfördernde Kräuter mitbringen!).
Mittagessen:	Heiße Gemüsesuppe mit Brot oder Hüttenkäse, Nudelsalat, kleiner grüner Salat.
Zwischenmahlzeit:	Frisches Obst oder Fruchtsäfte, die beruhigend auf *Vata* wirken (Apfel, Birne, Preiselbeere vermeiden), oder Nüsse und Kerne oder Joghurt und/oder warme Getränke (nimm Dir eine Thermoskanne mit Deinem Lieblingsgetränk mit, das ist vor allem gut, wenn Du fliegst).
Hauptmahlzeit:	Nudeln mit Sahnesauce, gekochtes Gemüse oder indische Küche mit milden Currys und Reis oder asiatische Gerichte mit Reis und Gemüse oder Eiercremes, Quiches, Rahmsuppen und ähnliches.

*Pitta*beruhigende Menüs

✿ *Frühlingstag*

Frühstück:	Ein *Pitta*-Obstsalat und/oder Ingwer-Birnen-Muffins oder Vollkorn-Weizentortillas oder Frühstücksreis und Heiße Kräutermilch.
Mittagessen:	Frühlingsnudeln, Junges Mischgemüse mit Cremiger Pestosauce, Wasser oder *Pitta*beruhigender Tee.
Zwischenmahlzeit:	Frisches Obst: Äpfel oder Beeren; oder Trockenobst: Feigen oder Rosinen.
Hauptmahlzeit:	Quinoa-Spargel-Pilaf, Einfache Azukis, Frischer Chinakohl-Salat, *Pitta*beruhigender Tee.
Nachtisch:	(wahlweise) Birnenschaum.

✷ *Sommertag*

Frühstück:	Frischer Obstsalat, Puffreis mit Kuh- oder Sojamilch, *Pitta*beruhigender Tee.
Mittagessen:	Leichter Gurken-Gazpacho, Quinoa mit Korianderblättern, Libanesische Kichererbsen (bei großem Hunger), kaltes Wasser oder Leichter Minztee.
Zwischenmahlzeit:	Frische Melone.
Hauptmahlzeit:	*Sopa de Elote* (frische Maissuppe), Frischer Salat aus jungen Zucchini, Lieblings-Bohnensalat auf italienische Art (bei großem Hunger).
Nachtisch:	(wahlweise) Kokosspeise.

❤ *Herbsttag*

Frühstück:	Heißer Bulgur, Milder Ingwer-Koriander-Tee (zurückhalten mit dem Ingwer).
Mittagessen:	*Ama*verminderndes *Dal* (ohne Knoblauch), Sommersalat, Einfacher Basmatireis (bei großem Hunger), *Pitta*beruhigender Tee.
Zwischenmahlzeit:	Ein frischer roher Apfel.
Hauptmahlzeit:	Bohnen-Fadennudeln mit Zuckererbsenschoten, gedämpfter Mangold, Bancha- oder Kräutertee.
Nachtisch:	(wahlweise) Frisches Ananas-Dessert oder Tropisches Früchtebrot.

❄ *Wintertag*

Frühstück:	Haferflocken mit Geschmack, *Tschai.*
Mittagessen:	Herzhafte Gemüsesuppe, Schmetterlingskekse oder Rebekahs Tortillas oder *Chappatis*, Kräutertee.
Zwischenmahlzeit:	Ayurwedisches Studentenfutter.
Hauptmahlzeit:	Schmackhafte Gemüsequiche, gedämpfter Brokkoli oder Rosenkohl, *Pitta*beruhigender Tee.
Nachtisch:	(wahlweise) Traumplätzchen, Schneller heißer Apfelwein oder *Tschai* (eine Stunde oder länger nach der Hauptmahlzeit servieren).

Schneller Tag

Frühstück:	Fruchtmischgetränk und Vollkornweizentortillas oder *Chappatis* (mit Ghee) und/oder Reis- oder Weizenfrischkornbrei mit Kuh-, Ziegen-, Soja- oder Reismilch.

Mittagessen:	Brokkolicremesuppe mit heißen Vollkorn-Weizentortillas oder Gefüllte Avocado mit schwarzen Bohnen und Korianderblättern, *Pitta*beruhigender Tee.
Zwischenmahlzeit:	Frisches Obst: Apfel, Birne, Melone; oder frisches Gemüse: Sellerie, Jicama, Erbsen oder andere *pitta*-beruhigende Arten.
Hauptmahlzeit:	Fettucchini (Bandnudeln) und Brokkoli mit Cremiger Oregano-Sauce, frische Sprossen, *Pitta*beruhigender Tee.
Nachtisch:	(wahlweise) Gefüllte Früchte: Calmyrna-Feigen mit Walnüssen.

Wochenende

Brunch:	Apfelküchlein oder Rührtofu mit Geschmack mit Zimtrollen oder Pfannkuchen mit Leckerer Apfelkonfitüre und Ahornsirup, heiße Milch oder Tee oder *Tschai.*
Zwischenmahlzeit:	Hummus und Vollkornweizen- oder Reiscracker (zurückhalten beim Knoblauch).
Hauptmahlzeit:	Salattafel Superior, Korianderblätter-Quiche oder Gebackene Pinquitobohnen, Wildreissalat.
Nachtisch:	(wahlweise) (mehrere Stunden nach der Hauptmahlzeit serviert) Beutelmelone mit frischen Himbeeren.

Abwandlungen

Frühstück:	Ein *Tridosha*-Obstsalat oder Ein *kapha*beruhigender Obstsalat oder Heiße Quinoa oder Scones mit Apfel mit Heißer Kräutermilch oder Heißer blauer Mais mit Rosinen.
Mittagessen:	Siehe Mittagessen, S. 71 – 72
Hauptmahlzeit:	Äquinox-Suppe oder Paella oder Ein *Kichadi* oder Gemüsebratlinge oder Vegetarisches Stroganoff oder Nudeln mit Leichter Basilikum-Sauce.

Unterwegs (auf Reisen)

Frühstück:	Haferflockenbrei oder Heißer Bulgur oder Reis- oder Weizen-Frischkornbrei mit Milch oder Vollkorn-Weizentortillas, Toast oder Englische Muffins oder Waffeln mit Ahornsirup.
Mittagessen:	Nori-Rollen oder Hummus mit Crackern oder Bohnen-Dip und Tortillas oder Gebackene Kartoffel mit Brokkolifüllung oder Mandelbutter-Röllchen (nimm die Zu-

	taten mit) oder Salatbars mit Gemüse, Bohnen, Hüttenkäse.
Hauptmahlzeit:	Bohnen-Burrito und Salat oder Nudeln mit Sahnesauce, Salat und Brötchen oder Asiatische Küche: Tofu, Reis und Gemüse.

*Kapha*beruhigende Menüs

✿ *Frühlingstag*

Frühstück:	Ein *kapha*beruhigender Obstsalat oder Braune Bostoner Brote (Muffins) (bei großem Hunger), starker Ingwertee.
Mittagessen:	Frischer Chinakohl-Salat, Arme-Leute-Spargelcremesuppe, Reiswaffeln (wahlweise), Verdauungsfördernder Tee.
Zwischenmahlzeit:	(wahlweise) Apfel oder Birne
Hauptmahlzeit:	*Ama*verminderndes *Dal* oder Thai-Pfannengericht mit Einfacher Gerste oder Kasha.
Nachtisch*:	(wahlweise) Ein frisches Stück Obst, beruhigend für *Kapha*.

✷ *Sommertag*

Frühstück:	Frischer Obstsalat (zurückhalten bei den Melonen) oder Ein *pitta*beruhigender Obstsalat, Belebender Tee.
Mittagessen:	Regenbogen-Sommersalat oder Großer gemischter Salat mit Estragon-Salatsauce oder Cremiger Pesto-Salatsauce, Korianderblätter-Quiche, Verdauungsfördernder Tee.
Zwischenmahlzeit:	(wahlweise) Beeren oder anderes *Kapha*-Obst der Saison.
Hauptmahlzeit:	Frisches Karottenaspik, Quinoa-Spargel-Pilaf, *Kapha*belebender Tee.
Nachtisch*:	(wahlweise) Dories türkische Süßspeise.

❤ *Herbsttag*

Frühstück:	Heiße Quinoa, Amaranth oder Teff oder eine heiße Suppe (zum Beispiel Brokkolicremesuppe), Ingwertee.
Mittagessen:	Schnelle Suppe aus schwarzen Bohnen, Heiße Mais-

	tortillas, Frische geraspelte Karotten mit Krauser Minze und Limone (wahlweise).
Zwischenmahlzeit:	(wahlweise) *Kapha*belebender Tee.
Hauptmahlzeit:	Gedämpfter Sommerkürbis oder Zucchini, Sobanudeln mit Knoblauch und Gemüse, Ingwer-Bancha-Tee.
Nachtisch*:	(wahlweise) Apfelmus.

❄ *Wintertag*

Frühstück:	Roggencreme oder Heißer blauer Mais mit Rosinen, Heißer Ingwertee.
Mittagessen:	Frühlingsnudeln (mit Maisnudeln) und Frischer Spinat-Gurken-Salat mit Estragon-Honig-Senf-Salatsauce, Wasser oder Kräutertee (falls durstig).
Zwischenmahlzeit:	(wahlweise) *Kapha*belebender Tee.
Hauptmahlzeit:	Frische Sprossen und gemischtes Blattgemüse mit Cremiger Knoblauch-Salatsauce, Ein *Kichadi* (bei großem Hunger), Verdauungsfördernder Tee.
Nachtisch*:	(wahlweise) Heißes Carob-Getränk.

* ***Beachte:*** Für *Kaphas* empfiehlt es sich wärmstens, den Nachtisch im Normalfall auszulassen und vorwiegend zu besonderen Anlässen zu essen, aber nicht regelmäßig.

Schneller Tag

Frühstück:	Frisches Obst: Apfel, Birne oder Beeren oder eine Tasse Tüten-Vollwertsuppe.
Mittagessen:	Sommersalat und Nudeln ganz einfach (mit Maisnudeln) mit gerösteten Sonnenblumenkernen oder Brokkolicremesuppe und Kräftiger Topinambur-Salat.
Zwischenmahlzeit:	(wahlweise) Frisches Obst der Saison.
Hauptmahlzeit:	Mungsprossen-Salat oder Hummus und Reiswaffeln, Heißer gewürzter Tee (handelsüblicher Teebeutel).

Wochenende

Brunch:	Buchweizen- oder Maispfannkuchen mit Apfelmus oder Bratkartoffeln oder Korianderblätter-Quiche, Heißer Kräutertee.
Zwischenmahlzeit:	Frisches Obst: Apfel, Birne, Aprikosen.
Hauptmahlzeit:	Gefüllte Kohlblätter, Heißer Ingwertee.

Nachtisch:	(wahlweise) Pfirsichschaum oder Cholesterinfreier Möhrenkuchen.

Abwandlungen

Frühstück:	Hirsecreme für Kinder oder Crepes oder heiße Suppe.
Mittagessen:	Siehe Mittagessen, S. 71 – 72
Hauptmahlzeit:	Tofu „ganz kompliziert“ mit Kasha und Lauch oder Minestrone oder Sopa de Elote oder Milder Eintopf mit Grünem Chili oder Äquinox-Suppe oder Pinquitobohnen oder einfache Azukis oder Polenta mit Tofu-Spaghettisauce für Feinschmecker oder Selbstgemachte Buchweizen-Eiernudeln mit Leichter Basilikum-Sauce.

Unterwegs (auf Reisen)

Frühstück:	Frisches Obst: Äpfel, Birnen, Aprikosen, Beeren, Erdbeeren oder anderes *kapha*beruhigendes Obst oder Trockenobst: Gekochte Dörrpflaumen, eingeweichte Rosinen oder andere gekochte Trockenfrüchte und Heißer Tee (nimm Deine eigenen Teebeutel mit und pro Tasse eine Prise trockenes Ingwerpulver) oder Hafermüsli, Amaranth oder Cornflakes (Du kannst Dir welche mitnehmen, damit Du sicher bist, daß welche für Dich da sind) mit Ziegen- oder Sojamilch oder weiche gekochte oder verlorene Eier mit Roggentoast oder Maistortillas.
Mittagessen:	Salatbar, Heiße Gemüsesuppe und/oder Maisbrot oder Gebackene Kartoffel oder frisches Obst und heißer Tee.
Hauptmahlzeit:	Ein gut gewürztes chinesisches Pfannengericht oder Bohnen, Maistortillas, Salat oder leichtere indische Currys (gebratene Sachen vermeiden) oder Gebakkene Kartoffel mit Brokkolifüllung (beherrsche Dich beim Käse) oder Bohnen, Reis und Gemüse, unter welcher Bezeichnung auch immer.

Anhang V: Rotationsdiät und ihre Anwendung

Ursprünglich wollte ich eine Einführung in Rotationsdiäten und einige Rezepte (eingestreut in den Text) für die vielen Leute mit einbeziehen, von denen ich weiß, daß sie es mit Nahrungsmittel- oder Umweltallergien zu tun haben. Rotationsdiäten werden im Ayurweda nicht traditionell angewandt, und doch kann man sie für kurze Zeit einsetzen, wenn unsere Gedärme oder unsere Körper sich völlig „daneben“ fühlen, oder als eine Möglichkeit, sich an die Nahrungsmittel heranzutasten, die tatsächlich zu Reizungen führen. In Zusammenarbeit mit einem guten ayurwedischen Therapeuten und bei Benutzung der richtigen verdauungsfördernden Kräuter und reinigenden Zubereitungen kann die Rotationsdiät in schweren Fällen helfen. Leichtere Fälle von Allergien reagieren vielleicht schon gut auf ein ayurwedisches Programm ohne die Einschränkungen einer Rotationsdiät.

Rotationsdiäten wurden im Westen ins Leben gerufen, und zwar von Allergieärzten, die mit Menschen mit schweren Nahrungsmittelallergien arbeiteten. Die grundsätzlichen Überlegungen hinter einer Rotationsdiät sind:

1. Es soll eine größere Abwechslung beim Essen geschaffen werden.
2. Es sollen nicht tagein, tagaus dieselben Nahrungsmittel gegessen werden (das ist das echte Problem bei Nahrungsmittelallergien, die einem noch nicht aufgefallen sind).
3. Man will sich dadurch an die Nahrungsmittel herantasten, die den Patienten beeinträchtigen.
4. Man teilt die Lebensmittel in Gruppen nach ihrer botanischen Zugehörigkeit ein, weil sich Reaktionen so oft deutlich zeigen können.

Rotationsdiäten haben für Menschen mit erworbenen Allergien den größten Nutzen, zum Beispiel wenn Du im Alter von 25 Jahren eine Allergie gegen Milch entwickelt hast. Ein solches Nahrungsmittel zu meiden und es dann über die Rotation allmählich wieder in den Speiseplan mit aufzunehmen kann hilfreich sein, um Milch wieder zu einem Teil Deines Lebens zu machen, zumindest für besondere Gelegenheiten. Rotationsdiäten sind nicht dazu gedacht, Nahrungsmittelallergien zu behandeln oder zu heilen, die vermutlich genetisch bedingt sind und die Dich seit Deiner Geburt begleiten. *Beispiel:* Du reagierst heftig auf Krabbenfleisch und hast das jedesmal getan, wenn Du es probiert hast. Ich kenne keinen Fall, in dem Rotationsdiäten unter diesen Umständen helfen konnten.

Die Vorteile einer Rotationsdiät sind ihre Vielfalt und das Umstellen Deines Speiseplans. Sagen wir einmal, Du wärst Venganer, der von schnellen Sojaprodukten lebt und der jetzt feststellt, daß er immer müder wird. Dann kann sie Dir helfen, zu überprüfen, ob Du vielleicht zuviel Soja zu Dir nimmst und ob Du Dich mit weniger davon besser fühlst. Ein anderes Beispiel: Eine Rotationsdiät kann manchmal der direkteste Ausweg aus einer verfahrenen Situation mit extremen Umwelt- oder allergischen Reaktionen sein.

Eine Rotationsdiät hat den Nachteil, daß sie außerordentlich einschränkend und frustrierend wirken kann, vor allem am Anfang. Und es ist schwierig, außer Haus zu essen, wenn Du Dich im Anfangsstadium einer strikten Rotationsdiät befindest. Bei einer vegetarischen Rotation an einigen Tagen Eiweiß fehlen, was für mich als im Westen ausgebildete Ernährungsspezialistin die größte Sorge ist. Diese Rotationen sind nicht dazu gedacht, sie monatelang einzuhalten. Und aus ayurwedischer Sicht sind die Kombinationsmöglichkeiten und die Geschmacksrichtungen, die einem für einen bestimmten Tag zur Verfügung stehen, beschränkt.

Nach all diesen Erklärungen folgt nun ein Beispiel für eine vegetarische Rotationsdiät von vier Tagen. Es gibt viele Versionen der Rotationsdiät, je nachdem, mit welchem Therapeuten Du arbeitest. Ich schulde Dr. Jacqueline Krohn aus Los Alamos, Neumexiko, Dank für die Informationen über nichtvegetarische Rotationsdiäten, die die Basis für diese hier abgegeben haben. Die Änderungen sind von mir. Ich weise noch einmal ***ausdrücklich*** darauf hin, daß es schwierig ist, bei einer vegetarischen Rotation eine ausgewogene Ernährung zu erreichen. Eine Rotationsdiät sollte man nur unter der Anleitung und Überwachung eines versierten Ernährungsspezialisten durchführen und auch dann nur für eine kurze Zeit, wie ich immer wieder rate.

Sinn des Ganzen ist nicht, die Rotationsdiät unbegrenzt einzuhalten, sondern sie als Werkzeug zur Heilung einzusetzen, so daß Du dann wieder zu einer Ernährung zurückkehren kannst, die Dir normal vorkommt.

So geht man bei einer Rotationsdiät vor:

Was jetzt kommt, ist eine viertägige Rotationsdiät. Am Tag 1 kannst Du *jegliche* Nahrungsmittel zu Dir nehmen, die für den Tag 1 aufgeführt sind, und keine anderen. Zum Beispiel sind für Tag 1 unter *Gemüse* Auberginen, Paprikaschoten, Tomaten und Pilze aufgeführt, unter *Getreide* Weizen und unter *Tierische Produkte* Kuhmilch und Käse. Du könntest Dir also am Tag 1 eine selbstgemachte Spaghettisauce mit Auberginen, Paprikaschote, frischen Tomaten und Pilzen kochen. Du könntest sie mit Vollkorn- oder mit normalen Nudeln servieren, mit Panir oder mit Parmesankäse obendrauf. Und welche Gewürze würdest Du für die Tomatensauce nehmen? Wenn Du Dich an eine strikte Rotationsdiät hältst, würdest Du nur die Kräuter und Gewürze verwenden, die für Tag 1 aufgeführt sind. Du könntest also zum Beispiel Lorbeerblätter, Basilikum, Oregano und Thymian benutzen. Andererseits wird Knoblauch für Tag 4 aufgeführt, also würdest Du bei einer strikten Rotation für dieses Gericht an Tag 1 den Knoblauch weglassen.

Wann solltest Du Dich strikt an die Rotation halten? Immer dann, wenn Du eine Rotationsdiät nutzen willst, um Allergien aufzudecken. Oder immer dann, wenn Du so schwere Allergien hast, daß Du Probleme damit bekommen könntest, wenn Du nachlässig bist und bestimmte Nahrungsmittel öfter als alle 4 Tage ißt. Wenn Du leichtere Reaktionen hast, kannst Du weniger streng zu Dir selbst sein.

Während Tag 1 ißt Du also Lebensmittel, die für den Tag 1 aufgeführt sind. Am nächsten Morgen fängst Du mit den Lebensmitteln an, die bei Tag 2 stehen, und ißt nur diese Lebensmittel, die dort aufgeführt sind. Und so weiter für Tag 3 und Tag 4. Wenn Du am Ende Deiner ersten Vier-Tage-Rotation angekommen bist, fängst Du wieder mit den Lebensmitteln für Tag 1 an und machst Dir diesmal vielleicht ein Pfannengericht mit chinesischen Wasserkastanien und Bambussprossen oder einen Salat mit frischen Basilikumblättern und Feldsalat. Allgemein gilt, daß Du mindestens vier Vier-Tage-Rotationen oder insgesamt 16 Tage brauchst, um einen Anhaltspunkt zu bekommen, womit Du Probleme haben könntest.

Wie Du das feststellen kannst? Durch Reaktionen des Körpers. Nehmen wir einmal an, daß Dir gegen Ende von Tag 1 auffällt, daß Du häufiger mit Blähungen zu tun hast, manchmal vielleicht sogar mit Durchfall. Aber nur an Tag 1, nicht an anderen. Oder Du wachst an Tag 2 auf und bist völlig erschöpft oder depressiv oder hast Kopfschmerzen. Alle diese Reaktionen könntest Du als Anzeichen dafür nehmen, daß Du auf eines oder mehrere der Lebensmittel von Tag 1 reagierst. Oder ein anderes Beispiel: Der Zustand Deiner laufenden Nase verschlechtert sich meistens gegen Mitte von Tag 3 – nicht immer, aber meistens. Du kannst Dir ansehen, wie Du mit den Lebensmitteln von Tag 3 zurechtkommst. Verdauungsprobleme, Verstopfung und Veränderungen in Deiner Laune können übliche allergische Reaktionen sein. Beschwerden an Rücken oder Hals oder Hallunzinationen sind wesentlich seltener, aber auch solche Reaktionen auf Nahrungsmittel sind schon vorgekommen. Wenn Du also allmählich den Verdacht hast, daß ein bestimmtes Lebensmittel Probleme verursacht, dann laß es aus der Rotation heraus und führe die Abfolge der Tage noch einmal ohne dieses Lebensmittel durch. Wenn Du aber schließlich bei einer stark eingeschränkten Mono-Diät (Mono wie einseitig) angekommen bist, ist es an der Zeit, sich Hilfe von außen zu suchen, bei einem erfahrenen ayurwedischen Therapeuten, einer Allergologin, einem Ernährungsspezialisten oder einer Diätärztin.

Weitere Informationen über Reaktionen auf Nahrungsmittel und Rotationsdiäten findest Du in der Bibliographie und vor allem in den Büchern von Robert Buist, in „*The Allergy Self-Help Cookbook*" von Marjorie Hurt Jones, in „*Food Makes the Difference*" von Patricia Kane und in „*The Whole Way to Allergy Relief and Prevention*" von Jacqueline Krohn. Hanna Kroegers „*Allergy Baking Recipes*" enthält viele ungewohnte, aber praktische Vorschläge für Menschen mit Lebensmittelallergien. Für Menschen, die sich für Botanik interessieren: um diese Rotation zu erweitern, habe ich „*Vascular Plant Families*" von James Smith benutzt. Dieser Band zusammen mit dem Kochbuch von M. H. Jones kann Dir bei der Planung Deiner eigenen Rotationsdiät helfen, wenn Du willst.

Um Dir einen Anhaltspunkt zu geben, wie man die hier aufgeführten Rotation einhalten kann, folgt auf Tag 4 eine Liste einfacher Menüs. Ayurwedische Rezepte, die sich für diese Rotation eignen, sind durch den Zusatz * **Rotationsdiät Tag x** an der unteren linken Ecke des jeweiligen Rezeptes gekennzeichnet.

Beachte: Im Gegensatz zu vielen anderen Rotationen habe ich Getreide (aus der Familie der Süßgräser) über alle vier Tage verteilt, wobei ich die glutenhaltigen Getreide auf Tag 1 gelegt habe, glutenfreie Hirse auf Tag 2, glutenfreien Reis und Teff auf Tag 3 und glutenfreien Mais auf Tag 4. Buchweizen, der einer anderen Pflanzenfamilie angehört und gering glutenhaltig ist, findest Du bei Tag 4. Viele Menschen, mit denen ich in meiner Ernährungspraxis gearbeitet habe, reagierten auf eins oder mehrere Mitglieder der Gräserfamilie, aber nicht auf allen. Die Rotation macht es für die meisten Leute einfacher und kann Dir helfen, Getreide zu identifizieren, die Du verträgst (oder auch nicht veträgst). Gelegentlich reagiert eine Person auf alle Getreidearten. Wenn das der Fall ist, ist es besser, sie völlig zu meiden und/oder sie nur sehr selten an einem der vier Tage der Rotation zu verwenden.

Ferner bin ich davon ausgegangen, daß Salz, Backnatron und maisfreies Backpulver an jedem Tag verwendet werden können. Viele Backpulver enthalten Maisstärke. Diese mußt Du meiden, wenn Du auf Mais allergisch bist.

Tag 1

Gemüse:

Capparidacea/Kaperngewächse: Kapern
Cyperaceae/Seggengewächse: Chinesische Wasserkastanie
Pilze: **Champignons**, Shiitaake-Pilze, Reishi, Austernpilze, Trüffeln, alle anderen Pilze
Gramineae/Süßgräser: Quecke (Agropyron spec.), **Bambussprossen**
Lauraceae/Lorbeergewächse: **Avocado**
Malvaceae/Malvengewächse: Malve, Okra
Solanaceae/Nachtschattengewächse: **Aubergine, süßer Pfeffer, Chili, Kartoffel, Tomate,** Blasenkirsche (Physalis ixocarpa)
Valerianaceae/Baldriangewächse: Feldsalat

Obst:

Malphighiaceae/Malpighiengewächse: Barbados-Kirsche
Passifloraceae/Passionsblumengewächse: Passionsfrucht, Grenadille
Punicaceae/Granatapfelgewächse: Granatapfel
Rhamnaceae/Kreuzdorngewächse: Chinesische Dattel (Jujube)
Rosaceae/Rosengewächse, Kernfrüchte: **Apfel, Holzapfel**, Japanische Mispel, **Birne**, Quitte
Vitaceae/Traubengewächse: **Trauben, Rosinen**

Getreide und Mehle:

Süßgräser: Gerste, Hafer, Roggen, Weizen (und ihre Mehle, Kleien, Malzprodukte, Sirups und Extrakte)
Nachtschattengewächse: Kartoffelmehl

Nüsse und Samen:

Juglandaceae/Walnußgewächse: Schwarze Walnuß, Graunuß (graue Walnuß), Englische **Walnuß** (welsche Walnuß), Hickorynuß (Spottnuß), **Pekannuß**

Labitae/Minzgewächse: Chia-Samen (Hyptis suavolens)
Linaceae/Leingewächse: Leinsamen
Pinaceae/Kieferngewächse: **Pinienkerne**

Tierische Produkte:

Familie der Rinderartigen: **Kuhmilch, Butter, Ghee, Käse, Joghurt, Kefir.** Milch und Milchprodukte von Büffel, Ziege, Schaf.

Süßmittel:

Süßgräser: **Gerstenmalz, Weizenmalz** (oft einfach „Malz" genannt), **Melasse, Sorghum, Zuckerrohr, Sucanat®**
Traubengewächse: **Rosinen**. Alle anderen Obstsorten für Tag 1, einschließlich zum Beispiel Apfeldicksaft.

Fette und Öle:

Rinder: **Ghee** und **Butter**
Juglandaceae/Walnußgewächse: Walnußöl
Lorbeergewächse: Avocadoöl
Malvengewächse: Baumwollsaatöl (nur zu empfehlen, wenn biologisch)
Onagraceae/Nachtkerzengewächse: Nachtkerzenöl

Küchenkräuter und -gewürze:

Cupressaceae/Zederngewächse: **Wacholderbeeren**
Ephedraceae/Meerträubelgewächse: Meerträubel
Süßgräser: **Zitronengras** (Sereh)
Lorbeergewächse: **Lorbeer, Zimt, Sassafras**
Magnoliaceae: **Sternanis**
Malvengewächse: Eibischwurzel, **Hibiskus**
Minzgewächse: Apfelminze bzw. Rundblättrige Minze, Basilikum, Katzenminze, Weißer Andorn, **Lavendel**, Melisse, **Majoran, Pfefferminze, Oregano, Minze, Rosmarin, Salbei, Krause Minze, Bohnenkraut, Thymian**, yerba buena (Satureja douglasii)
Rosengewächse: Rosenblüten, Wildkirschrinde
Papaveraceae/Mohngewächse: Mohnsaat aller Arten
Nachtschattengewächse: **Cayennepfeffer, Chili** (alle Farben), **Paprikapulver, Piment, Tabasco**

Heilkräuter:

Apocynacea/Hundstodgewächse (die meisten Vertreter dieser Familie sind giftig, Vorsicht walten lassen): Amerikanische Lewisie, Rauvolfia (Schlangenholz), Immergrün (Vinca spec.)
Seidenpflanzengewächse: Seidenpflanze, Knollige Schwalbenwurz

Cupressaceae/Zederngewächse: Thuja
Combretaceae/Combretiumgewächse: Bibhitaki, Haritaki
Gentianaceae/Enziangewächse: Bitter- bzw. Fieberklee (Menyanthes trifoliata), Enzian
Ginkgocaceae: Ginkgo
Süßgräser: Zitronella, Haferstroh, *Vamsha rochana*
Lorbeergewächse: Kampfer, Zimtbaum
Malvengewächse: Bala, Baumwollwurzel, Malve, Eibischwurzel
Minzgewächse: Günsel, Kanadisches Läusekraut, Ysop, Beifuß, Flohkraut, Braunheil bzw. Brunelle, Helmkraut, Rote Betonie bzw. Zehrkraut
Meerträubelgewächse: Ma huang
Nachtschattengewächse: Ashwaganda
Passionsblumengewächse: Passionsblume
Mohngewächse: Kalifornischer Mohn
Rhamnaceae/Kreuzdorngewächse: Faulbaumrinde, Amerikanische Säckelblume
Rosengewächse: Odermennig, Wildkirschrinde
Rubiaceae/Krappgewächse: Labkraut, *Manjishta*, squaw vine
Cyperaceae/Seggengewächse: Musta
Turneraceae/Turneragewächse: Turnera diffusa
Valerianaceae/Baldriangewächse: Indische Narde bzw. Indischer Speik, Baldrian

Getränke:

Säfte, Suppen oder Tees aus jeglichen Lebensmitteln für Tag 1, einschließlich Milch, Apfelsaft. Außerdem:
Krappgewächse: Kaffee
Sterculiaceae/Stinkbaumgewächse: Schokolade, Kakao, Cola.

Sonstiges

Rosengewächse, Kernfrüchte: **Apfelweinessig, Pektin**
Pilze: **Hefe und Bierhefe**
Nachtschattengewächse: Tabak
Stinkbaumgewächse: Gummi Karaya
Granatapfelgewächse: Grenadinesirup

Einige Menüvorschläge:

Gebackene Kartoffel mit Ghee und frischem Joghurt; Spaghetti mit Leichter Basilikumsauce oder Rosenblüten-Tomaten-Grundsauce oder Cremiger Sauce; eine traditionelle Pestosauce mit Vollkornweizennudeln; Rosenblütenpizza; Angelas Guacamole in Vollkornweizentortillas als Burritos; Rosmarin-Kartoffelpufer und Italienisches Gemüse auf dem Blech.

Tag 2

Gemüse:

Aiozaceae/Eiskrautgewächse: Neuseeländischer Spinat
Amaranthaceae/Fuchsschwanzgewächse: Gemüse-Amaranth
Aronstabgewächse: Xanthosoma nigrum (Indischer Kohl)
Cactaceae/Kaktusgewächse: Feigenkaktus, Opuntien, Saguaro, andere Kakteen
Chenopodiaceae/Gänsefußgewächse: **Bete**, **Mangold**, Weißer Gänsefuß, Gartenmelde, **Spinat**, Zuckerrübe
Cucurbitaceae/Flaschenkürbisgewächse: Chayote, Gurke, Arada- bzw. Auguriengurke, Riesenkürbis, Gartenkürbisse aller Arten, Zucchini
Dioscoreaceae/Yamsgewächse: Echte Yams, Chinesische Kartoffel
Euphorbiaceae/Wolfsmilchgewächse: Kassava, Maniok, Wolfsmilch
Oleaceae/Olivengewächse: **Olive**
Portulacaceae/Portulakgewächse: Claytonie (Kubasalat), Portulak

Obst:

Anonaceae/Annonengewächse: Flaschenbaumfrucht, Annone, Papaufrucht
Flaschenkürbisgewächse: **Beutelmelone**, **Honigmelone**, Zuckermelone, **Wassermelone**, andere Melonen
Ericaceae/Heidegewächse: Bärentraube, Amerikanische Bärentraube, **Blaubeere (alle Unterarten)**, **Preiselbeere**, Drude (Vaccinium oxycoccus), Wintergrün
Musaceae/Bananengewächse: **Banane**, Paradiesfeige (Pisang)
Myrtaceae/Immergrüngewächse: **Guave**
Rosengewächse, Steinfrüchte: **Aprikose**, **Kirsche**, **Nektarine**, **Pfirsich**, **Zwetschge**, **Pflaume**, wilde Kirsche

Getreide und Mehle:

Amaranthgewächse: Amaranth, Quinoa, und ihre Mehle
Aronstabgewächse: Poi (Tarowurzeln)
Süßgräser: glutenfrei: **Hirse** und Hirsemehl

Nüsse und Samen:

Fagaceae/Birkengewächse: Eichel, Buchecker, **Kastanie**
Flaschenkürbisgewächse: **Kürbiskerne**
Lecythidaceae: **Paranuß**
Protea/Macadamiagewächse: Macadamianuß
Rosengewächse, Steinfrüchte: **Mandel**

Tierische Produkte:

Tauben: Taubeneier
Rauhfußhühner: Rauhfußhuhneier
Puten: Puteneier

Süßmittel:

Aceraceae/Ahorngewächse: **Ahornsirup**
Obst für Tag 2, einschließlich Kirschkonzentrat

Fette und Öle:

Oleaceae/Olivengewächse: **Olivenöl**
Rosengewächse, Steinfrüchte: Mandelöl, Aprikosenöl
Fette von jeglichen Lebensmitteln für Tag 2

Küchenkräuter und -gewürze:

Araliaceae/Ginsenggewächse: **Amerikanischer Ginseng, Chinesischer Ginseng, Koreanischer Ginseng**, Cascarilla-Rinde
Boraginaceae/Borretschgewächse: Borretsch, Beinwell
Gänsefußgewächse: Mexikanisches Teekraut
Immergrüngewächse: **Piment, Nelken, Eukalyptus,** Lorbeeröl
Nelumbonaceae/Lotusgewächse: Lotuswurzel
Olivengewächse: **Jasmin**
Ranunculaceae/Hahnenfußgewächse: Akelei
Rosengewächse, Kraut: Wiesenknopf
Verbenaceae/Eisenkrautgewächse: Zitronenverbene
Zingiberaceae/Ingwergewächse: **Kardamom, Ingwer, Gelbwurz**

Heilkräuter:

Berberidaceae/Berberitzengewächse: Berberitze, Mahonie
Dioscoraceae/Yamsgewächse: Wilde Yams
Ericaceae/Heidegewächse: Doldenblütiges Wintergrün, Bärentraube
Euphorbiaceae/Wolfsmilchgewächse: Amla oder *Amalali*, Rizinusöl, Pfriemengras (Stillingia sylvatica)
Immergrüngewächse: Cajeput, Eukalyptus, Teebaumöl
Podophyllaceae/Maiapfelgewächse: Amerikanischer Maiapfel, Alraune, Christophskraut, Wiesenrautenähnliches Caulophyllium
Ranunculaceae/Hahnenfußgewächse: Wanzenkraut, Kanadische Orange- oder Gelbwurz, Pfingst- bzw. Bauernrose
Santalaceae/Sandelholzgewächse: Sandelholz
Scrophulariaceae/Braunwurzgewächse: Glatte Schildblume, Virginischer Ehrenpreis, Augentrost, Königskerze
Verbenaceae/Eisenkrautgewächse: Vitex agnus-castus

Getränke:

Säfte, Suppen und Tees von allen für Tag 2 aufgeführten Lebensmitteln, einschließlich Jasmintee, Mandelmilch, Pflaumensaft

Sonstiges:

Marantaceae/Pfeilwurzelgewächse: Pfeilwurzelstärke
Plantaginaceae/Wegerichgewächse: Flohsamenwegerich, Samen und Schalen
Wolfsmilchgewächse: Tapioka
Sapotaceae/Sapotaceen: Chiclegummi (die Hauptzutat in Kaugummi)
Verschiedenes: Maisfreies Vitamin-C-Pulver

Einige Menüvorschläge:

Großer Spinatsalat mit schwarzen Oliven und Mandel-Gurken-Salatsauce; Hirse mit Mandel-Ingwer-Sauce; Mittelöstlicher Oliventopf; Cremiger Spinat über Hirsetoast; Gefüllter Kürbis mit Oliven; Ganz einfacher Bete-Borscht

Tag 3

Gemüse:

Algen: Meeresgemüse aller Arten.
Compositae/Astergewächse: **Artischocke**, Klettenwurzel, Löwenzahn, **Endivien**, **Winterendivien**, Topinambur, **Kopfsalat**, Radicchio, Lauchblättriger Bocksbart
Convolvulaceae/Windengewächse: Jicama, Süßkartoffel
Leguminosae//Leguminosengewächse: **Luzernesprossen, alle Bohnen und ihre Sprossen, Linsen, alle Erbsen, Erdnuß, Sojabohne**
Umbelliferae/Petersiliengewächse: Karotten, Selleriewurzel, **Sellerie, Petersilie, Pastinake**

Obst:

Bromeliaceae/Ananasgewächse: **Ananas**
Ebonaceae/Ebenholzgewächse: **Dattelpflaume**
Oxalidaceae/Sauerkleegewächse: Karambole
Rosaceae/Rosengewächse, Beeren: **Brombeeren**, Boysenbeeren, Loganbeeren, **Himbeeren**, **Erdbeeren**
Sapindaceae/Seifenbaumgewächse: Litschi
Saxifragaceae/Steinbrechgewächse: **Johannisbeeren**, Stachelbeeren.

Getreide und Mehle:

Asterngewächse: Artischockenmehl, Sonnenblumenkernmehl
Süßgräser, glutenfrei: **Reis aller Arten, einschließlich Wildreis**, Reismehl, Reiskleie; Teff, Teffmehl
Leguminosen: Bohnenmehle: Urud Dal, Kichererbsenmehl, Limabohnenmehl, Sojamehl, Erdnußmehl

Nüsse und Samen:

Asterngewächse: **Sonnenblumenkerne**
Betulaceae/Birkengewächse: **Haselnuß**
Leguminosen: **Erdnuß**, Sojanuß

Tierische Produkte:

Enten: Enten- und Gänseeier

Süßmittel:

Süßgräser, glutenfrei: Traditioneller YIN-Reissirup (viele andere Reissirups enthalten Gerstenmalz)
Leguminosen: **Salbeihonig, Kleehonig**
Jegliches Obst von Tag 3

Fette und Öle:

Compositae/Asternfamilie: **Sonnenblumenöl, Färberdistelöl**
Leguminosen: **Erdnußöl**
Fett von jeglichen Lebensmitteln für Tag 3

Küchenkräuter und -gewürze:

Asterngewächse: Klettenwurzel, Kamille, Chicoree, Chrysantheme, Löwenzahnwurzel, einige Ringelblumenarten (nicht alle sind eßbar), Estragon**
Birkengewächse: Birkensaft
Leguminosen: Luzerneblätter, **Bockshornklee**, Gummi-Traganth, **Süßholz**, Rotklee, Tamarinde
Maristicaceae/Muskatgewächse: Muskatblüte, **Muskat**
Petersiliengewächse: **Anis**, Asaefoetida (Hing), **Kümmel**, Selleriesamen, **Kerbel, Koriander, Kreuzkümmel, Dill, Fenchel**, Liebstöckel, **Petersilie**, Myrrhenkerbel
Piperaceae/Pfeffergewächse: **Schwarzer Pfeffer, weißer Pfeffer**, *Pippali*
Rosengewächse, Beeren: Bergmahonie, Himbeerblätter, Hagebutten, Erdbeerblätter

---

** Zu dieser Familie zählt auch das Kreuzkraut.

Heilkräuter:

Asterngewächse: Arnika, Beinwell, Benediktendistel, *Bringaraj*, Huflattich, Sonnenhut, Echter Alant, Purpur- bzw. Wasserdost, Grindelia, Milchdistel, Beifuß, Wermut, Zypressenkraut, Rainfarn, Schafgarbe
Convolvulaceae/Windengewächse: Vidari-kanda
Leguminosen: Traganth, Gummi arabicum, Indigo, *Kudzu*, Senna
Petersiliengewächse: Ajuwan, Angelika bzw. Brustwurz (*dong quai*), *Gotu kola*, Osha
Pfeffergewächse: Kubeben
Rosengewächse: Weißdornbeeren

Getränke:

Säfte, Tees oder Suppen aus jeglichen Lebensmitteln für Tag 3. Das schließt auch heiße Carob-Sojamilch und frischen Karottensaft ein. Außerdem:
Compositae/Asterngewächse: „Dacopa" (geröstete Dahlienwurzel)
Theaceae/Teegewächse, Carnelia sinensis: Alle schwarzen und grünen Tees, Bancha-Tee, Kukicha-Tee.

Sonstiges:

Algen: Agar-Agar, Blaualgen, Carrageen, Chlorella, Rotalagen, Irisches Moos, Kelp, Spirulina, andere Algen.
Bienen: Bienenpollen, Propolis
Leguminosen: Carob, Guarmehl, Akaziengummi, *Kudzu*, Tamarinde

Einige Menüvorschläge:

Reis, Bohnen und Gemüse; Ein *Kichadi*; Tofu „ganz kompliziert"; ein großer grüner Salat mit Bohnensprossen und Sonnenblumen- oder Luzernesprossen, Kichererbsen und Petersilie und mit geraspelter Karotte mit Estragon-Petersilien-Salatsauce; Nori-Rollen mit Dip; Bohnen-Fadennudeln mit Zuckererbsenschoten.

Tag 4

Gemüse:

Cruciferae/Kohlgewächse: Raukenkohl, **Brokkoli**, **Rosenkohl**, **Weiß- und Rotkohl**, **Blumenkohl**, **Chinakohl**, Mangold, Kresse, Daikon-Rettich, Grünkohl, Kohlrabi, Senfgrün von braunem Senf, Senfgrün, Pak Choi, **Rettich**, Schwedische Rübe, Tat Sai, Möhre, **Brunnenkresse**.
Graminaceae/Süßgräser: **frischer Mais**
Liliaceae/Liliengewächse: **Spargel**, **Schnittlauch**, Taglilie, **Knoblauch**, **Lauch**, **Zwiebel**, **Schalotte**

Polygonaceae/Knöterichgewächse: Garten-Sauerampfer
Urticaceae/Brennesselgewächse: Brennessel

Obst:

Actinidiaceae: **Kiwi**
Anacardiaceae/Cashewgewächse: Mango, Mombin- bzw. Mangopflaume, Sumach (Beere des Färberbaums, *Rhus*)
Capridoliaceae/Honigtaugewächse: Holunderbeere
Caricaceae/Papayagewächse: **Papaya**
Moraceae/Maulbeergewächse: Brotfrucht, **Feige**, Jackfrucht, Maulbeere
Palmae/Palmengewächse: **Dattel**
Polygonaceae/Knöterichgewächse: **Rhabarber**
Rutaceae/Zitrusgewächse: **Grapefruit**, Kumquat, **Zitrone**, **Limone**, Muskatellertraube, **Orange**, Pampelmuse, **Tangelo** (Kreuzung aus Mandarine und Pampelmuse), **Mandarine.**

Getreide und Mehle:

Knöterichgewächse: **Buchweizen**, **Buchweizenmehl**, *Kasha*
Süßgräser, glutenfrei: **Mais**, **Maismehl** (grobes und feines), *Masa harina*
Moraceae/Maulbeergewächse: Brotfruchtmehl

Nüsse und Samen:

Anacardiaceae/Cashewgewächse: **Cashew**, **Pistazie**
Palmengewächse: Kokosnuß
Pedaliaceae/Sesamgewächse: **Sesamsaat**

Tierische Produkte:

Perlhühner: Perlhuhneier
Fasanen: Eier von Huhn, Fasan, Wachtel

Süßmittel:

Süßgräser, glutenfrei: Fruchtzucker (aus Mais)
Palmengewächse: Dattelzucker, Jaggery (Gur)

Fette und Öle:

Cruciferae/Kohlgewächse: **Rapsöl**, Senföl
Süßgräser, glutenfrei: **Maisöl**
Urticaceae/Brennesselgewächse: Hanföl
Palmengewächse: Palmöl, afrikanisches Palmöl
Pecaliaceae/Sesamgewächse: **Sesamöl**
Fette von jeglichen Lebensmitteln für Tag 4

Küchenkräuter und -gewürze:

Zitrusgewächse: **Orangenschale, Mandarinenschale**
Kohlgewächse: **Meerettich**, **Senfsamen** aller Arten
Schwertliliengewächse: **Safran**
Liliengewächse: **Aloe vera, Schnittlauch, Knoblauch, Zwiebel**, Sarsaparilla
Meliaceae/Mahagonigewächse: Neem-Blätter
Brennesselgewächse: Brennessel
Orchideengewächse: Vanilleschoten

Heilkräuter:

Araceae/Philodendrongewächse (viele Vertreter dieser Familie sind NICHT eßbar): Kalmuswurzel, Stinkende Zehrwurz
Knöterichgewächse: Natterwurz, *Fo-ti*, Krauser Ampfer
Burseraceae/Burseragewächse: Guggulu, Weihrauch
Caprifoliaceae/Honigtaugewächse: Schneelballrinde, Holunderblüten
Zitrusgewächse: Buchu, Diptamdost, Gelbholz, Gartenraute
Equisitaceae/Schachtelhalmgewächse: Schachtelhalm, Polierschachtelhalm
Farngewächse: Frauenhaarfarn, Wurmfarn
Süßgräser: Maishaare (Fadenschopf am Maiskolben)
Hamamelidaceae/Zaubernußgewächse: Zaubernuß
Schwertliliengewächse: Blaue Schwertlilie
Liliengewächse: Agave, gelber Germer (Chamaelirium carolinianum), *Shatavari*, Salomonssiegel (nur das Kraut verwenden, die Beeren sind hochgiftig! Anm. d. Übers.), Yucca
Kohlgewächse: Hirtentäschel
Orchideengewächse: Frauenschuh
Palmengewächse: Zwergpalme
Pedalicaceae/Glockenblumengewächse: Teufelskralle
Ulmaceae/Ulmengewächse: Nordamerikanische Ulme
Zygophyllaceae/Wegedistelgewächse: Amerikanischer Chaparal, *Gokshura*

Getränke:

Säfte, Suppen und Tees aus jeglichen Lebensmitteln für Tag 4, einschließlich Kokosmilch, frischem Orangensaft, Papayasaft. Außerdem:
Stechpalmengewächse: Mate

Sonstiges:

Palmengewächse: Betelnuß, Sago

Einige Menüvorschläge:

Chinesische Gemüsepfanne mit Sobanudeln (zu 100 % aus Buchweizen); weiche Maistacos mit Rührei; Nudelsalat mit Buchweizen- oder Maisnudeln;

Blumenkohl mit Cashew-Cremesauce; Frühlingsnudeln mit Buchweizen- oder Maisnudeln; Gefüllte Kohlrouladen.

Einige Beispiele für Rotationsmenüs

Tyklus 1 – Tag 1:

Frühstück: Haferflocken mit Geschmack und mit Ghee oder Butter, gesüßt mit Gerstenmalz oder Sucanat; und heiße Milch oder Zitronengras-Tee.

Mittagessen: Herzhafte Gemüsesuppe für Tag 1, mit roter Paprikaschote verziert; Vollkorn-Weizentortillas; Wasser oder ein Tee für Tag 1.

Zwischenmahlzeit: Apfel.

Hauptmahlzeit: Gebackene Kartoffel mit Ghee und frischem Joghurt; gemischter Salat mit frischen Basilikumblättern, Kirschtomaten und Feldsalat, als Salatsauce eine Mischung aus Walnußöl und sonnengetrockneten Tomaten.

Nachtisch: (wahlweise) Birnenschaum.

Zyklus 1 – Tag 2:

Frühstück: Frischer Obstsalat mit Heißem Ingwertee, gesüßt mit Ahornsirup (wahlweise).

Mittagessen: Ganz einfacher Bete-Borscht mit einem Spinatsalat mit gerösteten Kürbiskernen und Olivenöl. Kühles Wasser oder Ginseng- oder Jasmintee.

Zwischenmahlzeit: Banane.

Hauptmahlzeit: Gefüllter Kürbis mit Oliven, gedämpfte Zucchini oder Spinat; Mandelmilch oder heißer Tee von Tag 2.

Nachtisch: (wahlweise) Frische Blaubeeren und Pfirsiche.

Zyklus 1 – Tag 3:

Frühstück: Ein Frühstücksreis mit Süßholz- oder schwarzem Tee.

Mittagessen: Pintobohnen, Reis, Stangensellerie.

Zwischenmahlzeit: Frischer Karottensaft.

Hauptmahlzeit: Tofu „ganz kompliziert“ mit Basmatireis und gedämpften Artischocken.

Nachtisch: (wahlweise) Frisches Ananas-Dessert.

Zyklus 1 – Tag 4:

Frühstück: Safran oder frische Zitrone in heißem Wasser mit Heißem blauen Mais.

Mittagessen: Brokkolicremesuppe mit heißen Maistortillas oder *Kasha* und Lauch und Wasser oder ein Getränk für Tag 4.

Zwischenmahlzeit: Orange oder Calmyrna-Feigen.

Hauptmahlzeit: Frühlingsnudeln mit frischem Chinakohlsalat und einem Tee für Tag 4.

Nachtisch: (wahlweise) Gefüllte Früchte.

Zyklus 2 – Tag 1:

Frühstück: Heißer Bulgur mit Pfefferminz- oder Hibiskustee.

Mittagessen: Frisches Joghurt mit Melasse gesüßt, Apfelkonfitüre oder Apfelmus; Vollkorn-Weizencracker oder Tortillas oder Liz' Scones.

Zwischenmahlzeit: Walnüsse, Weintrauben oder Rosinen.

Hauptmahlzeit: Spaghetti mit Sahne-Grundsauce oder Rosenblätter-Tomaten-Grundsauce; mit einem großen Salat aus Tomatenscheiben, Paprikaschote und Avocado mit frischem Basilikum und einem Getränk für Tag 1.

Nachtisch : (wahlweise) Apfelschnitten.

Zyklus 2 – Tag 2

Frühstück: Hirsecreme für Kinder und Jasmintee.

Mittagessen: Mandel-Ingwer-Sauce zu heißer Hirse oder Quinoa mit gedämpftem Mangold und Ingwertee.

Zwischenmahlzeit: Aprikosen oder Birnen oder Paranüsse.

Hauptmahlzeit: Frischer Salat aus jungen Zucchini mit gebackenem Sommerkürbis mit Ahorsirup und einem Getränk für Tag 2.

Nachtisch: (wahlweise) Eine Schüssel Kirschen oder gewürfelte Melone.

Zyklus 2 – Tag 3:

Frühstück: Heißes Teff und Dacopa (gemahlene Dahlienwurzel) mit heißer Sojamilch und Honig.

Mittagessen: Ein *Kichadi* und Sprossen und geraspelte Karotte mit Estragon-Petersilien-Salatsauce.

Zwischenmahlzeit: Studentenfutter für Tag 3.

Hauptmahlzeit:	Bohnen-Fadennudeln mit Zuckererbsenschoten, Süßkartoffel-Püree und heißer Himbeerblätter- oder anderer Tee für Tag 3.
Nachtisch:	(wahlweise) Traumplätzchen.

Zyklus 2 – Tag 4:

Frühstück:	Buchweizenpfannkuchen mit Mangosauce und Heißer Sesammilch oder einem Getränk für Tag 4.
Mittagessen:	Arme-Leute-Spargelsuppe mit Blauem Maisbrot.
Zwischenmahlzeit:	Grapefruit, frischer Orangensaft oder Pistazien.
Hauptmahlzeit:	Gefüllte Kohlblätter, gedämpfter Spargel und Mate-Tee.
Nachtisch:	(wahlweise) Knusprige Kokosplätzchen.

Zyklus 3 – Tag 1:

Frühstück:	Haferflocken mit Geschmack und heiße frische Milch oder Walnußmilch.
Mittagessen:	Vollkornweizen-Burrito mit Kartoffeln und Panir und Angelas Guacamole und ein Getränk für Tag 1.
Zwischenmahlzeit:	Birne oder Granatapfel.
Hauptmahlzeit:	Udonnudeln mit Bambussprossen, chinesischen Wasserkastanien, Pfefferschoten und Shiitaake-Pilzen (schwarze chinesische Pilze). Ein Getränk für Tag 1.

Zyklus 3 – Tag 2:

Frühstück:	Heiße Quinoa mit einem Getränk für Tag 2.
Mittagessen:	Bananen-Pfirsich-Muffins mit Mandelbutter, rohen Zucchinistiften und heißem Ingwertee.
Zwischenmahlzeit:	Pfirsich-Mischgetränk.
Hauptmahlzeit:	Cremige Spinatsauce über einfacher Hirse; Salat aus Spinat, Gurke und Oliven; ein Getränk für Tag 2.
Nachtisch:	(wahlweise) Traumplätzchen.

Zyklus 3 – Tag 3:

Frühstück:	Frühstücksmüsli mit Reis und Haselnüssen, mit einem Tee für Tag 3.
Mittagessen:	Süßkartoffelsuppe und Reiswaffeln.
Zwischenmahlzeit:	Geröstete Sonnenblumenkerne oder Sellerie- oder Karottenstifte.

Hauptmahlzeit: Gelierter Erdbeer-Ananas-Salat, Nori-Rollen mit einem gemischten Salat aus Kopfsalat, Sprossen, gekeimten Kichererbsen (wahlweise), Karotten und Sellerie; Estragon-Petersilien-Salatsauce und ein Getränk für Tag 3.

Zyklus 3 – Tag 4:

Frühstück: Frischer tropischer Obstsalat mit reifer Mango, Kiwi, Papaya und Orange; Kokosmilch.

Mittagessen: Ivys orientalische Suppe mit einem Getränk für Tag 4, falls gewünscht.

Zwischenmahlzeit: Datteln oder Calmyrna-Feigen.

Hauptmahlzeit: Blumenkohl mit Cashew-Cremesauce, einem Salat aus Spargel und Brunnenkresse mit Orangen-Sesam-Salatsauce und einem Tee für Tag 4.

Nachtisch: (wahlweise) Frische Papayascheiben mit Zitrone.

Einfache Rezepte für eine Rotationsdiät

(Beispiele für jemanden, der nicht gut oder nicht gern kocht)

Tag 1:

Frühstück: Puffweizen mit frischer Rohmilch (abgekocht).

Mittagessen: Joghurt und Apfelkonfitüre, Vollkornweizencracker oder Tortillas, Paprikastreifen.

Zwischenmahlzeit: Traubensaft oder Trauben oder Apfel oder Birne oder Tortilla-Röllchen für **Rotationsdiät Tag 1**.

Hauptmahlzeit: Avocado und Tomaten als Eintopf mit Ghee und warmer Milch. (Du kannst etwas getrocknetes Basilikum oder Oregano zugeben, wenn Du Dich wagemutig fühlst. Wenn Du Dich sehr wagemutig fühlst, versuch's statt dessen mit Leichter Basilikum-Sauce. In unglaublich wagemutigem Zustand mach' noch Italienisches Gemüse auf dem Blech als Beilage.)

Tag 2:

Frühstück: Puffhirse mit Mandelmilch. Heißer Ingwertee, wenn Du den magst.

Mittagessen: Hol' Dir bei einer anständigen Salatbar, deren Sachen garantiert nicht gespritzt sind, einen großen Salat aus Spinat, Gurken und schwarzen Oliven. Gib Olivenöl

	aus der Salatbar darüber und Mandeln oder Kürbiskerne zum Garnieren.
Zwischenmahlzeit:	Studentenfutter für Tag 2 und/oder ein Stück Obst von den vielen für Tag 2.
Hauptmahlzeit:	Gedämpfte Bete, Spinat und gewürfelter Sommerkürbis. Außerdem könntest Du lernen, wie man Getreide kocht, zum Beispiel Einfache Hirse für Tag 2.

Tag 3:

Frühstück:	Puffreis und Sojamilch (lies die Etiketten, damit Du eine findest, die für Tag 3 geeignet ist) oder, wenn Du kaltes Getreide allmählich leid bist, frische Erdbeeren und Ananas oder Frühstücksreis.
Mittagessen:	Sonnenblumenbutter auf Reiswaffeln, mit Sonnenblumensprossen, etwas Kopfsalat oder einer Karotte.
Zwischenmahlzeit:	Studentenfutter für Tag 3.
Hauptmahlzeit:	Ein *Kichadi.* Oder, wenn Du Dir allmählich mehr zutraust, Tofu „ganz kompliziert" mit etwas Karotte oder Sellerie gekocht und Einfachen Basmatireis. Appetit auf ein bißchen Süßes? Vielleicht hast Du eine oder zwei Stunden später Lust auf eine Handvoll getrocknete Korinthen (wie Rosinen, aber eine andere botanische Familie), die man in Naturkostläden und Reformhäusern bekommen kann. Oder probier's mal mit Traumplätzchen, wenn Du Dich dafür bereit fühlst. Ganz einfach.

Tag 4:

Frühstück:	Rührei und warme Maistortillas oder Puffmais und Sesammilch. (All dieses aufgepuffte Getreide bekommst Du normalerweise im Naturkostladen, nicht so teuer in Tüten abgepackt und ohne Konservierungsstoffe.)
Mittagessen:	Brokkolicremesuppe (das ist wirklich einfach, probier's aus) und Sesam-Mais-Chips.
Zwischenmahlzeit:	Ein Stück Obst für Tag 4 wie Orange, Mandarine oder Cashewkerne.
Hauptmahlzeit:	Nudelsalat mit Maisnudeln (glutenfreien Nudeln) und gedämpftem Brokkoli. Irgendein Getränk für Tag 4.

Getränke bei einer Rotationsdiät

Tag 1: Kuhmilch, Kefir, Joghurt-*Lassis*. Apfelsaft, Birnensaft, Traubensaft, Granatapfelsaft. Queckensaft. Ziegenmilch. Walnuß- und Pekanmilch. Heißer gewürzter Apfelwein. Minztee (alle Arten). Zitronengrastee, Hibiskustee. Kakao. Kaffee. Einige *Drakshas* (ayurwedische Kräuterweine). Wein, Bier oder die meisten anderen Alkoholika (zu besonderen Gelegenheiten, für Leute, die keine Probleme mit Hefe haben. Ayurwedisch sind diese Sachen nicht!). Reines Wasser.

Tag 2: Bananen-, Aprikosen-, Kirschen-, Blaubeer-, Pfirsich- oder Zwetschgen-Mischgetränk. Reine Säfte aus all diesen Früchten. Preiselbeersaft, mit Ahornsirup gesüßt. Heißer Ingwertee. Mandelmilch. Borretsch-, Beinwell-, Ginseng- oder Zitronengrastees. Tee aus Kanadischer Gelb- oder Orangewurz. Frische Bete- oder Spinatsäfte. Reines Wasser.

Tag 3: Frischer Karottensaft. Karotten-, Sellerie-, Petersilien- und/oder Salatsaft. Ananassaft. Himbeer-, Erdbeer- oder Dattelpflaumensaft. Sojamilch ohne Zusätze. Reismilch ohne Zusätze (einige *Amasakes*). Haselnußmilch. Spirulina-Algen-Mischgetränk. Anis-, Wasserdost-, Chicoree-, Kamillen-, Fenchel- Tee. Heißes Carob. Dacopa (gemahlene Dahlienwurzel). Bancha-, Kukicha- und alle schwarzen Tees. Reines Wasser.

Tag 4: Frische Orangen-, Grapefruit- oder andere Säfte aus Zitrusfrüchten. Limonade mit Fruchtzucker gesüßt. Papaya- und Mangosäfte. Kokosmilch. Sesammilch. Cashewmilch. *Shatavari-*, Schachtelhalm- und Frauenschuh-Tee. Weißkohlsaft! (Der ist gut bei Magengeschwüren, aber den Geschmack kann ich nicht empfehlen!) Wasser mit Zitrone. Papaya-Kokos-Mischgetränk. Reines Wasser.

Teigwaren bei Rotationsdiät:

Tag 1: Normale Teigwaren und Vollkornweizenteigwaren.

Tag 2: Spaghettikürbis als dicke Sauce.

Tag 3: Reisnudeln, Bohnen-Fadennudeln.

Tag 4: Maisteigwaren, 100 % Sobanudeln, Buchweizen-Eiernudeln.

Anhang VI: Ayurweda und die Polarity-Therapie

Die Polarity-Therapie wurde in der ersten Hälfte dieses Jahrhunderts von Dr. Randolph Stone entwickelt, einem bemerkenswerten Mann mit ausgeprägtem Interesse für die Heilkräfte der fünf Elemente und für die Rolle des Geistes bei der Heilung. Er wurde sowohl von der ayurwedischen als auch von der chinesischen Medizin stark beeinflußt sowie von der westlichen Naturheilkunde. Er hat viele Jahre in Indien verbracht und dort eine freie Klinik geleitet, als er schon über achtzig Jahre alt war.

Im letzten Jahr hatte ich das Glück, bei der Polarity-Therapeuten-Ausbildung in der *New Mexico Academy of Healing Arts* in Santa Fe, New Mexico, mitzuarbeiten; ich habe dort einen Einführungskurs für Polarity-Ernährung gegeben. Es ist mir aufgefallen, wie ähnlich und doch wie verschieden diese beiden Heilsysteme sind. Beide legen großen Wert darauf, daß innerhalb einer vegetarischen Ernährung frische, unverfälschte Lebensmittel verwendet werden. Beide meiden schwere, gebratene und stark verarbeitete Nahrungsmittel. Und beide arbeiten mit den Elementen, um zu heilen. Während Ayurweda mit drei grundlegenden konstitutionellen Typen arbeitet, spricht die Polarity-Therapie von vier. Menschen, die ein Programm für die Polarity-Therapie befolgen, werden sehen: Viele der Rezepte in *Gesund mit der Ayurweda-Heilküche* sind leicht an ihre Bedürfnisse anzupassen.

Rezepte, die für die *Reinigende Diät* und die *Wiederaufbauende Diät* besonders geeignet sind, sind in der folgenden Tabelle aufgeführt. Sie sind auch am Ende des jeweiligen Rezeptes gekennzeichnet. Ein Unterschied zwischen Ayurweda und Polarity ist, daß man bei Polarity darauf achtet, keine erhitzten Öle zu verwenden. Während im Ayurweda kleinere Mengen an erwärmten Ölen als hilfreich erachtet werden, um das Luftelement zu beruhigen, betrachtet man in der Polarity-Therapie erhitzte Öle als schwerer zu verarbeiten für die Leber. Beide Betrachtungsweisen haben etwas für sich, und so habe ich gelegentlich von einem bestimmten Rezept eine Abwandlung mit aufgeführt, die spezifischer auf die Polarity-Praxis ausgerichtet ist. In vielen Fällen ist ein und dasselbe Rezept sowohl für Polarity als auch für Ayurweda verwendbar.

Für Leser, die an weiteren Informationen über die Polarity-Therapie interessiert sind, bietet *The Polarity Process* von Franklyn Sills (Element Books, Longmead, England, 1989) eine ausgezeichnete Erklärung der Praxis und Theorie. Die Murrieta-Stiftung hat ein gutes Kochbuch herausgebracht, das auf Polarity-Prinzipien beruht und *Murrieta Hot Springs Vegetarian Cookbook* heißt (Murrieta Foundation) und das auch viele aufwendigere vegetarische Feinschmeckerrezepte enthält. Weitere Informationen über Polarity-Ernährung, und zwar direkt aus dem Munde des Meisters, findest Du in den Büchern *Health Building* und *Polaritätstherapie: ganzheitliches Heilen durch harmonischen Energiefluß* von Dr. Randolph Stone.

Gerichte, die für ein Polarity-Programm geeignet sind:

Gerichte, die reinigend in der Polarity-Therapie wirken: Dazu gehören frisches und getrocknetes Obst, rohes und gekochtes Gemüse, gekeimte Samen und Hülsenfrüchte, frische Gemüsesäfte, Essener (Essäer) Brot, alle kaltgepreßten Öle außer Maisöl, Yamswurzeln oder Süßkartoffeln, Avocados, Honig, Fruchtzucker, eingeweichte Mandeln sowie Kräuter und Gewürze.

Zu meiden sind bei der reinigenden Polarity-Therapie: Getreide, ungekeimte Hülsenfrüchte, Milchprodukte, Zucker, Salz, Nüsse, Nußbutter, die meisten gebackenen Produkte, Kartoffeln, Koffein und Essig.

Gerichte in diesem Kochbuch, die reinigend in der Polarity-Therapie wirken:

Abgezogene Mandeln (eingeweicht)
Brokkoli mit Knoblauch
Chinakohl mit Shiitaake-Pilzen
Cremige Knoblauch-Salatsauce
Darmreinigungs-Tee
Einfacher gekochter Kohl
Einfacher Ingwer-Tee
Estragon-Petersilien-Salatsauce
Frische geraspelte Karotten mit Krauser Minze und Limone
Frische Korianderblätter-Salsa
Frischer Chinakohl-Salat
Frischer Obstsalat
Frischer Salat aus jungen Zucchini
Frisches Ananas-Dessert
Frisches Karottenaspik
Ganz einfacher Bete-Borscht
Gedämpftes Gemüse, alle Arten
Gelierter Himbeer-Kiwi-Salat
Gelierter Erdbeer-Ananas-Salat
Gerösteter Süßmais
Glasierte Bete
Grundsauce mit Zitrone und Olivenöl
*Kapha*beruhigender Obstsalat
Hallo-Wach für die Leber
Kräftiger Topinambur-Salat
Leckere Apfelkonfitüre
Leckeres Apfel-Rhabarber-Mus
Leichter Gurken-Gazpacho
Lieblings-Bohnensalat auf italienische Art
Mandarinen-Jicama-Salat
Mungsprossen-Suppe
Orangen-Sesam-Salatsauce
Pastinaken, Karotten und Erbsen
*Pitta*beruhigender Obstsalat
Regenbogen-Sommersalat
Karotten-Rosinen-Salat
Sommersalat
Süßkartoffel-Püree
Süßkartoffelsalat
Tridosha-Obstsalat
*Vata*beruhigender Obstsalat
Verdauungsfördernder Tee
Yamssuppe
Zucchinisalat

Gerichte, die wiederaufbauend für die Gesundheit in der Polarity-Therapie wirken: Dazu gehört alles, was in der reinigenden Diät verwendet werden darf, und zusätzlich Vollkorngetreide, nicht erhitzte Milchprodukte, rohe Nüsse und Nußbutter, Kartoffeln, Bohnen, Speisehefe.

Zu meiden sind bei der wiederaufbauenden Polarity-Therapie: gekochte Käsesorten, erhitzte Öle und erhitzte Butter, geröstete Nüsse, geröstete Samen und Nußbutter aus gerösteten Nüssen, gebackene Produkte mit Öl oder Butter, gebratene oder raffinierte Produkte wie Zucker, Weißmehl, polierter Reis.

Gerichte in diesem Kochbuch, die wiederaufbauend für die Gesundheit in der Polarity-Therapie wirken:

Angelas Guacamole
Äquinox-Suppe
Ayurwedisches Studentenfutter
Blumenkohl mit Cashew-Cremesauce
Braune Bostoner Brote (Muffins)
Milder Eintopf aus grünem Chili
Brokkoli mit Knoblauch
Brühe für Okragerichte
Brokkolicremesuppe
Cremige Pesto-Salatsauce
Cremiger Ricotta-Käse ohne Milch
Einfache Azukis
Ein *Kichadi*
Früchtepudding
Frühlingsnudeln
Frühstücksbrei mit Hirse und Mandeln
Gefüllte Avocado mit schwarzen Bohnen und Korianderblättern
Gefüllte Feigen
Gefüllter Stangensellerie
Gekochte Okra
Gerstenflocken
Haferflocken mit Geschmack
Herzhafte Gemüsesuppe
Heißer Amaranth
Heiße Aprikosensauce
Heißer Bulgur
Heißer blauer Mais mit Rosinen
Heiße Quinoa
Hirsecreme für Kinder
Hummus
Kasha mit Lauch
Kokosspeise
Libanesische Kichererbsen
Lieblings-Bohnensalat auf italienische Art
Mandel-Ingwer-Sauce
Nudeln ganz einfach
Nudelsalat
Pestosauce
Pinquitobohnen
Polenta
Quinoa-Spargel-Pilaf
Roggencreme
Salattafel Superior
Schneller Bohnen-Dip
Schnelle Suppe aus schwarzen Bohnen
Schnelle Tahin-Sauce
Studentenfutter zusammengestellt für Rotationsdiät Tag 1
Studentenfutter zusammengestellt für Rotationsdiät Tag 3
Studentenfutter zusammengestellt für Rotationsdiät Tag 4
Süßkartoffelpüree
Suppe aus halbierten Erbsen
Suppe aus halbierten Mungbohnen
Süßkartoffelsuppe
Süßkartoffeln mit Äpfeln
Vegetarische Brühe I
Vegetarische Brühe II
Wildreissalat

Anhang VII: Glossar

Adhidaivisch: *bezog*en auf *Sattva*, *Rajas* und *Tamas.*

Agar-Agar: Durchsichtige, getrocknete Flocken aus Seetang, zur Herstellung von Gelees benutzt. Erhältlich im Naturkostladen und in manchen Asienläden.

Agni: Verdauungsfeuer. Außerdem die heilige Hindugottheit des Feuers und die kosmische Kraft der Umwandlung.

Ajuwan: Indisches Gewürzkraut, Samen des wilden Sellerie, ausgezeichnet gegen Verstopfung. Wärmend. In indischen Läden erhältlich.

Akasha: Äther oder Raum, das Element.

Ama: Giftige Abfallstoffe des Körpers, tragen zu Energiemangel und Krankheit bei. Normalerweise entsteht *Ama* durch unvollständige Verdauung oder Ausscheidung oder durch mangelnde Funktion des Stoffwechsels.

Amla: Sauer (im Geschmack).

Anjier: Feigen von hellgoldener oder weißer Farbe, Calmyrnas.

Anupana: Eine Substanz, die als Trägerstoff zur Einnahme von Heilkräutern dient, wie Ghee oder heiße Milch.

Ap: Wasser, das Element.

Apfeldicksaft: Konzentrierter Apfelsaft in Flaschen, ein gutes natürliches Süßmittel, erhältlich in Reformhäusern und Naturkostläden. Beruhigend für *Pitta* und *Kapha* (bei maßvoller Verwendung) und normalerweise nicht sonderlich beunruhigend für *Vata.*

Artav: Weibliches Fortpflanzungsgewebe, eines der *Dhatus.*

Asafoetida: Siehe *Hing.*

Asana: Yogastellung.

Ashwaganda: Ein stärkendes und aufbauendes Kraut, zur Beruhigung von *Vata* und zur Stärkung des Fortpflanzungssystems genutzt.

Asthi: Knochengewebe, eines der *Dhatus.*

Atharva Weda: Eine spätere der alten Sanskritschriften, der *Weden*, die den größten Teil der Informationen für die Ausübung der ayurwedischen Medizin liefern.

Avila: Wolkig.

Ayurweda: Die Wissenschaft vom Leben und von der Selbstheilung.

Azuki-Bohnen: Kleine, rotbraune Bohnen, die in vielen asiatischen Küchen gern benutzt werden, wirken stärkend auf die Nieren und harntreibend. In Asien- und Naturkostläden erhältlich.

Backpulver: Sowohl Backpulver als auch Backnatron werden von strikt ayurwedischen Köchen als leicht fermentierend betrachtet.
Backpulver in Höhenlagen: Wenn Du in einer Höhe von etwa 1 600 m oder höher lebst, mußt Du die Menge an Backpulver oder Natron verringern, die hier in den Rezepten angegeben ist. Wenn Du einen Teelöffel des Triebmittels auf einen knappen Teelöffel verringerst, klappt das normalerweise gut. Wenn eine große Verringerung nötig ist, ist das beim jewei-

ligen Rezept extra angemerkt. Ich habe aus Gesundheits- und Sicherheitsgründen eine deutliche Vorliebe für aluminiumfreie Backpulver.

Basilikum: Ein bekanntes westliches Gewürzkraut, gute anregende Wirkung auf die Verdauung, frisch oder getrocknet verwendet. In der Gemüse- oder Gewürzabteilung der meisten Lebensmittelläden zu finden.

Basmati (braun): Ein wohlschmeckender Vollreis, der in der Wirkung eher ungeschältem Reis entspricht als dem traditionellen weißen indischen *Basmati*. Die Kochzeit beträgt 45 – 50 Minuten, bei weißem *Basmati* 15 Minuten. Er hat den vierfachen Kaliumgehalt von weißem *Basmati* und deutlich mehr B-Vitamine sowie zusätzlich eine Spur Kalzium. Seltsamerweise deuten derzeitige Untersuchungen darauf hin, daß er mit 3 Gramm pro Portion gekochtem, servierfertigem Reis weniger Eiweiß hat als weißer *Basmati*. Weil er schwerer und nahrhafter ist, verwende ich ihn im Winter häufiger als weißen *Basmati*.

***Basmati* (weiß):** Ein leichter, deutlich duftender Reis, im Ayurweda wegen seiner leichten Verdaulichkeit geschätzt. Er ist poliert. Erhältlich in indischen Läden und manchen Naturkostläden. Er hat kein Fett und enthält pro Portion gekochtem, servierfertigem Reis 4 Gramm Eiweiß. Weil er so leicht und so gut verdaulich ist, verwende ich ihn viel im Sommer.

Basti: Arzneimittel enthaltender Einlauf.

Bhasma: Ayurwedische Medizin, die verascht worden ist, wie Pfauenfedern oder Edelsteine.

Brauner Reis: Ein nahrhafter Vollkornreis, der gut zum Erden ist. Weil er schwerer als Basmati ist, empfehle ich ihn nur, wenn das Verdauungsfeuer gut ist. Er ist in Bioläden und jetzt auch manchmal in Supermärkten erhältlich.

Braunes Reismehl: Erhältlich in einigen Bioläden. Es ist grob, trocken, schwer und nahrhaft, wirkt mehr verstärkend auf Vata oder Pitta als weißes oder indisches Reismehl. Seine Schwere bringt Kapha ebenfalls aus dem Gleichgewicht, wenn es als einziges Mehl verwendet wird. Am besten verwendet man es in kleinen Mengen mit anderen Mehlen zusammen.

Chala: Beweglich.

Chana Dal: Die halbierte Version von *Khala Chana*, indischen Kichererbsen. *Chana Dal* wirkt beruhigend auf *Pitta* und *Kapha* und ist in indischen Läden erhältlich.

Chappati: Indisches Fladenbrot ohne Hefe, normalerweise aus Weizenmehl. Auch *Roti* oder *Rotali* genannt.

Charaka Samhita: Eines der klassischen ayurwedischen Lehrbücher, ungefähr 700 v. Chr. geschrieben. Auch heute ist es noch eines der Haupt-Nachschlagewerke für ayurwedische Therapeuten.

Dal: Alle Arten von halbierten Bohnen oder Erbsen in der indischen Küche sowie die indischen Suppen, die man aus halbierten Bohnen oder Erbsen macht. Die Wirkung ist von Person zu Person unterschiedlich, aber die *Dals* können auf den Körper etwas trocknender wirken als ganze eingeweichte oder gekeimte Bohnen.

Dhatus: In der ayurwedischen Anatomie die sieben notwendigen Gewebe des Körpers. Sie sind auch bekannt als die „Dauerstrukturen“, was bedeutet, daß sie immer im Körper gehalten werden, so daß wir gesund sein können. Dazu gehören *Rasa, Rakta, Mamsa, Meda, Asthi, Majja, Shukra/Artav.*

Diuretisch: Harntreibend, die Harnmenge vermehrend.

Dosha: In der ayurwedischen Anatomie eine grundlegende biologische Energie oder Struktur. Es gibt drei Haupt-*Doshas, Vata, Pitta* und *Kapha*, die alles Leben aufrechterhalten. Sie wechseln sich im Laufe des Tages zyklisch ab und wirken als Transport- und Kommunikationssystem zwischen den *Dhatus* (den lebenswichtigen Geweben) und den *Malas* (den Abfallprodukten des Körpers). Das Gleichgewicht zwischen ihnen ist der Schlüssel zur Gesundheit. Sie bestimmen auch unsere körperliche Konstitution zum Zeitpunkt unserer Geburt.

Draksha: Ein beliebter ayurwedischer Kräuterwein aus Traubensaft, Rosinen und Gewürzen, der den Körper wieder beleben und *Agni* stärken soll.

Drava: Flüssig.

Ei-Ersatz: Käufliche Ei-Ersatzstoffe enthalten meist entweder Soja-Eiweiß oder Hühnereiweiß. Letzeres ist für Menschen mit einer Überempfindlichkeit gegenüber tierischem Eiweiß nicht einsetzbar. Braucht man Ei-Ersatz zum Backen, sollte man darauf achten, ob er sich dazu eignet. Ideal und universell einsetzbar sind Ei-Ersatzstoffe, die hauptsächlich aus Kartoffel- und Tapiokamehl bestehen. Sie sind in Deutschland noch kaum erhältlich.

Ein anderer Ei-Ersatzstoff besteht aus Leinsamen. Für die Herstellung mahlst Du 1 Eßlöffel ganze Leinsamen in einem Mixer, einer Mühle oder in der Küchenmaschine fein. In einem kleinen Topf in 1/4 Tasse kaltes Wasser einrühren und zum Kochen bringen. 3 Minuten kochen lassen und dabei ständig umrühren. Die Masse dickt ein. Von der Platte nehmen und etwas abkühlen lasen. Pro Ei, das in einem Rezept verlangt wird, kann ein Teelöffel dieser Mischung eingesetzt werden. Leinsamen hat nicht die auftreibende Wirkung von Eiern in Backwaren, funktioniert aber gut in Pfannkuchen, Keksen und schnellen Broten. Diese Anleitung basiert auf Empfehlungen von Hanna Kroeger in *Allergy Baking Recipes.* Wenn Du eine größere Menge herstellen willst, nimmst Du ein Verhältnis von 1 Teil Leinsamen zu 3 Teilen Wasser.

Gelbwurz, Kurkuma: Bekanntes, leuchtend gefärbtes gelbes Gewürz, sehr hilfreich zur Reinigung des Blutes und als Unterstützung bei der Verdauung von Eiweiß.

Ghee: Geklärte Butter, hochgeschätzt in der ayurwedischen Praxis. In der Therapie benutzt, um den Fluß von Säften durch den Körper zu verbessern.

Ghrita: Medizinisches Ghee, mit verschiedenen Kräutern hergestellt.

Guna: Eine der zwanzig Eigenschaften oder Attribute. Siehe auch *Mahagunas.*

Guru: Schwer.

Harntreibend: Steigert die Urinabgabe.

Hing: Asafoetida, Stinkwurz, ein stark riechendes indisches Gewürz mit wärmender Wirkung. Nützlich, um die gaserzeugenden Eigenschaften von

Nahrungsmitteln wie Bohnen zu vermindern. Beruhigt *Vata*. In indischen Geschäften und manchen Kräuter- und Naturkostläden erhältlich. Es wird oft in Mischung mit Weizen- oder Reismehl angeboten.

Ingwer: Ein Gewürz, das sich vor allem in seiner frischen Form ausgezeichnet eignet, um das Verdauungsfeuer anzuregen. In der Gemüseabteilung der meisten Lebensmittelgeschäfte erhältlich.

Jaggery (Gur): Indisches Süßmittel, in indischen Geschäften verkauft. Es sieht aus wie Klumpen von feuchtem braunen Zucker und schmeckt ein bißchen wie Melasse.

Jala: Wasser, als Eigenschaft.

Joghurt: Das ist ein Milchprodukt mit Bakterienkulturen, normalerweise aus Kuhmilch. Es wird als fermentiert betrachtet. Um Dein eigenes frisches Joghurt herzustellen, bringst Du 3 Tassen frische rohe Kuhmilch zum Kochen, läßt sie eine halbe bis eine ganze Minute oder länger kochen, nimmst sie von der Platte und läßt sie bei Raumtemperatur abkühlen. Dann rührst Du etwa 125 g (einen kleinen Becher) Joghurt mit aktiven L.-acidophilus-Kulturen ein; mit einem Holzlöffel gut vermischen. Die Milch-Joghurt-Mischung abdecken (in einer Glasschüssel mit Deckel geht es gut) und an einem warmen Ort bebrüten, in der Nähe der Heizung oder im Backofen, wobei nur die Innenbeleuchtung eingeschaltet ist, oder eingewickelt in einen Daunenschlafsack. Nach 36 bis 48 Stunden ist das Joghurt fertig. Man kann auch Joghurtbereiter kaufen, die Behälter und eine Heizeinheit beeinhalten. Sojajoghurt kann auf genau dieselbe Weise hergestellt werden, wozu man Sojamilch und gekaufte Soja-Joghurt-Kulturen oder ein Kuhmilchjoghurt als Starterkultur verwendet.

Kapha: Erde-Wasser-*Dosha* oder -Konstitution.

Kardamom: Ein süßes Gewürz, das alle *Doshas* beruhigt und recht warm wirkt. In der Kräuter- und Gewürzecke der meisten Lebensmittelläden zu finden.

Karma: Wirkung oder Reaktion.

Kashaya: Zusammenziehend, adstringierend (im Geschmack).

Kathina: Hart.

Katu: Scharf (im Geschmack).

Khala Chana: Dunkelbraune indische Kichererbsen, kleiner als die amerikanischen Garbanzobohnen und manchmal leichter verdaulich. Man findet sie in indischen Lebensmittelgeschäften. Man kann sie in einem Rezept recht einfach durch Garbanzobohnen ersetzen.

Khara: Rauh.

Kichadi: Ein heilender Eintopf aus Mungbohnen, Basmatireis, Gemüse und Gewürzen; ein einfaches Gericht aus einem Topf.

Kirschkonzentrat: Konzentrierter Saft aus schwarzen Kirschen, in Flaschen. Die Säfte aus biologischem Anbau sind ungesüßt und in Bioläden erhältlich.

Koriandersamen: Ein kühlendes Gewürz, hilfreich zum Austreiben von Gasen und zur Unterstützung der Verdauung, besonders gut für *Pitta*. In Form von frischen Blättern ist Koriander auch als chinesische Petersilie bekannt. Kann man leicht anbauen.

Kreuzkümmelsamen: Ein weit verbreitetes und nicht teures Gewürz, das die Verdauung verbessert und alle drei *Doshas* beruhigt. Man kann es auch zuviel verwenden! (Vom Geschmack her ist es gewöhnungsbedürftig.)

Laghu: Leicht.

Lavana: Salzig (im Geschmack).

Madhura: Süß (im Geschmack).

Mahagunas: Die drei großen Eigenschaften des Geistes: *Sattva*, *Rajas* und *Tamas*.

Maisnudeln: Spaghetti, Makkaroni und andere Nudeln, die ganz aus Mais bestehen. Eine gute Alternative zu Weizennudeln für *Kaphas* und für Menschen mit Weizen-Allergie.

Majja: Nerven- und Markgewebe, eines der *Dhatus*.

Malas: Die Abfallprodukte des Körpers: Harn, Stuhl und Schweiß.

Mamsa: Muskelgewebe, eines der *Dhatus*.

Manda: Langsam.

Marma: Energie-Druckpunkt.

Masur Dal: Rote Linsen, die man in Naturkostläden oder in indischen und mittelöstlichen Geschäften finden kann.

Math Dal: Eine kleine braune Teparybohne, die in Indien angebaut wird und in indischen Geschäften zu finden ist. Sie soll alle drei *Doshas* beruhigen.

Medas: Fettgewebe, eines der *Dhatus*.

Methi: Bockshornkleeblätter, leicht zu ziehen. Im Sommer in indischen Geschäften erhältlich. Gut, um *Ama* aus dem System zu entfernen, aber auch erhitzend.

Mexikanisches Teekraut: Ein leicht zu ziehendes mexikanisches Gewürz, *Chenopodium ambrosioides*, das man in sehr kleinen Mengen zum Würzen von Bohnen verwendet, um *Vata* zu verringern. Man kann es anstelle von *Hing* (Asafoetida, Stinkwurz) verwenden.

Miso: Salzige, fermentierte Sojapaste, oft mit einem Getreide wie Reis oder Gerste hergestellt. Erhältlich in Asien- und Naturkostläden und manchmal in der ayurwedischen Ecke.

Mrudu: Weich.

Mung Dal: Die halbierte Version der Mungbohne, manchmal als „Gelbes Dal" verkauft. Geschält sehen sie aus wie kleine angeschlagene halbierte gelbe Erbsen. Erhältlich in indischen Geschäften und manchen Naturkostläden.

Mung: Kleine, grünfarbige Bohne, die in Indien angebaut wird und ein Grundnahrungsmittel der ayurwedischen Küche ist. Sie wird ganz oder gekeimt in Suppen und Eintöpfen verwendet. Man findet sie in Indien-, Asien- und Naturkostläden. Dieselbe Bohne, aus der man Bohnensprossen zieht.

Nasya: Anwendung von Kräutern und Ölen im Nasengang (z. B. Kalmusöl).

Neem: Blätter von *Azadirachta indica*, die man manchmal in der Kühlabteilung von indischen Geschäften finden kann. Ein bitteres indisches Kraut, das beruhigend auf *Pitta* und *Kapha* wirkt. Frisch ist es viel wirksamer als getrocknet.

Ojas: Unser Energiepolster, unsere Aura, der Schutz der Vitalität.

Okasatmya: Ernährungs- oder Lebensweisen, die durch regelmäßige oder gewohnheitsmäßige Anwendung nicht mehr schädlich für den Körper sind.

Oregano: Ein verbreitetes Gewürzkraut der westlichen Küche, gut zur Anregung der Verdauung. Mäßig erwärmend und scharf. In der Kräuter- und Gewürzecke von Lebensmittelgeschäften zu finden.

Pancha Karma: Die fünf reinigenden Handlungen im Ayurweda, *Vamana, Virechana, Basti, Nasya* und *Rakta Moksha.* Gelten zusammen mit vernünftiger Ernährung und Lebensstil als eine der tragenden Säulen der Gesundheit.

Pancha Mahabhutas: Die fünf alles umfassenden Elemente Äther, Luft, Feuer, Wasser und Erde, auf denen die gesamte Schöpfung beruht.

Panir: Auch Paneer geschrieben, ist ein weicher Käse, den Du selbst zu Hause herstellenen kannst. Panir wird am besten von Leuten mit starkem Verdauungsfeuer gelegentlich gegessen, vielleicht einmal pro Monat. Weil er kühl, sauer und schwer ist, wird er Menschen mit schwachem *Agni* nicht empfohlen. Am besten eignet er sich für die gelegentliche Verwendung für *Vata.* Um Panir herzustellen, läßt Du 2 Liter frische Rohmilch 1/2 Minute lang aufkochen. Während sie noch schäumt, nimmst Du sie von der Platte und rührst einen Eßlöffel frischen Zitronensaft ein. Die Mischung 5 bis 10 Minuten stehenlassen, dann in ein mit einem Käsetuch ausgeschlagenes Abtropfsieb geben, wobei genug Tuch überstehen muß, so daß man es zusammenbinden kann. Die überschüssige Flüssigkeit enthält Molke und kann in Backwaren verwendet werden. Man kann das Sieb über eine große Schüssel setzen und läßt es dort noch eine Stunde abkühlen und abtropfen. Dann das Käsetuch locker verknoten, den Panir gut ausdrücken, das Tuch aufknoten und den Käse sechsmal kneten. Mit den Händen in eine kleine saubere Auflaufschüssel oder Brotform drükken. Zudecken und im Kühlschrank 5 bis 8 Stunden abkühlen lassen. Sofort verwenden. Ergibt ungefähr 200 g.

Pippali: Lange indische Pfefferschote, gut zur Anregung der Verdauung und zur Verjüngung. Man kann in indischen Geschäften und in Ayurweda-Zentren danach suchen.

Pitta: Das Feuer-Wasser-*Dosha* oder diese Konstitution.

Prabhau: Die spezifische Wirkung oder die spezielle Kraft eines Krautes oder Lebensmittels, geht über allgemeine Regeln hinaus, die man auf dieses Lebensmittel anwenden könnte.

Prakruti: Das ursprüngliche Wesen einer Sache; auch unsere biologische Konstitution, die bei der Geburt festgelegt wird.

Prana: Die Vital- und Lebenskraft des Kosmos.

Pranayama: Eine einfache tägliche Atemübung, wirksam für die Harmonisierung von Energie und Gesundheit.

Prapaka: Normaler Ablauf der Verdauung, bei dem verschiedene Stadien der Umformung durchlaufen und die überschüssigen *Doshas* als Abfallprodukte entfernt werden.

Prasad: Gesegnetes Essen.

Prithvi: Erde, das Element.

Rajas: Eine geistige Einstellung, die Energie und Handeln hervorruft. Das Bedürfnis, etwas zu schaffen.

Rajasisch: Ein Nahrungsmittel oder eine Handlung, die *Rajas* fördert. Einige Beispiele sind Sauergemüse (Pickles), Käse, Knoblauch, Pfeffer.

Rakta Moksha: Altes Verfahren des Aderlasses im *Pancha Karma*. Wird im *Sushruta* bevorzugt, aber nicht im *Charaka*.

Rakta: Blutgewebe, eines der *Dhatus*.

Ram: Göttlicher Held des Ramayana, eines indischen Epos.

Rasa: Geschmack. Auch Gefühl. Auch eines der *Dhatus*, hängt mit Blutplasma und Lymphe zusammen.

Rasayana: Ein verjüngendes Lebensmittel, das die Langlebigkeit fördert. Calmyrna-Feigen sind ein Beispiel.

Ricotta: Ein weicher Käse, den man recht einfach zu Hause herstellen kann. Die Anweisungen für Panir hier im Glossar befolgen und vor dem abschließenden Schritt (Ausdrücken und Kneten) abbrechen, also wenn der Käse eine Stunde lang zum Abtropfen im Sieb gelegen hat. Ricotta hat ähnliche Ernährungseigenschaften wie Panir, ist aber etwas leichter und besser verdaulich und sogar noch besser für *Vata*. Das Rezept ergibt ungefähr 200 g; der Ricotta sollte sofort verbraucht werden. Die doppelte Menge machen, wenn man ihn für die Cremige Oregano-Nudelsauce braucht.

Rig Weda: Die älteste schriftliche Überlieferung Indiens.

Rishis: Indische Weise des Altertums, die „Leitsterne" des Ayurweda.

Ruksha: Trocken.

Sadhana: Spirituelle Handlung.

Safran: Ein gutes (und teures) Gewürz, das auf alle drei *Doshas* beruhigend wirkt. Es wird normalerweise nicht erhitzt, sondern einem Gericht am Ende zugegeben. *Sattvisch*.

Samkya: Eine philosophische Schule, die die ayurwedische Medizin stark beeinflußt hat.

Sandra: Dicht.

Sattva: Eine geistige Eigenschaft, die Klarheit, Harmonie und Gleichgewicht hervorruft. Das Bedürfnis, aufzuwachen und sich etwas vorzustellen.

Sattvisch: Ein Lebensmittel oder eine Übung, die *Sattva* unterstützt. Die meisten frischen Obstsorten, Gemüse, Getreide und Bohnen sind *sattvisch*.

Shiitaake-Pilze: Frisch oder getrocknet erhältlich, der klassische schwarze chinesische Pilz, in Asien- oder Naturkostläden.

Shukra: Das männliche Fortpflanzungsgewebe, eines der *Dhatus*.

Sirup aus braunem Reis: Ein gemälztes Süßmittel, in Naturkostläden erhältlich. Es wird normalerweise aus Reis und ein wenig Gerste hergestellt. Die „traditionelle Yin-Marke" enthält meistens nur Reis.

Sita: Kühl (als Temperatur oder in der Wirkung, wie der Mond). Auch die göttliche Gefährtin des Ram.

Slakshna: Schleimig.

Snigda: Ölig.

Sojamilch: Ein Getränk, das frisch aus Sojabohnen hergestellt wird. Kann man zu Hause machen oder fertig kaufen. Wie eine Firma treffend hervorhebt, ist „fettarme" Sojamilch oft nur ein Reklametrick; dabei handelt es sich lediglich um normale Sojamilch, die mit Wasser verdünnt worden ist, und das kann man auch zu Hause selber machen. Fertig gekaufte Sojamilch ist *rajasischer* als frische.

Srota: In der ayurwedischen Anatomie ein lebenswichtiger Meridian für die Bewegung der Energie durch den Körper. In der Größe unterschiedlich, von winzig bis beträchtlich.

Steinsalz: Regt das Verdauungsfeuer an und wird oft in ayurwedischen Kräuterzubereitungen verwendet. Ist für diesen Zweck wirkungsvoller als Meersalz oder andere Salze. Kann man oft in indischen Geschäften finden, manchmal mit dem Etikett „Schwarzes Salz".

Sthira: Statisch.

Sthula: Grob.

Sucanat®: Ein biologischer, verdampfter Zuckerrohrsaft, in Struktur und Geschmack ähnlich wie brauner Zucker, aber reiner. Etwas teuer, aber ein gutes Süßmittel, wenn man gerade erst anfängt, sich von Zuckererzeugnissen loszusagen. In einem heilenden ayurwedischen Ernährungsplan würde man es nicht regelmäßig verwenden; es ist eher bei besonderen Gelegenheiten angebracht.

Sukshma: Fein.

Sushrut Samhita: Einer der großen ayurwedischen Klassiker, die sich bis heute erhalten haben, ungefähr 600 v. Chr. geschrieben, mit vielen Informationen aus der Sicht eines Chirurgen.

Swedana: Eine ayurwedische Therapie als Vorbereitung auf *Pancha Karma*. Besteht aus einem Schwitzbad zur Anregung des Schwitzens, so daß *Ama* in Bewegung kommt und besser aus dem Körper entfernt werden kann.

Tahin: Gemahlene Sesamkörner, die man am besten in Form von rohem Tahin kauft. Reich an Kalzium, B-Vitaminen und Eisen, erwärmend und erdend. Besonders gut für *Vata*, in kleinen Mengen in Ordnung für *Pitta* und *Kapha*. Ich bevorzuge Tahin im Glas gegenüber solchem in Dosen; man bekommt es in Asien- oder Naturkostläden.

Tamarinde: Eine sauer schmeckende Bohnenpaste, die in indischen Geschäften verkauft wird.

Tamas: Eine geistige Eigenschaft, die Dunkelheit, Reglosigkeit, Widerstand und Bodenständigkeit hervorruft. Das Bedürfnis, aufzuhören.

Tamasisch: Ein Lebensmittel oder eine Handlung, die *Tamas* unterstützt. Einige Beispiele sind gefrorene, in der Mikrowelle zubereitete und gebratene Kost.

Tejas: Die Essenz des kosmischen Feuers, die der geistigen Tätigkeit zugrunde liegt und durch *Ojas* in den Verdauungstrakt weitergeleitet wird.

Tikta: Bitter (im Geschmack).

Tofu: Ein geschmacksneutrales, geronnenes Sojabohnenprodukt, das frisch hergestellt werden kann oder abgepackt und normalerweise gekühlt in der Gemüse- oder Kühlabteilung von Naturkostläden, Asienläden und Supermärkten erhältlich ist. Gelegentlich in der amerikanischen ayurwedischen Küche verwendet.

Tor Dal: Ein gelbes indisches Dal, das halbierten gelben Erbsen sehr ähnlich sieht. Es wird auch als *Toovar Dal* oder als *Arhar Dal* bezeichnet. Es wirkt ziemlich verstärkend auf *Pitta* und auf entzündliche Zustände.

Tridosha: Die drei *Doshas* in ihrem Zusammenwirken, *Vata*, *Pitta* und *Kapha*.

Tridoshisch: Substanzen oder Übungen, die auf alle drei *Doshas* beruhigend wirken. Zu den Beispielen hierfür gehören Lebensmittel wie *Basmati*reis, Spargel, *Kichadi* und Ghee oder Handlungen wie *Pranayama*.

Trifala: Eine hilfreiche ayurwedische Kräuterzusammenstellung zur Reinigung und Verjüngung. Erhältlich in Ayurweda-Zentren und in einigen Kräuterläden.

Tulsipflanze: Eine Art Basilikum, in Indien hochgeschätzt. Man kann es einfach aus Samen ziehen, und heutzutage ist es in Gärtnereien manchmal bei den Kräutertöpfen zu finden. Es ist mit dem italienischen süßen Basilikum verwandt, hat aber einen deutlich anderen Geschmack.

Urud Dal: Halbiert und geschält hat es die Farbe von Elfenbein. Es stammt von einer kleinen Bohne, die außen schwarz ist und als ganze Frucht als schwarze Linse (auf Englisch auch als *black gram*) bekannt ist. *Urud Dal* hat ein ganz eigenes Aroma und ist warm und bodenständig; es wird in kleinen Mengen spezifisch zur Beruhigung von *Vata* benutzt. In indischen Läden zu finden.

Ushna: Heiß (als Temperatur oder in der Wirkung).

Vagbhata: Die Autoren des dritten großen ayurwedischen Klassikers, *Ashtanga Hridaya* und *Ashtanga Samgraha*. Dieser Text ist seit kurzem auch auf Englisch erhältlich.

Vaidya: Ein ayurwedischer Arzt oder eine ayurwedische Ärztin.

Vamana: Eine der Handlungen beim *Pancha Karma*, spezifisch zur Entfernung von überschüssigem *Kapha*. Man versteht darunter therapeutisches Erbrechen unter der Aufsicht eines Arztes.

Vanille: Vanille-Aroma ist heutzutage auch alkoholfrei sowie allmählich auch glycerinfrei erhältlich.

Vata: Äther-Raum-*Dosha* oder -Konstitution.

Vayu: Luft, das Element.

Vikruti: Das derzeitige Ungleichgewicht zwischen den *Doshas* innerhalb des Körpers, das zu Unwohlsein oder Krankheit führt. Beim ayurwedischen Heilen muß das zuerst behandelt werden, bevor man die Arbeit am *Prakruti* (der Konstitution) aufnimmt.

Vipak: Die Wirkung eines Krautes oder Lebensmittels nach der Verdauung, nachdem es im Körper völlig verstoffwechselt worden ist. Ayurwedische Therapeuten arbeiten normalerweise mit drei *Vipaks*, süß, sauer und scharf. In dieser letzten Umwandlung werden die drei *Doshas* vom Körper zur Ernährung der *Dhatus* genutzt.

Virechana: Eine der Handlungen des *Pancha Karma,* vor allem bei überschüssigem *Pitta-Dosha* nützlich. Es besteht aus einer abführenden Therapie.

Virya: Die Wirkung eines Lebensmittels oder Krautes und seine Auswirkung auf das Verdauungssystem. Normalerweise hat *virya* eine erwärmende oder kühlende Wirkung.

Vishada: Klar.

Vishwabhesaj: Die Medizin für alles, Ingwer.

Vollreis: Ein nahrhaftes Vollkorngetreide, gut zum Vermahlen. Weil er schwerer ist als *Basmati,* wird er normalerweise nur empfohlen, wenn das Verdauungsfeuer gut ist. Erhältlich in Naturkostläden und inzwischen auch in manchen Supermärkten.

Vollreismehl: In manchen Naturkostläden erhältlich. Es ist rauh, trocken, schwer und nahrhaft und wirkt verstärkender auf Vata und Pitta als weißes Reismehl oder indisches Reismehl. Durch seine Schwere wirkt es auch auf *Kapha* aus dem Gleichgewicht bringend, wenn es das hauptsächlich verwendete Mehl ist. Am besten in kleinen Mengen mit anderen Mehlen zusammen verwenden.

Weden: Die vier alten Schriften Indiens.

Zimt: Ein weit verbreitetes, süßes und warmes Gewürz, gut zur Anregung der Verdauung und in Maßen für alle *Doshas* geeignet. In der Gewürzabteilung von Lebensmittelgeschäften zu finden.

Zweifaches *Dosha:* Ein westlicher Ausdruck für jemanden, in dessen Konstitution zwei *Doshas* vorherrschen, zum Beispiel *Vata-Pitta, Pitta-Kapha* oder *Kapha-Vata.*

Anhang VIII: Bezugsquellen

„Du solltest Dir ruhig die Mühe machen und die Zeit nehmen, um herauszubekommen, ob es in Deiner Gegend einen kooperativen Einkauf gibt. Der Aufbau solcher Coops kann unterschiedlich sein, aber die Grundidee ist, daß sie Lebensmittel zum Großabnehmerpreis an kleinere Einkaufsgemeinschaften in der Gegend liefern. Wenn Du Dich mit Nachbarn oder Freunden organisierst, kann das erhebliche Einsparungen bei Lebensmitteln wie organischen Mungbohnen und Basmatireis bedeuten. Beim kooperativen Einkauf findest Du häufig auch Nahrungsmittel, die Du anderswo nur schwer findest. Wenn eine solche Coop auch noch durch örtliche Landwirte und Händler aufgefüllt wird, kann die Zusammenarbeit mit einer Coop ein sehr positiver Schritt in eine gesunde Richtung sein."

Wenn Du an Bezugsquellen für Nahrungsmittel, die zum ayurwedischen Kochen verwendet werden, interessiert bist, sende einen mit Deiner Anschrift versehenen, ausreichend frankierten (Ausland: internationalen Antwortschein beilegen) DIN-A5-Umschlag anfolgende Adresse (telefonische Anforderungen sind nicht möglich):

Windpferd Verlagsgesellschaft mbH
Stichwort: Gesund mit der Ayurweda-Heilküche
Postfach
D-87648 Aitrang

Die Bauanleitung für die Solarkochkiste (in englischer Sprache) kannst Du anfordern bei:

Solar Box Cookers International
1124 Eleventh Street
Sacramento
California, 95814
USA

Die Adresse der Samenbank in den USA lautet:

Seed Savers Exchange
3076 North Winn Road
Decorah
Iowa, 52101
USA

Bibliographie

Ballentine, Rudolph, M. D.: *Diet and Nutrition: A Holistic Approach.* The Himalayan International Institute, Honesdale, Pennsylvania, 1978. Gute Einführung in die westliche Ernährungslehre, von einem Arzt, der auch Ayurweda kennt.

Banchek, Linda: *Cooking for Life: Ayurvedic Recipes for Good Food and Good Health.* Harmony Books, New York, 1989. Gutes Buch, eines der wenigen über ayurwedisches Kochen, die vor 1994 erhältlich waren. Gute Abhandlung der Geschmacksrichtungen; mehr traditionell ostindische Ansichten über Lebensmittel.

Begley, Sharon mit Daniel Glick: „*The Estrogen Complex*", Newsweek, 21. März 1994.

Beifuss, Joel: „*Killer Beef*", In These Times, Band 17, Nummer 14, 31. Mai 1993.

Bubel, Mike und Nancy: *Root Cellaring: Natural Cold Storage of Fruits and Vegetables.* Storey Communications Inc., Pownal, VT., 1991. Gutes Buch über gesunde Methoden, Obst und Gemüse zu lagern.

Buist, Dr. Robert: *Food Chemical Sensitivity: What it is and how to cope with it.* Harper and Row Publishers, Sydney, Australien, 1986. Eine Menge guter Informationen.

Buist, Dr. Robert: *Food Intolerance: What it is and how to cope with it.* Prism Press, Bridport, Dorset, U. K., 1984. Vertrieb in den USA über die Avery Publishing Group.

Caggiano, Biba: *Northern Italian Cooking.* HP Books Inc., Tucson, Arizona, 1981. Wirklich köstliche italienische Küche für Allesesser. Gut für Anregungen für vegetarische Speisen.

Caraka Samhita, ins Englische übersetzt von Dr. R. K. Sharma und Vaidya Bhagwan Dash, Bände 1, 2 und 3. Chowkanbe Sanskrit Series Office, Varanasi, Indien, 1976. Die klassischen medizinischen Texte des Ayurweda, notwendiges Nachschlagewerk für den ernsthaften Therapeuten.

Chopra, Deepak: *Die heilende Kraft.* Bastei Lübbe TB Nr. 66246. Gute, deutliche Einführung in die grundlegenden Konzepte und Handlungen des Ayurweda, mit vielen geistvollen Analogien für den westlichen Leser.

Colbin, Annemarie: *Food and Healing.* Ballantine Books, New York, 1986. Ausgezeichnete Abhandlung über die Wirkung von Nahrungsmitteln auf Körper und Energie.

Colbin, Annemarie: *The Book of Whole Meals.* Ballantine Books, New York, 1983. Im Hinblick auf Makrobiotik und Jahreszeiten ein sehr gutes vegetarisches Kochbuch.

Coleman, Eliot: *The New Organic Grower's Four-Season Harvest.* Chelsea Green Publishing Company, Post Mills, Vermont, 1992. Ein Buch, das einem viele Anregungen zum Anbau von frischem Obst und Gemüse und zum Arbeiten mit den Jahreszeiten gibt, unabhängig vom Wohnort.

Dunham, Carroll und Ian Baker, mit Fotos von Thomas L. Kelly und Vorwort vom Dalai Lama: *Tibet: Reflections from the Wheel of Life.* Abbeville Press, New York, 1993.

Frawley, Dr. med. David: *Ayurvedic Healing: A Comprehensive Guide.* Passage Press, Salt Lake City, Utah, 1989. Ausgezeichnet.

Frawley, Dr. med. David: *The Astrology of Seers: A Comprehensive Guide to Vedic Astrology.* Passage Press, Salt Lake City, Utah, 1990. Das wichtigste Buch zur Darstellung wedischer oder hinduistischer Astrologie in der westlichen Welt. Ich fand die Abhandlung der Planetenperioden besonders interessant, weil hier eine Verbindung zur Gesundheit und den wechselnden Lebenserfahrungen besteht.

Galland, Dr. med. Leo mit Dr. Dian Dincin Buchman: *Superimmunity for Kids*, Delta, Copestone Press Inc., jetzt vertrieben von Dell Publishing, New York, 1988. Umfassende, gut lesbare Darstellung der aktuellen westlichen Methodik für die Ernährung von Kindern.

Garde, Dr. R. K.: *Ayurveda for Health and Long Life.* D. B. Taraporevala Sons and Co. Private Ltd., Bombay, 1975. Guter geschichtlicher Abriß und Ausblicke.

Glendinning, Chellis: *When Technology Wounds.* William Morrow, New York, 1990. Pionierarbeit.

Glenn, Camille: *The Heritage of Southern Cooking.* Workman Publishing, New York, 1986. Meine Lieblingsköchin für Rezepte aus dem Süden der USA.

Hagler, Louise: Herausgeberin der überarbeiteten Ausgabe von *The Farm Vegetarian Cookbook.* The Book Publishing Company, Summertown, Tennessee, 1978.

Heyn, Birgit: *Die sanfte Kraft der indischen Naturheilkunde. Ayurveda – die Wissenschaft vom langen Leben.* 240 S., Neuausgabe 1992, Verlag O. W. Barth – Scherz Verlag. Eine Einführung von einer deutschen Pharmakologin, die ich mit jedem Jahr mehr und mehr schätzen gelernt habe.

Jaffrey, Madhur: *Indisch kochen.* 228 S., 2. Auflage 1992, Edition diá, St. Gallen, Schweiz. So ein guter Koch.

Johari, Harish: *The Healing Cuisine: India's Art of Ayurvedic Cooking.* Healing Arts Press, Rochester, Vermont, 1994. Neuerscheinung.

Jones, Marjorie Hurt, R. N.: *The Allergy Self-Help Cookbook: Over 325 natural foods recipes, free of wheat, milk, eggs, corn, yeast, sugar and other common food allergens.* Rodale Press, Emmaus, Pennsylvania, 1984. Sie ist eine ungeheuer kreative Köchin, die auch die Gebiete Rotationsdiäten, allgemeine Umweltgefährdungen und andere Gesundheitsgefahren umfassend abdeckt.

Joshi, Dr. Shalmali: Vorlesung und persönliche Mitteilungen, April 1994, Santa Fe, New Mexico.

Joshi, Dr. Sunil: *Vorlesungen und persönliche Mitteilungen,* 1992 – 1994, Santa Fe, New Mexico.

Kane, Dr. Patricia: *Food Makes the Difference: A Parent's Guide to Raising a Healthy Child.* Simon and Schuster, New York, 1985. Weitere gute Informationen über die Ernährung von Kindern, Rotationen und Nahrungsmittelallergien.

Kroeger, Hanna: *Allergy Baking Recipes.* Johnson Publishing Company, Boulder, Colorado, 1976. Viele gute Möglichkeiten in einem kleinen Büchlein, von einer Ernährungspionierin.

Krohn, Dr. med. Jacqueline: *The Whole Way to Allergy Relief and Prevention.* Hartley and Marks, Point Roberts, Washington, 1991.

Lad, Dr. Vasant: *Das Ayurweda-Heilbuch.* Windpferd, Aitrang, 1994. Eine Pionierarbeit, für viele von uns hier im Westen die erste Einführung in Ayurweda, von einem praktizierenden *Vaidya.* Eine Menge ausgezeichneter Informationen.

Lad, Usha und Dr. Vasant: *Ayurvedic Cooking for Self-Healing.* Ayurvedic Press, Albuquerque, New Mexico, 1994. Neuerscheinung.

Lad, Dr. Vasant and Dr. David Frawley: *Die Ayurweda-Pflanzenheilkunde.* Windpferd Verlag, Aitrang, 1991. Ein sehr gutes Nachschlagewerk über die Verwendung von Kräutern auf ayurwedische Art im Westen, voller unentbehrlicher Informationen für ayurwedische Köche.

Madison, Deborah mit Edward Espe Brown: *The Greens Cook Book: Extraordinary Vegetarian Cuisine from the Celebrated Restaurant.* Bantam Books, New York, 1987. Sehr schön. Leichte, niveauvolle, raffinierte Küche.

Mander, Jerry: *In the Absence of the Sacred: The Failure of Technology and the Survival of the Indian Nations.* Sierra Club Books, San Francisco, 1991. Wie Peter Matthiesen auf der Umschlagrückseite sagt: „Eine intelligente Darstellung der dringenden Notwendigkeit, die Ausrichtung unserer Kultur zu verändern, bevor wir keine Wahl mehr haben, geschrieben mit außerordentlichem Durchblick." Wer aufwachen will, sollte dies hier lesen.

Moore, Michael: *Medicinal Plants of the Mountain West.* Museum of New Mexico Press, Santa Fe, New Mexico, 1979.

Moore, Michael: *Medicinal Plants of the Desert and Canyon West.* Museum of New Mexico Press, Santa Fe, New Mexico, 1989.

Moore, Michael: *Medicinal Plants of the Pacific West.* Red Crane Books, Santa Fe, New Mexico, 1993. Guter Kräuterkundler.

The Moosewood Collective: *Sundays at Moosewood Restaurant.* Simon and Schuster Inc., New York, 1990. Große Vielzahl an interessanten Möglichkeiten, an die vegetarische Küche heranzugehen.

Morningstar, Amadea mit Urmila Desai: *Die Ayurveda-Küche: Eine harmonische Ernährungsweise zur Stärkung des Energiesystems von Körper und Seele.* Heyne Kochbücher und Getränkebücher Nr. 4633, München 1991. Eine Menge guter Informationen über ayurwedisches Kochen und seine Anwendung für bestimmte Lebensmittel und konstitutionelle Typen. Ein wunderbares Buch mit jeder Menge köstlicher Rezepte.

The Murrieta Foundation: *Murrieta Hot Springs Vegetarian Cookbook.* Revised and Expanded. The Book Publishing Company, Summertown, Tennessee, 1987. Das Hauptwerk über Kochen für die Polarity-Therapie, mit einer Menge guter Rezepte.

Nadkarni, Dr. K. M.: *Indian Materia Medica.* Bände 1 und 2. Popular Prakashan Private Ltd., Bombay, 1976. Ausführliche Informationen über indische Kräuter aus der Sicht der Pharmazie des Ayurweda, des Unani, der Siddha-Medizin und der westlichen Welt.

Nhat Hanh, Thich: *Love in Action: Writings on Nonviolent Social Change.* Parallax Press, Berkeley, California, USA, 1993.

„*Panel: Beef No Longer Safe, Radiation Recommended*", Newsday-Pressemitteilung an The Santa Fe New Mexican, 14. Juli 1994.

RamDass: *Subtil ist der Pfad der Liebe. Geschichten über Neem Karoli Baba.* 420 S., Verlag Sadhana, 1979.

Robertson, Laurel, Carol Flinders und Bronwen Godfrey: *Laurel's Kitchen.* Bantam Books mit Nilgiri Press, Petaluma, California, 1976. Wirklich gutes, gesundes, gut ausgewogenes vegetarisches Essen.

Rombauer, Irma S. und Marion R. Becker: *The Joy of Cooking.* The Bobbs-Merrill Company Inc., New York, 1952. Der amerikanische Klassiker.

Rosso, Julee und Sheila Lukins mit Michael McLaughlin: *The Silver Palate Cookbook.* Workman Publishing, New York, 1982. Der neue amerikanische Klassiker! Ihr Kochbuch *New Basics* ist auch gut.

Sachs, Melanie: *Ayurweda – natürlich schön und gesund.* Windpferd Verlag, Aitrang, 1995. Enthält eine sehr gute Anleitung zur Arbeit mit dem Körper zur Verbesserung der Durchblutung.

Sands, Brinna B.: *The King Arthur Flour 200th Anniversary Cookbook.* Countryman Press, Woodstock, Vermont, überarbeitete Auflage, 1991. „Der reinen Freude am Backen gewidmet." Wenn Du wissen willst, wie man von Grahamcrackern bis zu Aufläufen alles macht, ist das ein wundervolles Buch zum Nachsehen. Alles über Weizen.

Seeds of Change, Katalog 1994, Santa Fe, New Mexico. Gute Sammlung von Aufsätzen über die Vielfalt der Natur (Biodiversität) und den Wiederaufbau der Umwelt. Anschrift: Seeds of Change, P.O. Box 15700, Santa Fe, N.M., USA 87506-5700.

Shannon, Sara: *Diet for the Atomic Age: How to Protect Yourself from Low-Level Radiation.* Avery Publishing Group Inc., Wayne, New Jersey, 1987. Meine Informationsquelle für Miso. Behandelt auch viele andere Lebensmittel.

Sharma, Prof. P. V.: *Introduction to Dravaguna (Indian Pharmacology).* Chaukhambha Orientalia, Varanasi, Indien, 1976. Sehr hilfreiches Buch.

Sills, Franklyn: *The Polarity Process.* Element Books, Longmead, England, 1989. Klare, gut geschriebene Beschreibung der Polarity-Therapie des Dr. Randolph Stone mit einer Menge an Informationen über Polarity-Ernährung und die fünf Elemente.

Smith, Gar: „*The Trouble with Beef*". Earth Island Journal, Band 8, Nummer 2. Frühling 1993.

Smith, James Payne Jr.: *Vascular Plant Families: An Introduction to the Families of Vascular Plants Native to North America and Selected Families of Ornamental or Economic Importance.* Mad River Press Inc., Eureka, Kalifornien, 1977.

Steinmann, David: *Diet for a Poisoned Planet: How to Choose Safe Foods for You and Your Family.* Ballantine Books, New York, 1990. Enthält Einzelbeschreibungen vieler Nahrungsmittel.

Stone, Dr. Randolph (Augenarzt und Chiropraktiker): *Health Building: The Conscious Art of Living Well.* CRCS Publications, Sebastopol, Kalifornien, 1985. Eine populärwissenschaftliche Einführungen für Laien.

Stone, Dr. Randolph (Augenarzt und Chiropraktiker): *Polaritätstherapie: Ganzeitliches Heilen durch harmonischen Energiefluß.* Bände 1 und 2. Hugendubel, München 1988. Nach seinem Tode veröffentlicht.

Sushruta Samhita, Bände 1, 2 und 3, übersetzt von K. L. Bhishagratna. Chowkhamba Sanskrit Series Office, Varanasi, 1981. Klassische medizinische Texte des Ayurweda mit großer Betonung der Chirurgie.

Svoboda, Dr. Robert E.: *Ayurveda: Life, Health and Longevity.* Arkana, Penguin Books, 1992. Eine Menge guter Information und guter Ausblicke.

Svoboda, Dr. Robert E.: *Prakruti: Your Ayurvedic Constitution.* Geocom, Albuquerque, New Mexico, 1988. Wundervoll geschrieben, gut verständliches Buch über dieses Thema.

TALONS, Environ-Mental Eco-Action Newsrap, Peter Cummings, Herausgeber, Route 4, Box 79 C, Santa Fe, New Mexico, 87501, USA.

Tiwari, Maya: *Ayurveda, A Life of Balance: The Compete Guide to Ayurvedic Nutrition and Body Types with Recipes.* Healing Arts Press, Rochester, Vermont, 1995. Neuerscheinung.

Vegetarian Times, monatliche Ausgaben, Büro des Herausgebers P.O.Box 570, Oak Park, Illinois, 60303, USA. Gute Informationsquelle für vegetarische Themen und vegetarisches Kochen.

Walker, Dr. N. W.: *Frische Frucht- und Gemüsesäfte.* 226 S., Goldmann Verlag, 1995.

Wood, Rebecca: *Quinoa the Supergrain: Ancient Food for Today.* Japan Publications Inc., verbreitet über Harper and Row, New York, 1989.

Stichwortverzeichnis

Einträge in Fettdruck bezeichnen die Seite, auf der der Punkt ausführlich behandelt wird.

Shivaratri, 1994

Wenn Shiva kommt und mit schweren Füßen
durch Dein Leben tanzt,
lachend und singend Dir die Decke wegzieht,
so daß Du nackt bist und Angst hast –
denk' dran, wenn Du kannst: er ist Dein Freund.
Er weckt Dich auf, er probiert es zumindest.
Wenn er Dir Asche auf die Stirn schmiert und Dich anschreit –
wenn Du kannst, denk' dran, er ist Dein Freund.
Und wenn er kommt, sich auf die Schenkel schlägt,
Dir Dein Obst stiehlt,
sich den Hintern kratzt,
tanzend, tanzend
in der haarigen Erscheinung des Affengottes –
denk' dran, wenn Du kannst,
Shiva ist Dein Freund.

Jai Jai Shiva Ki Jay

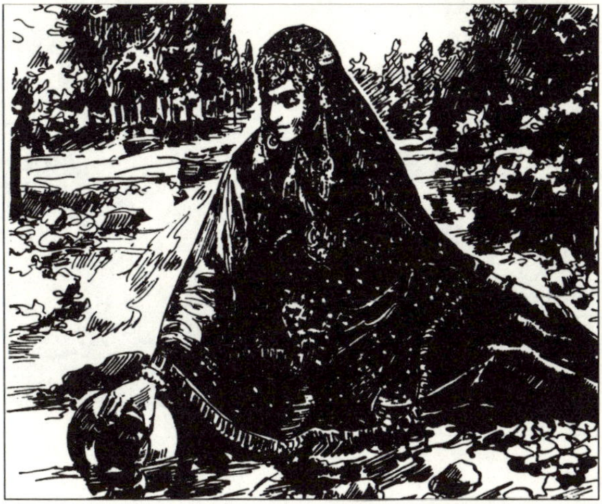

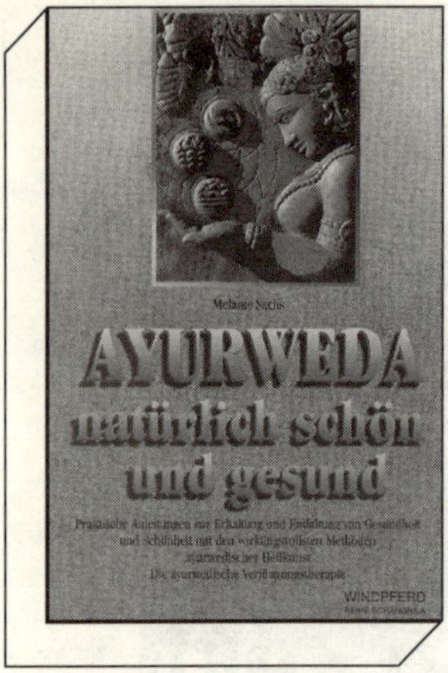

Melanie Sachs

Ayurveda – natürlich schön und gesund

Praktische Anleitungen zur Erhaltung und Entfaltung von Gesundheit und Schönheit mit den wirkungsvollsten Methoden ayurwedischer Heilkunst.
Die ayurwedische Verjüngungstherapie

Melanie Sachs vermittelt ebenso ayurwedisches Grundlagenwissen wie das gesamte Repertoire an Methoden und Rezepten der ayurwedischen Kunst zur Gesundheitserhaltung und Verjüngung.
Spezielle Übungen, balsamische Bäder, Meditationstechniken und ayurwedische Aroma- und Farbtherapie stehen im Mittelpunkt der Schönheitspraxis. Das Buch ist hervorragend gestaltet: mit vielen Tabellen für einen guten Überblick, liebevollen Zeichnungen und anleitenden Fotos. Damit läßt sich alles leicht in die Tat umsetzen.
320 Seiten, DM/SFr 29,80/
ÖS 221,00 ISBN 3-89385-139-9

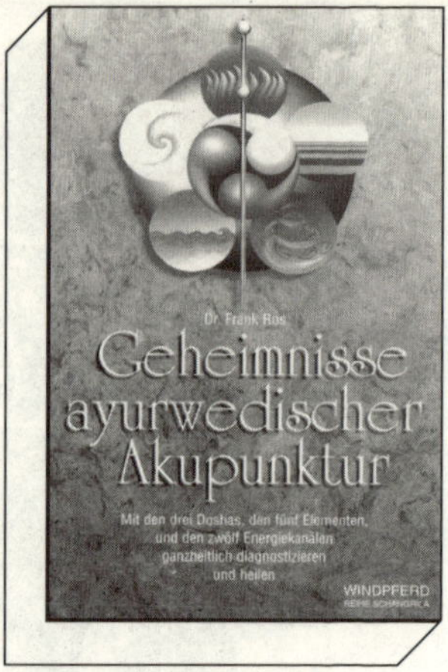

Dr. Frank Ros

Geheimnisse ayurwedischer Akupunktur

Mit den drei Doshas, den fünf Elementen und den zwölf Energie-Kanälen ganzheitlich diagnostizieren und heilen

Ein leicht verständliches und praktisches Buch, das nicht nur für den Therapeuten bestimmt ist, sondern jedem viele wichtige Anregungen gibt, der sich selbst im Rahmen einer ganzheitlichen Lebensführung bewußt mit Gesundheit auseinandersetzt. Die vorgestellten Methoden sind sehr anschaulich anhand vieler Zeichnungen illustriert.
Besonders die Darstellung der drei Doshas, fünf Elemente und der zwölf Bio-Energie-Kanäle sowie die Einführung in den ayurwedischen Biorhythmus sind für alle an neuartigen Erkenntnissen über Heilsysteme Interessierte von großer Bedeutung.

224 Seiten, DM/SFr 29,80/
ÖS 221,00, ISBN 3-89385-140-2

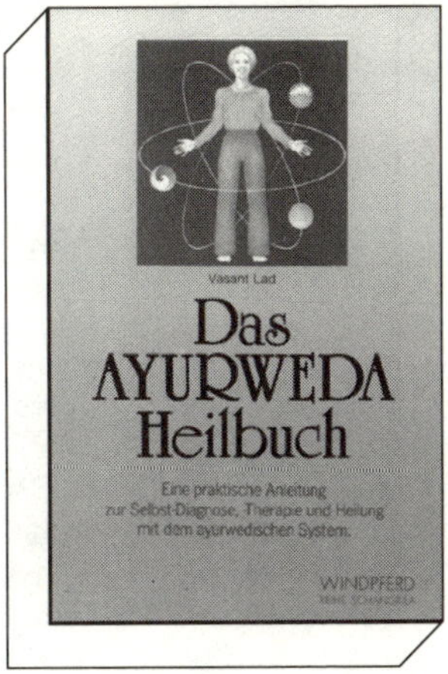

Vasant Lad

Das Ayurweda-Heilbuch

Eine praktische Anleitung zur Selbst-Diagnose, Therapie und Heilung mit dem ayurwedischen System

Diese praktischen Anleitungen zur Selbst-Diagnose, Therapie und Heilung beruhen auf einem jahrtausendealten System, auf der „Wissenschaft vom Leben". Neben den philosophischen Grundlagen dieses östlichen Medizinsystems enthält dieses Heilbuch die wichtigsten Diagnose- und Behandlungsmöglichkeiten, Ernährungshinweise und Ratschläge zur Lebensführung sowie das Wissen um die Wiedererlangung und Erhaltung der Gesundheit.
Ein umfassendes, reich illustriertes Handbuch der ayurwedischen Medizin.

192 Seiten, DM/SFr 19,80
ÖS 147,00 ISBN 3-89385-003-1

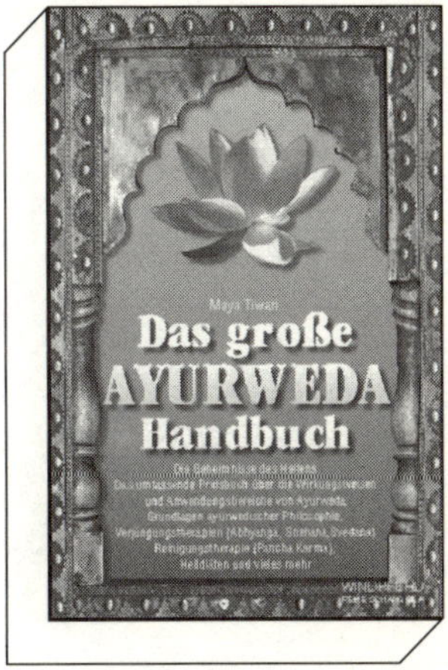

Maya Tiwari

Das große Ayurweda-Handbuch

Die Geheimnisse des Heilens Das umfassende Praxisbuch über die Wirkungs- und Anwendungsbereiche des Ayurweda. Ayurwedische Philosophie, Verjüngungstherapien (Abhyanga, Snehana, Svedana) Reinigungstherapie (Pancha Karma), Heildiäten und vieles mehr

Dieses Buch ist in seiner Art die wohl umfassendste Darstellung der ursprünglichen Reinigungs- und Verjüngungstherapien, Pancha Karma, ehemals gelehrt und praktiziert von den alten wedischen Sehern. Sämtliche praktischen Anleitungen sind liebevoll mit Zeichnungen illustriert. Erstmals werden die Geheimnisse dieser anspruchsvollen Heilungsprozesse in einer Art dargestellt, die ebenso umfassend wie einfach, praktisch und leicht nachvollziehbar ist.

528 Seiten, ca. DM/SFr 39,80/
öS 295,00, ISBN 3-89385-151-8

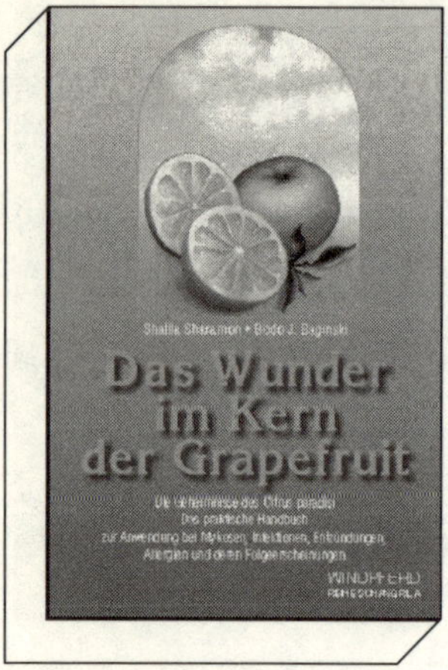

Shalila Sharamon · Bodo J. Baginski

Das Wunder im Kern der Grapefruit

**Die Geheimnisse des Citrus paradisi.
Das praktische Handbuch zur Anwendung bei Mykosen, Infektionen, Entzündungen, Allergien und deren Folgeerscheinungen**

Durch Zufall stießen die Bestsellerautoren Shalila Sharamon und Bodo J. Baginski auf ein aus natürlichen Pflanzenextrakten gewonnenes Mittel, das durch ein sehr breit gefächertes Anwendungsspektrum ihr Interesse weckte.
Mit diesem Buch gelang es den Autoren, die weltweiten Therapieerfolge, Erfahrungen und Anwendungsbereiche umfassend zusammenzutragen und eingebettet in eine ganzheitliche Sichtweise begeisternd, allgemeinverständlich und praxisnah darzustellen.

192 Seiten, DM/SFr 19,80/
ÖS 147,00, ISBN 3-89385-161-5

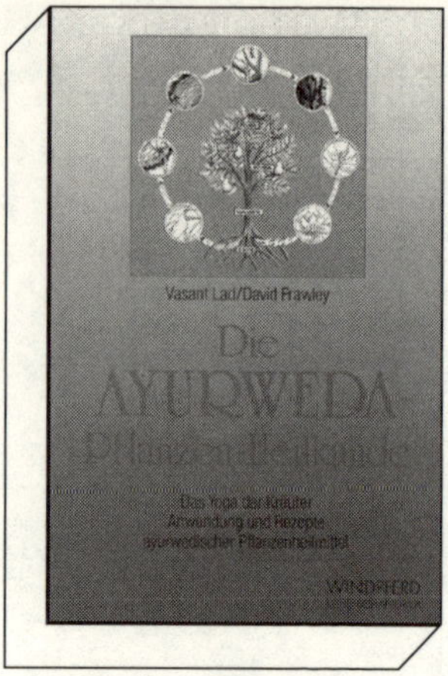

Vasant Lad • David Frawley

Die Ayurweda Pflanzen-Heilkunde

Das Yoga der Kräuter-Anwendung und Rezepte ayurwedischer Pflanzenheilmittel

Dieses Buch stellt die ayurwedische Pflanzenheilkunde als eine auch hierzulande praktizierbare Naturheilmethode vor. Beim Ayurweda werden die pflanzeneigenen Energien individuell den menschlichen „Konstitutionen“ zugeordnet und entsprechend angewendet.
Das Buch ist auf praktische Anwendung ausgerichtet und gibt Diagnoseanleitungen und Rezepturen mit bei uns heimischen oder gebräuchlichen Pflanzen.
Die Ayurweda-Pflanzenheilkunde ist eines der umfassendsten Handbücher zur ayurwedischen Kräutertherapie.

320 Seiten, DM/SFr 29,80
ÖS 221,00 ISBN 3-89385-002-3